精修线雕

PRECISEPPDOIMPLANTATION
ANTI-AGING TECHNOLOGY

埋线抗衰老综合临床实用指南
（第2版）

主编　金海波　顾　威　杜锡萍　高　博　唐婉涓
主审　郝立君

辽宁科学技术出版社
沈　阳

编 委 会

作者介绍

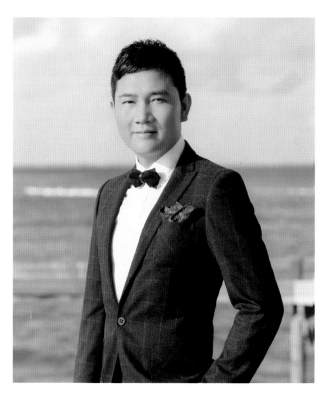

主编 / 金海波

Editor-in-chief: Jin Haibo

《精修线雕》主编

《精修线雕——埋线抗衰老综合临床实用指南》主编

《女性生殖器整形美容》主编

雅丽姿整形美容医院院长

中韩整形美容技术交流合作协会秘书

东南亚整形美容行业协会理事

昆明智美文化传播有限公司创始人

中国医学美容"医创联盟"创始人

● 技术专长

1.埋入式贴膜除皱术(适用于局部小面积除皱)专利材料与技术

2.人体形态矫正埋线创始人(适用于鼻、眼、眉、唇、胸部等不对称矫正)

3.微创长效仿生韧带双向无齿扣接创始人

技术咨询电话:13888712578

微信号:Stitch-lift、Cosmetic-surgery-

作者介绍

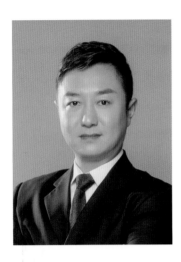

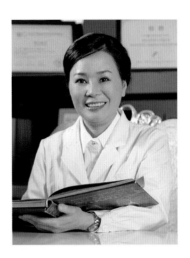

主编 / 顾 威

《精修线雕——埋线抗衰老综合临床实用指南》主编

《线雕三百问》编委

全国美容医学专业教材《手术美容学》副主编

全国美容医学专业教材《美容解剖学》副主编

全国美容医学专业教材《物理美容学》编委

全国美容医学专业教材《人体美容解剖学》编委

国际美容保健学会常务理事

国际医疗整形美容学会会员

ISAPS国际美容整形协会会员

中国保健协会美容学会常务理事

《中华医药杂志》编委

韩国美迪塑可吸收线技术培训、操作合作专家

主编 / 杜锡萍

《精修线雕——埋线抗衰老综合临床实用指南》主编

《美容微针临床手册》编委

湖南长沙亚韩医学美容医院院长

中华微整形生物美容协会副会长

湖南省整形美容协会微整形分会常委

中国整形协会微创与皮肤整形分会微针专委常务

湖南省整形美容协会面部年轻化分会常委

毕业于广西医科大学，从事医疗美容专业工作25年。致力于非手术与艺术的完美结合，追求微创、无痕，将声光电技术、注射美容技术以及线材美容技术联合应用，成功打造数万例综合年轻化案例。

● **技术专长**

1.面部双平面埋线技术

2.转针曲线法埋线提拉技术

3.鼻前庭入路无痕埋线隆鼻术

● **技术专长**

非手术年轻化以及抗衰老。非手术面部年轻化打造、身体雕塑、私密抗衰以及各种顽固色斑、瘢痕、疑难损容性皮肤病的治疗。

作者介绍

主编 / 高 博

《精修线雕——埋线抗衰老综合临床实用指南》主编

沧州市美博整形门诊部创始人、主任，整形外科主治医师。

中华医学会会员，中华医学美容学会会员。

坚持从求美者的需求出发，以美学设计原理为基础，结合临床实践灵活应用，手术风格细腻流畅，整形效果自然和谐。

2004年毕业于河北医科大学临床医学系，毕业后分配到渤海新区人民医院从事大外科工作，在脑外、普外、骨科等科室轮转3年，有较强的外科功底。

2008—2013年在沧州市和平医院外科工作。

2013—2014年在北京黄寺整形医院访问学习。

2015年在北京大学第三医院成形外科访问学习。

● 技术专长

擅长重睑术，内外眦开大术，切眉眼袋术，全面部去皱提升术，假体隆鼻，耳软骨、鼻中隔、肋软骨隆鼻术，假体隆颌术，假体隆乳术，脂肪隆乳术，全身吸脂，自体脂肪移植术，玻尿酸、肉毒素、线雕相结合的科学联合应用。

主编 / 唐婉涓

《精修线雕——埋线抗衰老综合临床实用指南》主编

神奇能量针、唐一针、三阳天灸创始人

资深中医养生美容整形健康管理专家

澳大利亚Flinders大学医院管理硕士

南开大学医院管理研究生

上海中医药大学基础学院讲师

中医内科主治医师

曾参与编辑由人民卫生出版社出版的《实用针灸手法学》

曾多次赴韩国三星、首尔心美眼鼻等行业知名医院进修学习。

● 技术专长

整体抗衰老，联合运用针雕、线雕、注射美容、PRD应用、干细胞再生医学等非手术疗法，进行面雕、体雕、私密修复等。特色技术项目：做脸不碰脸，缩阴不碰阴。

序

当我读完《精修线雕——埋线抗衰老综合临床使用指南》(第2版)的样稿时,深有感触。感叹于现在的中青年医师能投入这么多时间、精力,充分利用人力资源、临床机构专注于"埋线抗衰老临床应用研究",且能有所建树。本书系由数百家整形机构参与临床研究,数百人联合发起,这不仅仅是医学技术研究与应用的结晶,更是一次规模浩大的医学美容智慧与资源整合。

埋线抗衰老技术的材料应用源于国外却发扬于国内,结合中华医学技术精粹又是另一个新的起点、新的高度、新的研究领域。本书不仅汇聚了西医美容外科的自体材料、无创美容、皮肤管理,还结合了中医基础理论进行研究与应用,并把临床应用的并发症治疗与处理等技术以图文、视频、技术交流管理、在线交流与疑难解答等形式做了更加全面的介绍,方便读者更加快速清晰地掌握埋线抗衰老临床应用技术的规律。本书根据读者知识层面进行初级、中级、高级不同程度的分类阐述,可见编者们的良苦用心,实在难能可贵。可以说,《精修线雕——埋线抗衰老综合临床实用指南》(第2版)是不同阶段埋线抗衰老临床应用人士的首选教材。

《精修线雕——埋线抗衰老综合临床使用指南》(第2版)中文版出版的同时还编著了英文版,即将在亚马逊进行在线发布。中华埋线技术应用将走出国门,这在国内埋线技术应用领域尚属首例,值得点赞。

道路不曲折,前途有光明。在医美整形路上,可以预测,这群有眼界、有梦想、有目标、有方法的青年才俊,他们未来的路将越走越直,越走越明。同时也希望编者们能再接再厉,为明天的光辉奋斗不息。

郝立君

前　言

"埋线"抗衰老(年轻化)技术作为美容外科的一个分支学科,素以操作简洁、恢复迅速、效果奇特、安全显著而不断获得社会好评,在美容外科中发挥着不可替代的作用,且呈快速发展趋势。

在埋线抗衰老(年轻化)的道路上,年龄倒着走已经不是什么神话,通过1~2年的努力实现10~20岁的年龄逆袭已经成为常态。而笔者更加偏向于年龄在40~60岁之间的群体,更加适合埋线抗衰的治疗方案。年龄越大皮肤状态越松弛,相对反差效果则越好。反而轻度松弛或年轻态的群体则只适合微调或者小反差的治疗。

经过多年的沉淀,《精修线雕——埋线抗衰老综合临床实用指南》(第2版)再次通过实践采集了大量的临床数据,介绍了人体在植入不同可吸收材料后,不同剂量标准下的体检数据报告,包括血常规、肝功能、肾功能检查等对比峰值。在埋线应用技术中予以报道,也是详细论述、应用人体整体观,在埋线中能提供详细临床数据参照的作品,为广大读者提供了不可多得的宝贵经验。

《精修线雕——埋线抗衰老综合临床实用指南》(第2版)由浅入深循序渐进,无论是初学者、晋级者,还是精修者,本作品均不失为埋线学习中的入手必备。根据读者不同基础,设计了不同阶段的分类,从基础篇、中级篇到高级篇,总是洋溢着临床经验结晶,真实体现了从临床中来再到临床应用中去的理念。

本书以年轻化为目标,详细地阐述了外科手术结合埋线的惊奇效果,也融入了中医基础理论的一针疗法(一针提升、一针矫正、一针镇痛、一针安眠等治疗手段)。还深入浅出地将皮肤科治疗手段结合埋线抗衰技术,以实现治疗的最佳化,从而引发医美人在埋线过程中的思考和探索,用更加独到的视角重新审视年轻化需求,让年轻、健康与美丽共存的全新理念。同时也揭开了埋线技术化腐朽为神奇的神秘面纱。中医基础的沉淀非一日之功,需要我们继续深入地探讨和临床学习。所以本书中并没有为大家普及有关中医基础理论,同时也建议广大读者在研读这本书的时候可以在平时多增加中医基础理论的沉淀,以真正开启埋线抗衰老综合临床实用的大门。

编著者

编者的话

《精修线雕——埋线抗衰老综合临床实用指南》(第2版) 的修订改版，首先要感谢各位主编的大力支持和参与以及群力群策倾力相助，同时也要感谢各界临床机构、社会各级发起人以及医美人士的关注与支持，才得以将这本书顺利服务于市场，为更多的医美爱好者提供更为专业、全面、权威的技术借鉴，启发大家对埋线新的认知以及所忽略的技术价值。

"埋线"这个词，没有人比我们更理解它的含义。数十年的潜心研究，不知道是"埋线"浇灌了我的灵魂还是我们融入了"埋线"的意境。一提起埋线，我们心中总有一种莫名的喜悦与钟情。对于我们而言，它不仅仅是让人返老还童的技术，更是治病救人、调理身体的绝佳手段。而能将两者融会贯通者，放眼大千世界着实寥寥无几。纵使有人达到这样的高度也少有人会分享自己毕生所得。而我们却认为知识是无私的，是共享的，只有分享才有更高的社会价值，才会有更多的临床交流与经验总结，才会更快速地进步与发展。

为了验证相关临床治疗的效果真实性，我们亲自进行了各种不同埋线抗衰老治疗项目的体验与治疗，同时记录了整个过程的身体功能相关数据变化、容貌的变化、日常生活中个人免疫功能以及术后持续性的疗效，包括在整个过程中的个人感受，真正做到有感而发。

所以，《精修线雕——埋线抗衰老综合临床实用指南》(第2版) 不仅是我们大家的心血，也是属于世界文化遗产的一部分，正因如此我们在原有基础上翻译了标准英文版。希望能够通过这本书帮助到更多有需要的人，让世界上更多的人重新认识中医埋线真正的魔力所在。

当然，也有人对"埋线"抗衰持有不同的见地和观点，这也许是由于个人的视角不同，所以给出的评价自然褒贬不一，至于利弊自有时间来考究。而《精修线雕——埋线抗衰老综合临床实用指南》(第2版) 再一次将埋线抗衰老的各种治疗手段与方案结合临床检测的相关数据，谱写埋线抗衰老的另一种新高度，为大家提供技术与理论上的新支撑点，为同行发扬埋线技术提供参照，保驾护航。

由于这本书涵盖的知识面极为广泛，所以难免有措辞不够严谨或我们纰漏之处，还望大家海涵，也欢迎大家积极给予批评指正。我们也将继续致力于埋线抗衰老（年轻化）的研究与服务当中，争取在未来的数年后，我们将以更加专业和完善的角度/方式来深度阐述《精修线雕——埋线抗衰老综合临床实用指南》(第2版) 的真正含义，让更加成熟的埋线技术继续发扬和传承下去。

CONTENTS

目录

基础篇

中级篇

高级篇

目　录

基础篇

>> 第一章　埋线抗衰老的历史发展

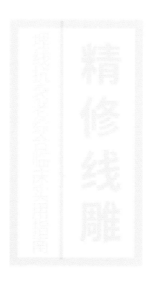

基础篇

第一章 埋线抗衰老的历史发展

第一节 人体衰老进程分析

一、人体整体观

人是一个有机整体,而衰老的过程应该从整体观来进行分析。无论是外在的面部皮肤、皮下脂肪、筋膜、肌肉、韧带、骨骼,还是内在的脏腑器官等,随着时间的推移,不同的生活习惯、工作环境、身体体质将产生不同程度的影响和改变。所以人体衰老是整体功能的表现,而非局部某个单一的部位或层次的表征。在运用埋线抗衰老的技术上,我们同样主张局部治疗必须搭配整体的功能调理,而在临床应用中往往会达到意想不到的效果。在中西医学文化的交融之际,两种不同的观念互补往往加速了埋线年轻化的发展进程。如何实现两种不同观念的融合,未来在很多的治疗手段和方案上将得以呈现。

二、局部治疗观

围绕以局部问题进行的治疗方式,简单方便,意图明确,使治疗效果必须立竿见影的一种观念。这种理念必须对人体组织结构和解剖知识有扎实的功底。身体各个部位的埋线抗衰老治疗术就是其中最好的体现。面部松弛下垂就治疗面部,身体某个部位松弛下垂就治疗身体某个部位。但是这种治疗必须操作简单,效果迅速。所有接受治疗的人群需要的就是最直观的改变。逆龄提拉术就是效果较明显的一种局部治疗方法。

三、面部组织衰老机制

在人体年龄不断增长的过程中,我们发现,骨骼轮廓与容量的逐步萎缩、真假性支持韧带的松弛、肌肉肌腱的松弛萎缩、SMAS表浅肌肉腱膜组织的松弛、皮下脂肪与脂肪垫的萎缩等,在长期地心引力、肌肉表情、光老化等作用下,出现不同程度的凹陷、坍塌、褶皱、松弛、下垂等衰老现象。我们一起来分析一下相关的病理机制:

(1)表皮层:角质脱落、细胞萎缩导致表皮变薄,基底层细胞增殖功能减退,黑色素细胞减少,表皮突逐步平整。自我修复和再生能力降低。而针对表皮层之外的皮脂膜再造功能减弱,加速表皮衰老表征的形成。

(2)真皮层:成纤维细胞的功能明显下降,真皮乳头层犬牙状结构变薄,胶原含量降低,弹力纤维的变性,细胞与细胞之间的间脂质减少,导致真皮内的水分与营养供给降低。真皮内的毛囊、汗腺、皮脂腺、立毛肌、毛细血管等均出现不同程度的功能减退、萎缩等现象。

(3)皮下组织:脂肪细胞的萎缩,纤维间隔空间加大,皮下淋巴管、神经、汗腺体以及毛囊的根部均出现不同程度的功能减退,脂肪胞内的脂质、线粒体、游离核糖体减少,从而降低脂肪生成和填充空间,形成干扁状态以及面容的萎缩下垂。

(4)肌肉组织:最主要是因为钙离子通道受损,导致肌肉中钙离子流失、肌纤维收缩无力,导致肌纤维体积减小,导致松弛现象的产生。

(5)支持韧带:由致密的结缔组织(弹性纤维和胶原纤维致密组合)组成,真性韧带主要是因骨容量的改变、弹性纤维的变性而产生固定和牵拉移位。胶原纤维的折损老化而出现萎缩,而假性韧带多因皮下组织的萎缩造成的纤维松弛下垂的现象,在埋线抗衰老的治疗中非常重要。

所以,在埋线抗衰老的治疗中,我们需要考虑不同组织结构的病理机制,拟订更加完善的治疗方案。不仅需要增加表皮再生修复能力,同时也需要增加真皮成纤维细胞的活性,还要增加表浅肌肉腱膜系统的弹力纤维含量和皮下组织的饱满程度,所以这需要多种手段来进行配合治疗,才能实现真正意义的年轻化目标。

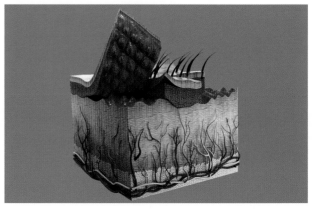

图1-1-1

四、面部抗衰治疗手段

(1) 光学设备的治疗：是通过光、电、热等多种手段进行美容治疗的一种方式，其中有激光设备、超声设备、射频设备等。以剥脱性重建、非剥脱性重建、热气化、热凝固、热效应、光刺激等多种手段祛除面部瑕疵、修正面色容貌的一种方式。该法在面部抗衰老治疗中起到不可替代的作用。

(2) 无创治疗 (微整形)：主要应用玻尿酸、肉毒毒素、童颜针、溶脂针、胶原蛋白等外源材料，配合自体脂肪、自体血清等，进行局部治疗和填充的手段。治疗显效迅速、创面极小、恢复较快，所以很多科室取名无创科。其中埋线治疗方案也可以融入无创治疗之中。

(3) 药物治疗：主要分为两种治疗途径：①局部给药进行淡化色素、剥脱、抗氧化、加速代谢等手段。②针对性给予口服、静脉注射、局部注射功能性药物，进行抗氧化、淡化色素、清除肝脏毒素，实现美白、淡斑、抗氧化、抗衰老的目的。这些药物包括氨甲环酸、谷胱甘肽、胎盘多肽、维生素 (C, B_6, B_2, B_{12}) 等。

(4) 表浅微量注射：也叫中胚层治疗，主要通过中胚层直接给予微分子透明质酸、功能性药物或自体PRP材料，增加中胚层的细胞间脂质容量，促进真皮层的胶原再生。给药方式有水光注射的方式，手工局部注射，也有采用各种高压、高渗机器设备进行局部给药的方式。显效迅速，安全方便，随到随做。

(5) 手术治疗：是通过外科技术手段针对整体形态治疗的一种手段，有韩式小切口、筋膜提拉术、窥镜提升等，其中不乏采用修整赘皮、悬吊提升、切除修整等。手术方式弥补了很多通过无创或光学设备所不能及的形态和衰老治疗。

(6) 中医治疗：徒手整形术便是得益于此，通过手法放松分离粘连筋膜肌肉、肌腱，矫正骨骼形态，配合气血理论进行穴位、经络的推拿、按摩、正骨的方式进行治疗。但是由于维持时间和效果的差异，中医治疗往往被人们所忽视。然而由于很多患者在抗衰老治疗中伴有焦虑、失眠、内分泌紊乱、疼痛、面色极差等现象，其他治疗方法还真无所对策。中医方法治疗却显得格外神奇，富有创造性的价值。

基础篇

第二节　植入式埋线的起源与发展

一、植入式抗衰老应用史

植入式埋线抗衰老的发展历史并不太长,主要归功于科技与材料分子学发展,不断更新的材料、医疗技术手段的创新等,才有了今天的突飞猛进。

早在1964年,苏联人就开始采用带有锯齿的不可吸收缝合线来缝合创面。由于锯齿特有的物理特性可以悬挂、扣拉、改变重力方向,所以外科医生便开始将带有锯齿的外科缝合线应用于美容手术。在这个时期的缝线均采用尼龙线、聚酯线等不可吸收材料。通过缝合针进行纤维组织的牵拉缝合、固定,实现比较好的美容效果。这种创伤小、效果显著的方式便应运而生。

欧美国家则在2000年之后逐步将不可吸收的各种材料应用于美容外科之中,韩国、日本等亚洲国家对不可吸收以及可吸收材料应用于美容外科中相对起步较晚。

2002年德国Dr.Marlen Sulamanidze发明了Aptos非吸收性聚丙烯缝线,以2-0、3-0双向倒刺进行了提眉、面部提升、颈部疏松组织收紧提拉,并获得了不错的术后效果。

2003年,美国Dr.Nicanor Lsse同样开始了非吸收性聚丙烯缝线在美容外科中的应用,如眼周、鼻唇沟、木偶纹等,进行了剥离后的联合应用,获得了新的应用上的创新。

2004年,美国Dr.Gregory引进了首个获得批准的"非吸收性聚丙烯轮廓线",主要用于眉、额、颈部的提升。

2006年,美国Malcolm Paul开始将轮廓线应用于开放性手术提升中。Silhouette Lift又获得了一个美国FDA批准改良应用的产品。

2007年,美国Quill SRS非吸收性聚丙烯缝线诞生,主要用于面部开放性提升手术中的SMAS折叠应用,并取代了轮廓线外科缝合的应用。它的设计不仅可以不用打结,还可以减少对组织的切割。

2009年,意大利Dr.Vicente De Carolis应用Mastoid-Spanning Barbed Tensor Threads(MST Operation)非吸收性聚酰胺纤维线,手术方式为耳后切口向颈部进行牵拉收紧下颌缘,并获得良好的效果。

2014年,韩国Dr.Stamatis Sapountzis将REEBORN Lift非吸收性聚丙烯网状倒刺线改良应用于鼻唇沟、木偶纹。

2014年,意大利Dr.Antonella Savoia采用Happy Lift可吸收羟基乙酸内脂线,进行了提眉、下颌、颈部的提升。这种材料采取缝合针配有单向倒刺线。

2015年,韩国Dr.Dong Hye Suh开始应用可吸收PDO对二氧环己酮线,应用新型可吸收且多元化的材质设计进行了全面部提升获得不错的临床满意数据,并且并发症几乎为零。

2016年,韩国Dr.So-Eun Han报道了使用REEBORN Lift对患者进行鼻唇沟与木偶纹的治疗效果,满意度良好。

二、可吸收材料发展史

美容外科可吸收生物材料主要应用于外科缝合手术。在一定时间内为组织吻合、固定、支撑提供短时间内的作用,实现目标后这种材料能够通过生物降解消失,即避免第二次手术创伤,同时也避免异物源所产生的炎症反应。可吸收材料在医学领域的发展应用相当广泛,从美容外科的植入缝合材料、骨外科的替代材料,再到生物黏膜、骨膜贴片材料、生物支架等领域。

在临床中应用的可吸收材料对其生物特性以及物理特性要求比较高:①必须有良好的生物相容性。②无排异、无炎症反应及感染概率。③必须保持良好的无菌、无毒副作用,且利于保存。④良好的物理抗张能力与牵拉力量。⑤良好的柔韧性以及所需的降解时间。⑥方便手术中的应用结扎与打结。⑦良好的机械性能、摩擦系数、适合的直径等。⑧价格实惠,应用广泛,其品质要求稳定、安全可靠。

随着社会的发展和进步,对材料的改进与要求也越来越高。从最初的可吸收材料到现在,大致经历了几个不同阶段的发展:

1.第一代可吸收缝线(羊肠线)

第一次描述肠道缝合的是2世纪的罗马医生盖伦,也有人认为是10世纪的安达鲁西亚外科医生宰赫拉威。据记载,有一次宰赫拉威的琴弦被一只猴子吞掉,他由此发现了肠线可吸收的性质。从此之后就开始制造医用羊肠线。

在公元1800年左右,出现了一种新型材料制成的线材——

羊肠线,但并未作为医学应用,只是用于了网球拍的网线。1860年,英国医生Joseph Lister用灭菌的羊肠线开始进行缝合,从此开始有了最原始的可吸收缝合线,这是用羊的肠系膜制作而成的。特点是比较硬,在使用时要用盐水浸泡,在有效期内必须用保护液保存(一旦失去保护液的保护,羊肠线张力则没有保障),张力较低,在植入人体后吸收时间不确定,有较严重的组织排异反应。现代医用羊肠线分为铬制羊肠线和平制羊肠线,铬制羊肠线即原料羊肠衣经铬化物溶液浸制处理后而制成的羊肠线,由于含铬而显绿色。平制羊肠线即原料羊肠衣未经铬化物处理而制成的羊肠线;铬制羊肠线和平制羊肠线均不染色。

而我们国内则是在20世纪60年代初开始将羊肠线应用于经络和穴位的植入,并初创最早的穴位埋线技术。但是由于在临床应用中出现的炎症反应等问题逐步被取代。

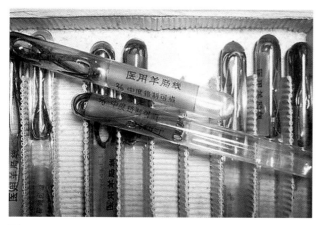

图1-2-1

2.第二代可吸收缝线(PGA,PGLA)

1960年,美国人发明了化学合成可吸收编织缝合线,包括PGA、PGLA人工合成可吸收缝线,原材料为人工代谢产物(乙醇酸、乳酸)聚合而成,生产工艺为纺丝、拉伸、涂层等,吸收方式为水解。具有操作方便、吸收时间可预知等特点。直到现在,由于主要成分为化学物质并含有化学涂层,所以仍然有吸收不完全和轻度组织排异反应。美国1970年开始实行缝合线批准制度,缝合线专利保护期为14年。

PGA,PGLA材料由于规避了组织的相容性,加上物理抗张强度得以改进,广泛被应用于医学临床。这些材料可吸收降解的时间为30~60天。但是由于这种材质存在细菌栖身的缺陷以及在15~20天时机械强度严重缺损降低,所以其适用性相对具有一定针对性。

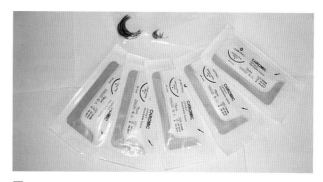

图1-2-2

3.第三代可吸收缝线(PLA,PDO)

童颜线和对二氧环己酮缝线同属于聚酯类家族,这两种材料同样采用单丝工艺,但因其物理特性有所差异,应用范围也有所不同。PDO相对PLA材料对组织的相容性、表面光滑且不利于细菌栖身的特点,将炎症反应以及感染概率降到了最低,且生物降解的时间相对比较长,通常5-0号线可达60~80天。PLA材料则在降解后持续刺激局部组织的生长。维持的时效相对比较长而且稳定,所以针对组织缺失后的应用比较多。

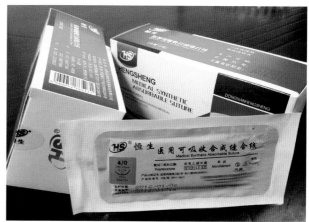

图1-2-3

4.第四代可吸收缝线(PPDO,PCL)

聚对二氧环己酮(PPDO)是在PDO的基础上实现再次聚合,使其分子链中含有醚键,增加其物理使用抗张特性,保持其良好的生物可吸收性、相容性。广泛应用于组织修复、临床缝合、组织植入等应用领域,并获得比较长效的吸收降解时间,达180天。1979年获得美国特有专利,并获得美国FDA食品药品监督管理批准。

而(PCL)聚己内酯的临床研究与应用也正在紧锣密鼓地进行,由于聚己内酯具有良好的生物降解性、生物相容性和无毒性,而被广泛用作医用生物降解材料及药物控释放体系,可作为药物缓释系统而运用于组织工程。这种缝线具有超长生物降解时间,长达360天以上。其特有的柔软可塑材质不仅物理抗张能力强,而且韧性非常适用于组织。在未来缝线发展的技术上大家拭目以待。

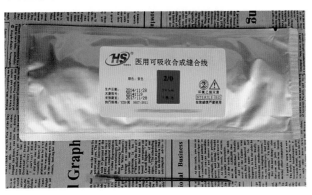

图1-2-4

三、"埋线抗衰术"的优势

"埋线"作为美容外科的一个细小分支,很多人将它归纳于无创科。主要是因为其:①独特的微小创面难以发现,且恢复快速,瘀青和肿胀周期极短。②安全系数高,完全可以规避其他无创科的隐患,如栓塞、中毒、过敏、排异等现象。③效果显著,无论是快速提升还是长期紧致,均可快速显效,而逆龄效果是其他材料所不能比拟的。④适用范围非常广泛,从头面部、胸部到躯干、私密部等均可采用不同的设计方案实现治疗意图。⑤神态修正是埋线抗衰的绝对优势,不仅用于眉、眼、唇,还用于轮廓与马甲线。⑥更重要的是操作简洁方便,容易上手操作。

外科医生则喜欢将埋线抗衰应用于美容外科手术之中。主要是因为其:①特有的牵拉物理特性,可以在微小的创面中改变筋膜走向,且方便固定。②搭配应用疗效显著,无论是抽脂还是光纤溶脂后的搭配,均可有效加强实际应用的效果。③多种外科手术暂代方式,如隆鼻、矫正、修饰、除皱术等。④外科手术的互补良方,如真皮过于松弛,胶原含量过低造成的下垂等,均可使用埋线技术进行增强。

而中医从业人员则喜欢将埋线抗衰术纳入中医针灸科。由于拥有丰厚的中医文化底蕴,操作埋线抗衰更是得心应手,如鱼得水。无论是诊断、治疗、配穴、循经都已经轻车熟路。加上材料改变后的技术方案,让埋线抗衰术变得更加神奇迅速。同时还能调理身体健康,达到内外兼修的神奇效果。这也是我们一直以来修行的方向。所以毋庸置疑,埋线抗衰术的未来必然在中医文化中升华,得以传世。

1.埋线抗衰术的优势

(1)微创:创面小则恢复快,术后不易被察觉。

(2)安全:几乎可以规避其他微创整形材料的风险。

(3)长效:显效快且维持的时间长,按照疗程操作完全可以实现逆龄10〜20岁。

(4)相容:材料安全可靠,相容性好,几乎无排异,极低的过敏率。

(5)应用广泛:手术、无创、中医的各种治疗中的百搭,适用于面部和身体以及健康调理。

(6)自然:术后不影响表情以及日常工作。

2.埋线组织学特征

(1)埋入可被完全吸收且无肉芽肿增生,生物相容性较好,不易出现组织坏死或感染。

(2)可有效促进胶原蛋白和弹力纤维的再生,让肌肤更加紧致呈年轻态。

(3)可促进毛细血管的通透性,增加组织营养与血液循环。

(4)可有效改善成纤维细胞的活性,促进皮内的胶原与蛋白的增加。

四、埋线抗衰老的未来趋势

在追求年轻化的道路上,从来不乏技术上的更新与创造。但是对于患者而言,永远追求安全并实现超值效果。顾客希望少痛苦、少创面、少价格,还希望效果明显且持久。要实现这一目标,必然离不开我们未来科技的发展以及更多更好的新型材料的诞生。同时我们将会有更好的技术手段实现面部年轻化。

从不可吸收材料的诞生,再到可吸收材料的替代,已经经历过数十年的临床验证。在未来埋线材料发展的道路上,更加持久的降解过程、更加柔软的物理特性、更强的物理抗张能力、更好的生物相容性必将成为下个科研目标。而应用技术如何实现低创、低风险、高效果、舒适性将成为下一代埋线抗衰的发展趋势。

基础篇

≫ 第二章　各类埋线材料临床应用分析

精修线雕
Precise PPDO Implantation
Anti-aging Technology

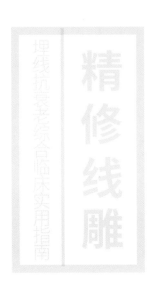

第二章 各类埋线材料临床应用分析

第一节 各种可吸收植入材料分析

一、PGA与PGLA材料

20世纪60年代初，美国人发明了化学合成可吸收缝合线，一直沿用和更新至今，其中PGA、PGLA为人工合成可吸收缝合线，原材料为人工代谢产物（乙醇酸、乳酸）聚合而成，生产工艺为纺丝、拉伸、涂层等，吸收方式为水解。具有操作方便、吸收时间可预知的特点。直到现在，由于主要成分为化学物质并含有化学涂层，所以仍然存在吸收不完全、轻度组织排异反应的不足。

聚羟基乙酸（polyglycolic acid, PGA）：

物理特性：拉伸强度为57MPa，弯曲强度为150MPa±50MPa。

聚乳酸羟基乙酸[poly（L-lactide-co-glycolide），PGLA]是目前常用的组织工程支架材料，它们均具有良好的生物相容性和生物可降解性，并已经被美国食品与药品监督管理局（FDA）批准广泛应用于医疗领域。

PGLA与PGA的区别：

（1）分子式：PGLA（聚乳酸羟基乙酸）由9份聚羟基乙酸（PGA）和1份聚乳酸（PLA）共聚而成。PGA（聚羟基乙酸傻）只有羟基乙酸。

（2）吸收速度：PGLA可控，可为14天，也可为7天。PGA不可控，为14天。

（3）强度：PGLA两周保留强度约76%，3周保留强度约50%。PGA两周保留强度约50%，3周保留强度约20%。

（4）吸收速率：PGLA40天开始消失，60天几乎完全吸收。PGA40天开始吸收，90天约有一半在体内。

（5）手感：PGLA柔顺性好。PGA 手感较硬。

图2-1-1是PGA在红外光检测下的红外光谱图。

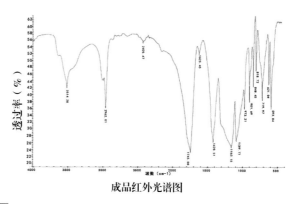

成品红外光谱图

图2-1-1

二、PLA与PLLA材料

PLA是聚乳酸的简称，英文：polyactic acid。

PLA是一种新型的生物基及可生物降解材料，使用可再生的植物资源（如玉米）所提出的淀粉原料制成。淀粉原料经由糖化得到葡萄糖，再由葡萄糖及一定的菌种发酵制成高纯度的乳酸，再通过化学合成方法合成一定分子量的聚乳酸。其具有良好的生物可降解性，使用后能被自然界中微生物在特定条件下完全降解，最终生成二氧化碳和水，不污染环境。这对保护环境非常有利，是公认的环境友好材料。

物理性能：

密度：1.20～1.30kg/L

熔点：155～185℃

特性黏度IV：0.2～8dL/g

玻璃化转变温度：60～65℃

传热系数：0.025 λ

力学性能：

拉伸强度：40～60MPa

断裂伸长率：4%～10%

弹性模量：3000～4000MPa

弯曲模量：100～150MPa

Izod冲击强度（无缺口）：150～300J/m

Izod冲击强度(有缺口):20～60J/m

Rockwell硬度:88

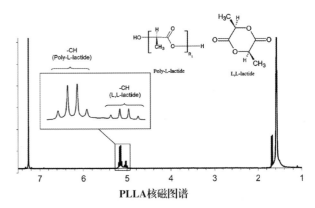

聚乳酸（PLA，又称聚丙交酯）

图2-1-2

PLA(聚乳酸)与骨胶原、纤维素、复合氨基酸等其他医用辅料相同,可加工成丝状或条索状线,通常都称之为童颜线。也有将PLA材料直接采用安瓿装需要经过72小时的乳化应用,如获得美国FDA批准的塑雅然,也叫童颜针,但是这种材料需要制备注射进入治疗的部位,与植入的材料治疗方案、产品形态完全不一样(表2-1-1)。

表2-1-1　PLA性能

性能	数值
相对密度(kg/L)	1.26
熔融指数(g/10分钟)	12
透光率(%)	94
拉伸强度(MPa)	66.6
弯曲模量(MPa)	3430
Izod冲击强度(J/m)	27.4

PLLA(聚左旋乳酸)为结晶型聚合物,玻璃化转变温度为60～65℃,熔点为175～185℃,特性黏数IV(dL/g)范围:0.2～8。广泛用于内固定装置,例如骨板、骨钉、手术缝合线、纺丝,同时也应用于免拆除手术缝合线、美容缝线医用纺丝等领域。由于PLLA整个生产过程控制非常严谨,需要进行不同的技术检测,包括分子量子以及重金属、水分、EO残留等。

PLLA于1950年率先由法国人发明,20世纪90年代应用于美容外科缝合、牙科、骨科的骨骼固定。2004年获得美国食品与药品监督管理局(FDA)认证。2009年获得美国FDA美容应用相关认证。2010年开始在台湾地区"卫生部"审核上市。PLLA在中国美容应用中相对起步较晚,但已广泛应用于生物组织代用品,具有高度的组织相容性,可在皮肤内缓慢降解为乳酸和二氧化碳,并被人体完全代谢掉,无任何残留。

与PPDO所不同的是,PLLA线体显效性相对来说比较缓慢,术后会有2～3个月的即时性肿胀、凸出,而PPDO没有

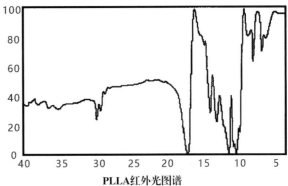

PLLA核磁图谱

PLLA红外光图谱

图2-1-3

这种现象。而其显效性通常在3个月才逐步呈现。但是相对于PPDO线来说其显效性更快,通常1个月后效果显著。

PLLA应用:广泛应用于生物组织代用品,具有高度的组织相容性,并可在皮肤内缓慢降解为乳酸和二氧化碳,并被人体完全代谢掉,无任何残留。PLLA可以有效地刺激皮肤生成新生成纤维细胞,分泌合成胶原、粘连蛋白、弹力纤维等细胞外基质。复合氨基酸:为新生成纤维细胞分泌合成胶原等物质,提供充足的原料供给。

PLA和PLLA被广泛应用于生物工程以及医药领域,如药物控释载体、医用缝合线、骨科内固定材料、组织工程支架等。

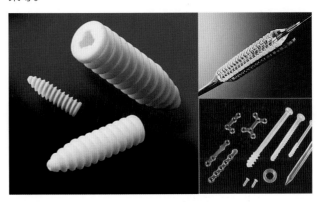

图2-1-4

三、PDO&PPDO材料

PDO:对二氧环己酮。

中文别名:1,4-二氧六环-2-酮;2-对二噁烷酮。

英文别名:1,4-Dioxan-2-One;2-p-Dioxanone;
4-dioxanone;PARA-DIOXANE-2-ONE;2-Oxo-1,
4-dioxane;p-Dioxan-2-one;
p-dioxanone;1,4-dioxan-2-one

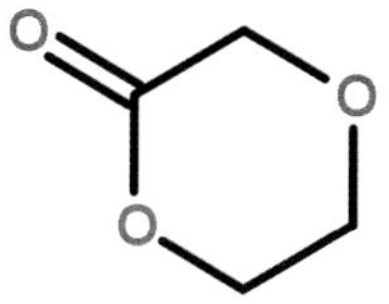

分子式:$C_4H_6O_3$

分子量:102.0886

图2-1-5

由于这种材质在埋线抗衰老的应用中能够刺激胶原蛋白的产生,所以又叫蛋白线,并非在线体材质中含有蛋白质的成分。这种材质可在人体内逐步被吸收并促进蛋白的形成。

要制备性能优良的PPDO聚合物,首先必须合成高纯度的单体PDO。到目前为止PDO还不是一种通用易得的商业化产品,这也是制约PPDO研究以及应用的一个主要因素。PDO的合成研究始于20世纪30年代后期,曾由Raymond、John Barr和HowardR等报道。其合成的原理都是基于一缩二乙二醇的催化脱氢。

PDO具体的合成过程为:

在温度保持在240~360℃条件下,以恒定速率通过装备有特制的催化体系的气室,此催化体系主要由还原价态的铜和铬(氧化态)组成并附于惰性的载体(如多孔硅石、滤石等)上。一般铬的含量不要超过5%(质量分数)。最后将产物经纯化得到高纯度的PDO固体(室温下),熔点为26.7℃,沸点为110℃(3325Pa),反应的效率只有75%,且纯PDO产率仅有25%。

上述方法的缺点是难寻活性和选择性高的催化剂,使得反应的产率太低。进入20世纪70年代后期,NamassivayaD等报道过,选用的主要原料有乙二醇、金属钠和氯乙酸等,经过一系列的化学反应和分离提纯操作,首先制备出高纯度的单体PDO。具体的合成路线如图2-1-6。

PPDO:聚对二氧环己酮

英文名:poly(p-dioxanone)

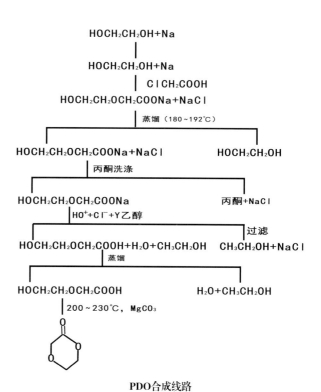

PDO合成线路

图2-1-6

PPDO的制备是基于PDO的基础上的再次聚合。PPDO是一种具有良好生物相容性、生物可吸收性和生物降解性的脂肪族聚酯。其分子链中独特的醚键,使其还具有良好的柔韧性,是理想的手术缝合线材料,同时还可以用于制造骨板和组织修复材料。

随着医用可生物降解聚合物材料研究的不断发展,脂肪族聚酯以其独特的生物降解性、生物相容性和生物可吸收性广泛应用于医用生物降解材料领域。其优异的生物降解性来源于聚合物分子链中的酯键,在自然环境和生物体内均易受到进攻而发生断链,进而降解。目前,在此领域研究最多、应用最广泛的是聚乳酸(PLA)、聚己内酯(PCL)和聚乙交酯(PGA)等。同样为脂肪族聚酯的PPDO也具有非常优异的生物相容性、生物可吸收性和生物降解性;此外,由于其分子链中具有独特的醚键,所以具有良好的柔韧性,是理想的手术缝合线材料,同时还可以用于制造骨板和组织修复材料,如螺钉、钩、片和钳等外科器具,具有广泛的应用前景。

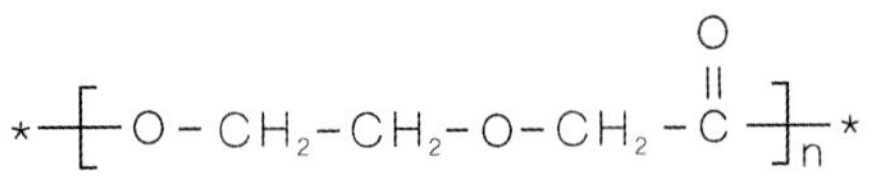

PPDO：聚对二氧环己酮

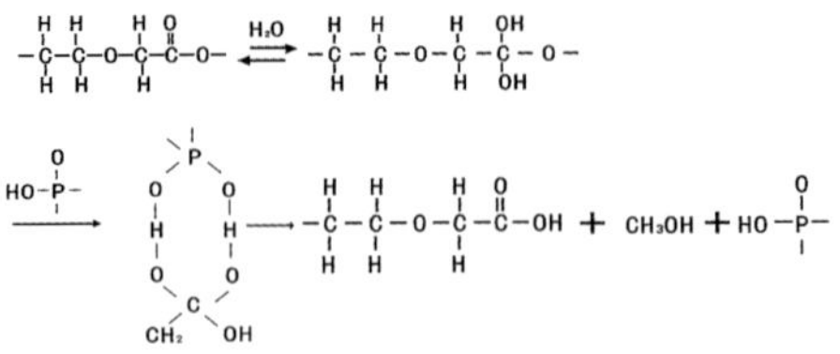

PPDO水解示意图

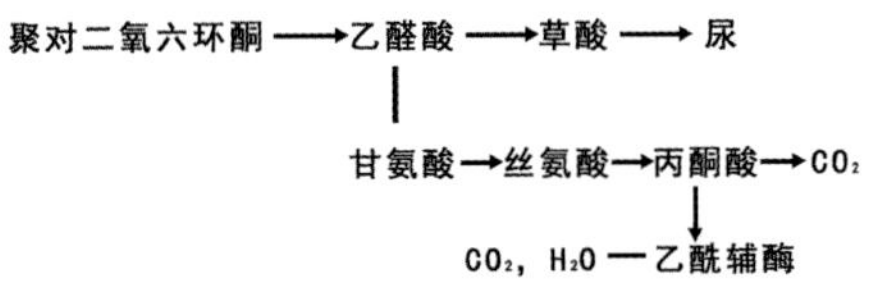

聚对二氧六环酮 —→ 乙醛酸 —→ 草酸 —→ 尿

甘氨酸 —→ 丝氨酸 —→ 丙酮酸 —→ CO₂

CO₂, H₂O —→ 乙酰辅酶

PPDO降解流程示意图

图2-1-7

四、PCL长效材料

PCL：聚己内酯及其共聚物poly（ε-caprolactone）[PCL、P（LA-CL）]。

聚己内酯是一种结晶性生物降解聚合物，熔点约60℃，玻璃化转变温度约-60℃，特性黏数度IV（dL/g）范围：0.10～2。聚己内酯具有形状记忆的特性，柔软性好，易于加工，对药物通透性好，可做药物缓释载体、手术缝合线和组织工程支架。另外，PCL分子内酯基的存在，使它具有较好的生物降解性能和生物相容性，能支持真菌的生长，可作为微生物的碳源，在泥土中会缓慢降解，平均降解时间为12～18个月，属于优良生物降解类聚合物。与药物制成药物微球或药物胶囊，可做成恒速释放体系，充分发挥药效。由于可实现药物控制释放，可大大提高药效，避免抗药性发生，降低副作用。另外，PCL片材用作骨折用固定夹板，由于其熔点较低，稍微加热即可软化，方便拆卸，有利于减轻患者痛苦，方便生活。据报道，在欧洲，PCL已在临床上用作可降解的U形钉（用于伤口愈合）。

由于PCL材料成本较高，所以限制了其在临床上的应用。目前美容外科应用的材料主要以网管线和双向锯齿类材料居多。该产品属于临床应用阶段，暂时没有大量的应用，对于未来美容外科的长效降解材料必然会加速它的发展和应用。

临床应用中PCL有以下几大特点：

（1）植入后的持久效果12～18个月，如采用比较粗的线体规格可以达到24个月以上。

（2）可塑形的独有物理特性且不失柔韧，也不影响锯齿的牵拉，可以根据要求按压塑形。

（3）使降解速度加快，只需加强热敷即可以实现快速降解。

（4）植入后无异物感，相对其他材料而言相容性更好，感受更舒适。

PCL材质物理特性见表2-1-2：

表2-1-2　PCL材质物理特性表

性能	数值
熔融指数（g/10分钟）	1.14
拉伸强度（MPa）	59.8
断裂伸长率（%）	730
拉伸模量（MPa）	225
弯曲强度（MPa）	13.7
弯曲模量（MPa）	274
缺口悬臂梁冲击强度（kJ/m）	—
热变形温度（高负荷，℃）	47
维卡软化点（℃）	55
生物降解性（20天，%）	75

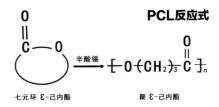

PCL反应式

七元环 ε-己内酯 　　辛酸锡　　 聚ε-己内酯

图2-1-8

五、材料性能表征综合分析

综合目前市场临床的医学缝合材料的不同，我们将不同材料的生物性能进行了一些比对分析，希望能够给大家提供一些参考。同时在埋线抗衰或者缝合应用中，我们也将根据不同的手术需求来选择不同生物特性的材料。具体可参考聚合线材料性能表征综合分析表（表2-1-3）。

表2-1-3　聚合线材料性能表征综合分析表

聚合物	熔点 (℃)	玻璃化温度 (℃)	近似强度 (GPa)	降解周期 (月)	密度 (g/m³)
PGA	225~230	35~40	7.0	2~3	2.78
PGLA	200~220	45~55	3.6	2~3	2.75
PLA	150~170	60~65	4~6	12~20	1.26
PLLA	170~230	60~65	2.7	>24	1.21
PDLA	无固定形态	55~60	1.9	12~16	1.21
PDO	180~220	45~55	2.9	6~8	1.23
PPDO	180~220	50~60	2.9	6~9	1.23
PCL	56~63	-65~-60	0.4	12~18	1.145

标准化的原材料研究非常严谨,高品质的产品都需要经过很多种检测手段确保产品质量,以适应市场应用的需要。最常见的材料检测需要经过以下手段:

性能表征的测定通常有:①DTA测定。②红外测定。③分子量的测定。④DSC测定。⑤扫描电镜(SEM)分析。⑥偏光显微镜(POM)分析。

理化性能测定:

(1)化学性能测试:①萃取液和空白液的制备。②还原(可氧化物)物质实验。③酸碱度测试。④蒸发物残留实验。⑤机械性能测试。

(2)热降解实验。

材料生物学评价:样品制备:①材料浸提液和对照液的制备。②无孔细胞种植膜片及模块。③多孔细胞种植膜片。④模压法。⑤冻干法。⑥细胞毒性。⑦体内植入。⑧体外降解实验等。

六、植入材料保质条件

选择可降解材料不等于完全保证质量和适用安全性。首先要选择适当的环境去保存,如果存放的环境不当,可能会造成材料污染、脆化、折损、变性等问题产生,增加临床应

用的风险。影响产品品质的因素有多种,如果这些因素有变化,也会影响产品品质,具体因素如下:

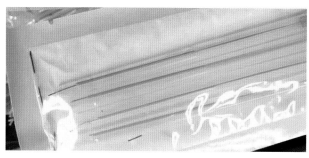

图2-1-9

(1)pH:存储、运输、使用环境的pH,在长期的作用下直接影响产品的性质。

(2)温度:在实验中很少能看出材料的降解与温度有关,从表2-1-3中我们发现尽管产品没有打开,但是存储运输的温度直接决定了产品玻璃化即"脆化"的形成。温差变化反复、温差越大、温度越高,都直接影响产品品质。

(3)湿度:高分子聚合材料对湿度要求非常高,高湿、高温的环境不仅容易加速材质的水解,而且影响材料的变性。所以在潮湿的地域存储必须考虑湿度环境。

(4)紫外线:紫外线的照射直接影响产品的质量,所以在运输、存储、使用过程中必须禁止紫外线直射,包括不能接触手术室内的紫外线消毒设备。

(5)组织环境:在不同的组织环境中,高分子聚合材料的表现也会有所不同,温度越高,感染度越大,降解的速度越快。同样,良好的组织环境可以让材料的性质更加稳定和持久。

(6)酶解作用:对高分子材料的影响非常明显,比如存储空间含有菌或酶的活性比较强,同样影响材料性质。包含在组织内如果注射溶解酶,同样加速材料的降解进程。

基础篇

第二节　不同品种材料设计分析

一、埋线针体设计分析

在了解精修埋线技术之前,我们先要对植入的所有材料、工艺的相关知识进行详细的了解,其中包含针、线、工具等,下面我们通过一组图片来了解相关详细情况,针对材料的熟悉和了解便于后期的应用和改良。同样,熟悉了相关材料的细节,才能理性地分析和判断你所选择的产品和材料是否合乎规格,是否存在设计缺陷,是合格产品还是不合格产品。接下来我们为大家一一阐述:

1.辅助植入针

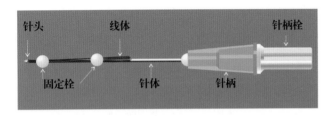

图2-2-1

精修线雕
Precise PPDO Implantation
Anti-aging Technology
PA
GE / 014

针体:通常我们将细的针体称为"小针",粗的针体称为"大针"。针体越细痛感越轻,针体越粗痛感越强。而且细的针体所承载的线也自然细。而当针体比较长的时候则容易弯曲。

针柄:严格意义来说是通过针柄的颜色区别针体粗细,但是在这里我们无法用统一的标准判断,很多厂家都用各自的颜色标准,没有统一使用国际色标的概念。针柄的作用主要是针对需要植入不同类型材料、填充注射时所需要使用到的一种连接载体。

线体:通常分为两部分,一部分在针体里面,一部分露在线体外面。整个线体的长度称为线长。线体的长短粗细由针体所决定。

固定栓:作用是固定线体,避免在操作时人为脱落或滑动。在操作时渗血则可以吸收部分血液让皮肤环境更加整洁干净。分为海绵固定栓、泡沫固定双、PE固定栓等。

针柄栓:主要是针对针管和入口进行保护,也方便管道注射使用。防止针柄的污染,针柄栓起到功不可没的作用。在大线的应用中,针柄栓起线体固定的作用。

在提到有关的针与线的认识之后,我们再用详细的案例来进行讲解,分析相关优良品质的产品与劣质产品之间的差异在哪里。不仅仅是价格的差异,更是所有生产设计是否合乎逻辑,是建立在临床应用的基础上还是完全围绕市场需求就一目了然。

(1)菱形与O形针头的差异:菱形针头破皮后采取挤压的方式进入皮肤,所以相对痛感较轻,创面较小,恢复较快。O形针头直切式进入皮肤,如刀锋一样,创面较大,恢复较慢,痛感强烈。

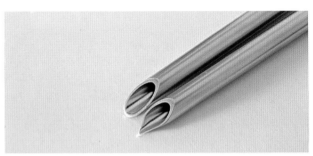

图2-2-2

(2)针体好坏的差异:针体在洗消过程中,是否有残留?如果有则会造成针体的氧化,形成锈渍等。均会引起操作风险,增加感染概率。

(3)针柄好坏的差异:好的针柄方便拔插,不良针柄插不进去也拔不出来,不利于埋线操作。

(4)内包装好坏的差异:合格的湿度标签、灭菌标签是印刷于纸上,而非印刷在PE塑料膜上。

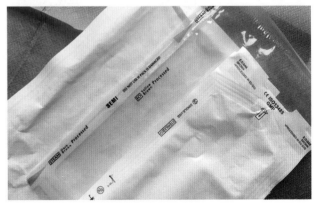

图2-2-3

(5)海绵固定栓好坏差异:泡沫是劣质品才会应用的一种材料,正常使用为标准医用PE。

综合以上我们就可以了解为什么有些有品质保障的产品价格这么贵了。而哪些产品又是以次充好获取市场上高昂的利润呢?

2.针头形态

我们在埋线抗衰老的应用中,对针头形态的认识非常关键。通过不同的针头我们可以规避风险。既可以有效减少瘀青,又能减少疼痛以及客户的恢复周期,同样也能增加客户的舒适性和接受程度。适当的针头和针体选择、改良可以让我们在操作中游刃有余。

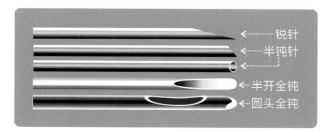

图2-2-4

针头大致分为4类:

(1)锐针:参考图2-2-4。

优势:入针、破皮快,不需要工具介入。无论真皮还是皮下穿行均非常顺畅,可以调整进针方向和线路设计,甚至可以回抽改变进针方位实现想要的调节。

劣势:容易划伤血管和神经,形成瘀青。部分群体疼痛时间周期比较长。

建议操作:减缓入针速度、规避血管线路,部分锐针的应用可以对针头适当改良。

(2)半钝针:参考图2-2-5。

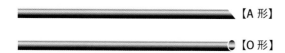

图2-2-5

优势:调整型改良设计,可以退针以及改变行针线路,同时无须破皮工具的使用。可以有效减少血管的损伤,减少瘀青,减少神经损伤等。

劣势:操作需要进线退针,相对操作比常规线体难度大一些。

建议操作:缓慢破皮、缓慢进针,遇阻力调整层次和方位。

(3)钝针:L形/R形两种类型参考图2-2-6。

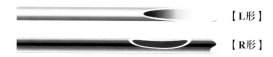

图2-2-6

优势:可以有效减少血管损伤,减少瘀青,减少神经性损伤,减少疼痛周期。

劣势:钝针入针力阻力较大,入针需要工具辅助进行破皮才能使用。

建议操作:缓慢进针,遇阻力调整层次和方位,小钝头方便掌握层次,大钝头方便提拉固定。

(4)空心针:参考图2-2-7。

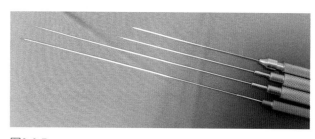

图2-2-7

优势:针与线分离,可适用范围广泛。也可用于隧道麻醉以及其他用途,不易损伤血管和神经,可有效减少瘀青和肿胀。并且可以适用不同线材规格与不同设计方案的实现,消毒后可以重复使用。

劣势:需要入线配线,操作中多了一道线材改良工序。

建议:多准备几套,这是操作中必然会用到的工具之一。

二、埋线线材规格参数表

对于埋线技术操作人员,必须了解每个埋入线体规格以及具体使用中的参数,以便灵活应用和选择。在没有常用规格材料时,如何来选择代替的方案,这需要对不同线材质的深入了解。接下来我们详细介绍一下有关常用美容植入材料的具体参数。

1.常用参数对照(表2-2-1)。

(1)"G"参数表达:表示针体粗细,是英文"gauge"的简称。一般用G表示针体粗细,针体越粗,G数值越小;针体越细，G值越大。按照标号则如表2-2-1所示：

表2-2-1　埋线针体粗细与痛感对应表

痛感较轻（创面微小）			痛感明显（创面较小）			痛感较强（创面稍大）		
30G	3号	3dmm	25G	5号	4dmm	21G	8号	0.80mm
28G	3.5号	0.35mm	24G	5.5号	5dmm	20G	9号	0.90mm
27G	4号	2dmm	23G	6号	6dmm	19G	10号	1.00mm
26G	4.5号	4.5dmm	22G	7号	7dmm	18G	12号	1.20mm

表2-2-1说明创面和针体粗细有关，疼痛和针体粗细有关，线材容量大小、长短、针体软硬和针体粗细有关。

（2）针头国际色标参照：详细内容请参考第251页附录二"针头国际色标参照表"。

（3）针体内外径参数。

表2-2-2　针体内外径参数表

G数	外径(mm)	内径(mm)	G数	外径(mm)	内径(mm)
30	0.31	0.15	17	1.5	1.04
27	0.41	0.20	16	1.65	1.19
26	0.46	0.25	15	1.83	1.32
25	0.51	0.25	14	2.11	1.60
23	0.64	0.33	13	2.41	1.80
21	0.81	0.51	12	2.77	2.16
20	0.91	0.58	10	3.40	2.69
19	1.07	0.69	8	4.19	3.34
18	1.27	0.84	7	4.75	3.81

表2-2-2为针体粗细规格针内径和外径参数，部分没有进行标注。我们发现针体外径越粗，内径自然越粗，所容纳的材料也越粗。在这里有两个非常重要的针体物理特性参数：

①针体容量（线体剂量）。②针体硬度（针越粗越硬，越长越软）。在临床中，29G/60mm平滑线或螺旋线就是最明显的例子，比较柔软方便控针。但是29G/25mm的平滑线或螺旋线则显得比较硬，就是这个道理。

综合评价分析：针的粗细长短决定了线的粗细长短也就是"线量"的多少，所以根据不同部位选择不容软硬的针与不同数量和粗细的线材。决定了实际剂量标准和效果。

（4）各种线材规格知识：植入线体材料的粗细用线号表示，线号越大线体越细。在目前埋线抗衰植入材质中7-0号最细，0#比较粗，最粗的是2#。详细内容见表2-2-3。线体粗细决定了很多物理特性，如刺的粗细、拉力、抗张、柔软

度、螺旋曲张度、覆盖面积、植入深浅等。

表2-2-3　各种线材规格

NO	线号	粗细示意图	线体直径[dmm(丝米)]
1	7-0		0.70～0.99
2	6-0		1.00～1.49
3	5-0		1.50～1.99
4	4-0		2.00～2.49
5	3-0		2.50～2.99
6	2-0		3.00～3.39
7	1-0		3.50～3.99
8	0#		4.00～4.99
9	1#		5.00～5.99
10	2#		6.00～6.99

举例：

①如睚下埋入，用7-0材料和5-0材料就会有明显的差异，一个不容易顶出，而另外一个5-0则需要深些埋入，否则相同的层次7-0不顶出，5-0经常顶出。②对于松弛、下垂比较严重的皮肤，所需承载的重量也比较重的情况下，选择使用1-0锯齿线来提拉和使用2#线来提拉，结果就截然不同。如果用40mm长的1-0，结果一拉就断；2#不仅不容易断，而且效果比较好，最重要的是维持时间比较长。而1-0的400mm锯齿几乎可以忽略，在15天左右线体自然断裂、顶出等各种问题产生了。

2.选材方面考虑的因素

（1）皮肤重力：针对皮肤下垂重力，选择不同材料和不同数量线材来分摊下垂的重力。所以线材料粗细以及数量决定了承担的力量大小，效果的长短。

（2）客户耐受：针越细痛感越轻，针越粗痛感越强。所以可以根据客户选择合适的规格。还有一点非常值得考虑，就是针体越粗，针对血管的损伤越明显，瘀青就越严重，术后疼痛感持续时间就越长。

（3）剂量标准：针体越细线号越细，有效线材的含量也就越低。所以很多成熟的技术操作者更倾向于使用长线，相同的成本，却可以获得不一样的面积覆盖、不一样的剂量标准和效果。特别针对大面积厚脂肪层的植入建议选择较粗、较长的锯齿线材料，不仅能增加效果，而且持续的时间也长。

（4）风险规避：适当选择针头可以有效规避血管和神经的

损伤,减少瘀青和肿胀恢复期。

3.埋线材料规格参数表

针长、线长用"mm"表示,即毫米。针体长度规格通常从25mm至160mm,而线体长度则从30mm至600mm。分别分为单线、双折叠线、部分折叠线等形态。详细内容见第252页附录二"埋线材料规格参数表"。

由于现有埋线材料品牌、品种的多样化,很多产品规格都不能详尽展示,所以在这里只是针对个人常用的一些规格讲解一下。一些参与研发和临床的执业医师均有自己的拳头产品,或者生产机构独立作为临床应用特制的规格,在这里不做详细的说明。

三、埋线材料品类介绍

埋线抗衰老临床应用中,不同的材料有着不同的独特应用性能、操作方式以及效果。下面将目前市场上常见的产品进行介绍,对不同的种类进行分析,包括使用中有哪些禁忌以及常出现的问题,如何更好地防范风险以及更加灵活地应用。

1.平滑线

平滑线分为两种,一种是小规格平滑线,又叫小平滑线,针体细、线体细、针体比较短,主要针对脂肪不太厚的小面积范围内的应用。还有一种是大平滑线,针体比较粗,线体也比较粗,针体和线体都比较长,剂量比较大,主要是针对大面积以及脂肪稍厚的局部组织使用。

小平滑线:针体30G-27G;线号:7-0、6-0、5-0,3种规格。

布线间距:3mm左右,立体交叉双层结构为宜。

入针层次:通常入针选择在真皮层深部或比较薄的皮肤中的真皮底、肌肉层(如:眶部在真皮底层或匝肌内行针)。

优势:a.针体和线体都非常细,入针痛感比较轻。通常通过简单的表皮麻醉均可以进行操作,且能耐受。b.操作简单,入针层次相对较浅,比较安全。c.三维设计的浅层网状结构首选平滑线。

劣势:a.由于针体粗细限制了线体的粗细,也就限制了临床应用中的剂量。所以在使用时需要大量使用,如果少量

使用,则效果不明显。b.针体通常适用于较短规格,较长规格则格外柔软,难以入针。

应用范围:平滑线的应用范围非常广泛,通常所有的面部治疗均有平滑线的应用。如眼角纹、眶下纹、抬头纹、颈纹、脸颊收紧等几乎都可以用得到。同时在条件允许的情况下,身体大面积范围也比较常用。在第二次补针和修饰时,基本上都采取小平滑线进行修饰。

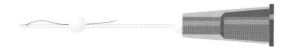

图2-2-8

大平滑线:针体26G-23G;线号:5-0、4-0、3-0、2-0,4种规格。

布线间距:5mm左右,立体交叉双层结构为宜。

入针层次:真皮底层(或)脂肪层、肌肉浅层韧带区。

优势:剂量大、效果好、覆盖面积大、维持时间长。

劣势:针体粗、痛感强、瘀青久、痛感持续时间比较长。通常需要辅助全麻或局部阻滞。

应用范围:主要针对大面积范围的应用,如胸部、臀部、腹部、手臂、大腿、腰部等应用,也可使用循经埋线,也用于抽吸脂后的植入。

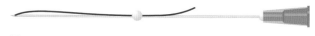

图2-2-9

2.螺旋线

单螺旋:针体29G-27G;线号:7-0、6-0、5-0,3种规格。平滑线和螺旋线相比,基本是1:2.5～1:4.5含量(单螺旋1:2.5;双螺旋1:4.5左右)。由于圆周率的关系,线体长度增加。

布线间距:3～5mm,立体交叉双层结构为宜。

入针层次:真皮底层或脂肪纤维结构层,也可以用于肌肉浅层韧带区。

优势:针体细、线体细、特有单螺旋结构,局部收紧微调,可以调节聚线量部位。痛感相对比较轻,用表皮麻膏后,操作

基础篇

均可耐受,最大的优势是可以调节线体的聚集方位。

劣势:线体较细、剂量相对较少,同一部位使用的线体数量相对较多。螺旋结构加大入针阻力,痛感相比平滑线要强。

应用范围:面颊部收紧、鱼尾纹、小细纹、法令纹、木偶纹、乳晕、眉型等局部小范围的修饰,也用于穴位和经络埋线使用。

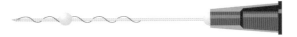

图2-2-10

双螺旋:针体:29G-26G;线号:7-0、6-0、5-0、4-0,4种规格。

布线间距:3~5mm,立体交叉双层结构为宜,也可以深浅结合,植入脂肪垫和皮下脂肪层。

入针层次:真皮底层或脂肪筋膜层、肌肉浅层。

优势:高强度螺旋结构剂量相对较大、使用量较少,且高密度螺旋可以有效针对局部收紧。效果明显,交叉编网,收紧力度大于平滑线和单螺旋线。高密度螺旋双倍收紧,针对局部脂肪收紧效果明显。

劣势:入针阻力较大、痛感较明显,部分群体需要浸润麻醉。相对皮下瘀青、肿胀比较常见。

应用范围:面部身体局部,也可用于身体局部植入以及经络穴位埋线使用。

图2-2-11

3.麻绳线

相对平滑线和螺旋线来说,麻绳线是一种比较特殊的结构。它采用特殊的2~3根线编织成一种小线体。通常多采用PLA、PLLA材料,也有部分采用PGLA材料进行纺制。

麻绳线:针体27G-23G;线号(7-0)X3,常见1种规格。

布线间距:5mm左右,局部可以采取单层次的操作。

入针层次:真皮深层(或)皮下脂肪浅层。

优势:撮合而成的2~3股细线,可以更加快速地分解并被

降解,其优势是效果快,且剂量相对较大。

劣势:相对来说针体稍粗、痛感较强,通常需要在浸润麻醉下进行,规格比较单一,价格偏高。

应用范围:比较广,面部及身体局部出现的凹陷、断裂性皱纹、萎缩性瘢痕等。同时也应用于颈纹以及其他组织缺失治疗。

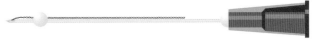

图2-2-11

4.网管线

目前常用的有两种类型,一种是PLLA,还有一种是PCL,当然,也有厂家生产成PPDO材质,但是因为其成本以及工艺比较复杂,有其他可替代性,所以相对应用非常少。主要以长效的PCL为主。

网管线:针体23G-21G;线号:(7-0)X6,网状交联。

布线间距:5mm左右,局部可以采取单层次、多层次布线。

入针层次:皮下浅层、脂肪层,不建议应用于肌肉层。

优势:局部组织长效应用、长效填充不可替代,特有的物理性能相对柔软,所以植入后不满意可以塑形。同时降解时间长达2年以上,可以算得上是真正的长效材料。

劣势:价格较高,目前应用人群相对比较少,适用范围有一定局限。线体顶出时长增加至6个月以上。

适用范围:长效面部紧致以及局部填充的应用。此类线针对塑形特别讲究的客户群体。

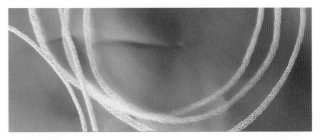

图2-2-13

5.液态填充线

此线是一种特殊材质的线体,由比较多的细线体捆扎成一撮,通常由8根小线捆扎而成。针体、线体相对比较粗,

同时剂量比较大。在实际临床应用中，还是比较多见。通常规格从23G至21G都有。液态填充线：针体23G-21G；线号：7-0, X6X2聚集成撮，有些称须须线，如美迪塑，也有叫爆炸线，叫法五花八门。

布线间距：局部可以采取1～3根并排或交叉填充即可（不可过密或者过量）。

入针层次：建议垂直入针，在真皮层底部（或）脂肪层上部。禁忌：真皮层穿行或过浅。

优势：线体多、剂量大，维持时间比较长。针对凹陷坍塌断裂纹效果比较明显，可用于局部填充使用。

劣势：入针阻力大、痛感强，需要浸润麻醉。对于部分肤质敏感的人，前3个月植入皮肤相对比较硬，容易触摸到，取线不太容易，不能一次性取干净。

适用范围：局部线条状断裂、凹陷填充，也用于私密外阴道壁收紧。同时也应用于剥离后的填充隔离粘连组织，也用于法令纹、丰眉弓、卧蚕等。

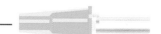

图2-2-14

6.锯齿线

（1）单向锯齿小V线：属于单向锯齿线，因其齿像玫瑰刺又叫玫瑰线，特殊的"V"形结构，单向锯齿在折叠成V形后，线体锯齿呈现一正一反的物理特性，所以也称之为"V线"。小V线外部如采取螺旋结构的锯齿就叫锯齿螺旋线，也同属于小V线的一种形态。

布线间距：建议20mm左右间距为宜，面部单侧建议6～8根V线用于修饰，也可用井字格固定。

入针层次：浅筋膜层的固定，也用于经络埋线使用。

小V线：针体23G-21G；线号：3-0、2-0、1-0、0#，4种规格。

优势：线体较短、提拉力度较大，双向内外齿结合效果更加具有可调整性和可塑性。

劣势：使用范围较窄，仅限于面部修饰和矫正，痛感也比较明显。需浸润麻醉。

适用群体：脸颊轮廓位的神态修饰局部矫正，或需要塑形固定局部群体。

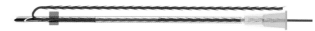

图2-2-15

（2）单向锯齿螺旋线：布线间距：建议20mm左右间距为宜，面部单侧建议5～6根V线。

操作层次：浅筋膜层与深层行线位，固定位在韧带或肌肉腱膜上。

优势：螺旋入线紧致效果好，可以将皮肤向某一个特定方向螺旋式收紧。

劣势：针体线体进入后即无法拔出，过度收紧拔出比较吃力。所以收紧效果相对较弱，且容易受肌肉运动顶出线体。

入针层次：SMAS筋膜层。

适用群体：身体大面积部位（腰腹、臀部、腿部等）。

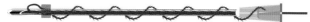

图2-2-16

（3）四向锯齿线（四向）：布线间距：建议20mm左右间距为宜，面部单侧建议6～10根线。

入针层次：筋膜层。

优势：皮层固定效果好，入线即可固定。

劣势：针体无法提拉皮肤，只能做局部固定收紧，进针后不可纠错和退线。

适用群体：面部、身体其他部位均可。注意：入线时先拉皮肤向上再拔针。

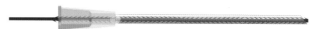

图2-2-17

7.双向锯齿大V线

大V线：针体19G-18G；线号：0#、1#、2#，3种规格，分为可纠错和不可纠错两种。

布线间距：20mm，单侧面部使用6～8根/次。

基础篇

入针层次：提拉浅筋膜，固定深筋膜、腱膜处等。根据实际操作的情况进行选择。

优势：线体粗且韧性强健，锯齿双向既可提拉又可固定，可以任意改变皮肤筋膜走向，使用范围比较广泛。提拉力度较大，有效时间周期也较长。适用于手术剥离后的筋膜提拉。

劣势：针体粗，必须进行浸润麻醉或阻滞麻醉。局部易出现瘀青以及疼痛维持时间较长。对固定位的操作非常严格，否则部分操作效果不明显。

适应群体：抗衰、紧致、提拉均可适用。通常应用范围有：面部轮廓、胸部、腹部、臀部、腰部、手臂、大腿等，是应用最为广泛的线种。

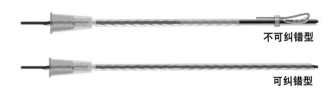

不可纠错型

可纠错型

图2-2-18

8.提拉王

提拉王（双向锯齿长线）：专用导引器械，线号：0#、1#、2#，3种规格。

布线间距：每个点20mm，单侧面部建议使用2～3根。

入针层次：浅筋膜层（肥胖皮肤较厚的群体可以适当在筋膜浅层，比较瘦皮肤较薄的群体建议适当深一些）。

优势：强势提拉、固定效果好、收紧修正效果明显，不对称矫正专用。提拉量是所有埋植材料中比较强的一种线体。单根提拉力量可以达到2～5kg，适用于面部严重松弛下垂的客户群体。操作后效果立竿见影马上提升。

劣势：操作不当会导致提拉过度，容易产生凹陷，线体有一定顶出和断线概率，所以，操作时避免折损。

适用范围：强效提拉、快速逆龄、形态修正，操作不对称的矫正。马甲线、轮廓线、提胸专用材料。

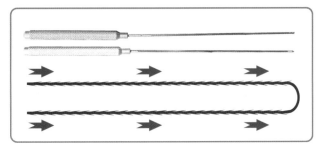

图2-2-19

9.心形线

目前美迪塑有这种心形线：针体18G；线号：0#、1#，2种规格。

布线间距：每个点20～30mm，面部单侧使用6～8根/次。

入针层次：皮下浅筋膜层、脂肪层。

优势：压缩结构扁平的物理特性更加适宜于浅筋膜的层次，且扁平化方便牵拉组织，相对拉力比较强。

劣势：生产工艺复杂，价格偏高，使用群体比较多。

适用范围：紧致提拉，面部塑形。

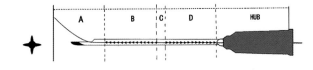

图2-2-20

10.隆鼻线

隆鼻线又称为MISKO线（Minimally Invasive Surgery：微创外科手术），KO是韩语鼻子的意思。每个公司的叫法不一样，但是基本应用理论是一样的。隆鼻线分为山根线、鼻背线、鼻小柱线3种类型。不同的规格有不同的使用方式，治疗的效果也不一样。主要是针对针体和线体的粗细不一样，操作方式不一样。

下面简单地来区分一下，大致分为两种：一种是改良型，不需要助推器操作；另一种是未改良型，需要助推器操作。我们只针对改良一次性应用针头的产品进行介绍。

改良型：针体23G-21G；线体：1-0、0#、1#、2#，4种规格。

布线间距:建议同位入线进行局部折叠,鼻小柱6～8根,鼻梁8～12根,山根根据情况选择。

入针层次:鼻背、鼻山根贴于骨膜上方,鼻小柱、鼻软骨正中。

优势:操作简单方便,效果持久,且玻尿酸无法代替。针对鼻形矫正或轻度驼峰修正效果明显,且针对山根、鼻小柱、鼻背。持续操作2～3次,鼻形可以媲美假体。

劣势:部分鼻形不适合采用埋线的方式,如朝天鼻、鼻形残缺过于严重者等,且线体具有一定顶出概率的风险。

适用范围:鼻小柱增高、鼻小柱侧偏修正、鼻翼收紧修正、鼻梁塑形、山根修正等。

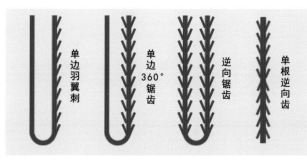

图2-2-21

11.宽齿线

微拉美:采用高分子PGLA长效材质。

布线间距:建议间隔30mm左右/根,全脸4～6根。

入针层次:皮下SMAS层的提拉。

优势:提拉效果明显,降解速度快,提拉筋膜错位愈合后维持时间比较长,达5年以上。

劣势:操作难度较大,属于手术范畴,客户接受度比较低。恢复周期比其他埋线手段长。

适用范围:衰老比较严重,年龄在40～65岁的群体相对比较多,主要应用于面部提拉高端客户群。

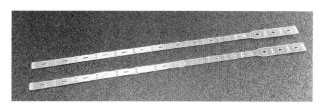

图2-2-22

12.双针线

双针线种类繁多,大致分为3类:①针尾带线。②针中带线。③缝合角针带线。

以德国的"Aptos"为代表,相对应用来说比较好用。双针可合并使用,正反均可入针提拉。美国快翎线等均属于双针带线等。

布线间距:每个点20mm左右,全脸使用根据品类选择。

入针层次:皮下SMAS层的提拉。

优势:针体技术工艺比较精细、线体细而柔软操作简单、回路闭合是这个针应用的优势。

劣势:相对价格偏高,接受群体为高端人群,不适合低端人群。

适用范围:面部(提眉、提眼角、法令纹、木偶纹等),面颊部的收紧,轮廓的塑造,颈部颈纹等。

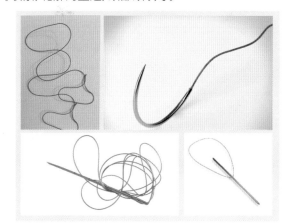

图2-2-23

13.细锯齿(经络线)

细线体单向锯齿,相对针对局部收紧,入线后难以拔出。线体比较细,切齿后容易拉伸产生断裂。正常规格有:针体23G-25G;线号3-0、2-0,2种规格。

基础篇

布线间距:10～20mm,主要用于经络,线体连接即可,无间距必须桥接。

入针层次:浅筋膜SMAS层。

优势:针体细、创面小,可大面积覆盖。使用埋线抗衰术以及经络穴位的埋线。

劣势:线细切齿后非常容易拉伸断裂,其次使用于面颊部以及大面积部位后部分容易顶出。

适用范围:大面积腰腹、臀部、大腿,也适用于经络、穴位、韧带的植入。

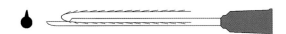

图2-2-24

14.平齿线

特殊结构方便固定:针体:21G;线号:2-0、1-0,2种规格。

布线间距:10～20mm,主要用于经络,线体连接即可,无间距必须桥接。

入针层次:浅筋膜SMAS层。

优势:植入后线体比较固定,不易松动移位,不容易顶出。线体相对较粗、较长,适合大面积覆盖。

劣势:线体较粗,硬度大,3个月内部分能触摸到线体。

适用范围:大面积收紧,经络、穴位的埋线。

平齿线

图2-2-25

15.无针缝线

前期以PLA缝合线比较多见,通常用于局部组织的填充以及凹陷处促进生长使用。线体规格有3-0、2-0两种。

布线间距:通常根据凹陷组织的间距或者组织缺失的严重性设置。使用时可以折叠,并打结使用。

入针层次:浅筋膜SMAS层。

优势:应用方便,操作便捷。特色的促进局部生长的能力优于其他材料,且时间维持较长,可达3年以上。可以作为长效填充材料使用。

劣势:需要辅助工具操作,部分组织植入不均容易出现硬块与结节消散较慢。

适用范围:局部组织萎缩、断裂产生的断裂痕、瘢痕等。如颈纹、法令纹、丰眉弓、丰太阳穴、卧蚕填充等。

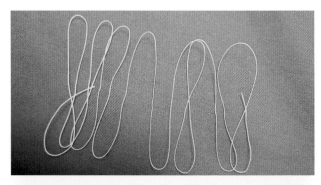

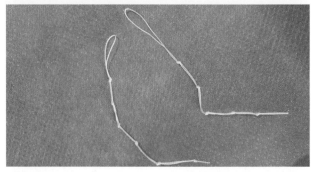

图2-2-26

16.铃铛线

这种材料使用相对比较少见,多数采用PDO、PLLA材料。这种材料生产工艺复杂,维持效果比较持久,属于长效提拉线,单次埋入后效果持续长达3年以上。

布线间距:20mm/根,面部单侧使用4～6根/次。

入针层次:皮下SMAS筋膜层。

优势:维持时间长,操作简单,效果迅速。最重要的是术后凹凸点可以通过按压实现平整。

劣势:价格较贵,现在国内市场已经开始应用于临床,并取得了不错的评价。

适用范围:面部提拉塑形为主,颈部、下颌缘收紧。

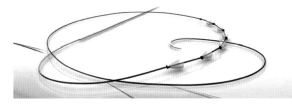

图2-2-27

17.特制加粗锯齿线

目前这种线体应用比较少,主要是因为这种材料比较粗,硬度比较高,适用范围相对比较窄,但是提拉效果和时间相对比较好,通常采用PPDO材质比较多。

布线间距:30～40mm/根,面部单侧使用1～2根/次。

入针层次:中筋膜及以下的层次。

优势:提拉力超强,维持时间长。

劣势:太粗、太硬、容易顶出。且采用手术方式进行操作,客户接受度不高。价格比较昂贵,普及率低。

适用范围:胸部、面部肥胖群体、提拉重量比较强的群体。

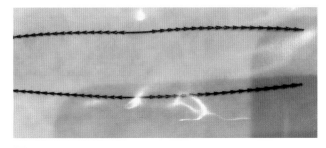

图2-2-28

18.穴位线

规格繁多,3-0、2-0、0#、1#、2#都有,且材料多样化,通常以PPDO材料为主。线体每包数量比较多,线体比较短(通常在20mm以内)。也有比较长的长达50mm的线体,但是应用中比较少见。

布线间距:根据穴位植入需要,没有明确规定。

入针层次:皮下SMAS层、肌肉层、穴位内、神经节等。

优势:操作简单、效果迅速且持久,多用于治疗以及预防。

几乎无恢复期。

劣势:操作难度较大,需要对穴位经络、外科解剖有功底。

适用范围:适用经络穴位全身,主要用于常见慢性病的治疗预防,也用于美容外科的辅助治疗。同时也用于速效止痛、提拉紧致、促进睡眠、改善内分泌等。

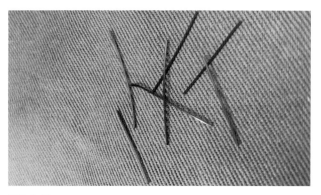

图2-2-29

19.长刺线(穴位、经络)

长刺线应用的人不多,主要是针对特殊治疗的群体。针长100～150mm,线体比较粗,分为2#、1#两种。部分穴位和经络需要覆盖时所采用的一种特殊治疗手段。材质通常以PDO或PPDO为主。针灸中用到的长针与此有类似之处。

布线间距:无明确规定,取决于操作意图,可以连续植入形成桥接,也可以单点设计。

入针层次:皮下SMAS层。

优势:操作简单方便,效果持久,改善迅速。后期可以通过按摩加强术后效果。

劣势:需要浸润或破皮应用。

适用范围:主要用于任脉、督脉、带脉的覆盖治疗,如减肥、气血调节、肤色改善,效果奇特。

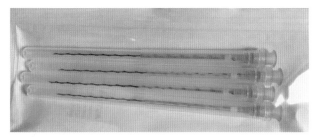

图2-2-30

基础篇

20.辅助埋线工具介绍

"工欲善其事，必先利其器。"良好的埋线技术应用离不开基础工具。我们将最常用的工具简单地归类为以下两种类型：埋线专用工具和手术专用工具。

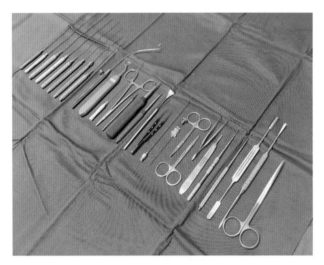

图2-2-31

①破皮针（粗、细）

②导引针（金银龙凤针、自制导针）

③小金钩

④银凤单钩（细）

⑤松解针（导针、破皮、穿线孔）

⑥单齿镊（粗、细）

⑦持针器（止血钳）

⑧小剪刀（直剪、弯剪、剪线剪）

⑨套筒清洁器

⑩手术器械（刀片、手术刀柄、剥离子等）

埋线无论是作为辅助还是主导均离不开以上工具的准备。良好的器具不仅可以减少手术时间，还能提高手术效能，提升临床安全性与效果，减小手术创面，增加恢复速度，规避并发症的产生。

第三节 埋线抗衰植入材料物理特性分析

一、植入材料物理特性的考量

在埋线抗衰老过程中，植入材料的物理特性直接影响操作效果，所以对物理特性的了解不仅可以降低植入风险，还能增加效能。如：①加速降解周期。②延长降解时间。③加速玻璃化（脆化）效果。④获得快速松解方式。⑤微创快速取出。⑥长效刺激效应的留线。⑦选择判断线体的好坏。⑧更好地存储有关材料等。

(1) 硬度与柔韧度：以PDO和PPDO为例，5-0线体材质和7-0线体材质的硬度由于体积不同硬度相差比较大，常见的睑下植入如为7-0，相对顶出概率较低，如果采用5-0，在相同的皮下顶出概率则远远大于7-0，这与线体的硬度有直接关系。植入在睑部、面颊部、鼻子、胸部等部位，顶出以及触摸硬块感均与线体粗细有直接关系，不同粗细硬度与柔韧度均有所不同。肤质较硬、胶原含量高的可以采用比较粗的线体；相反，肤质柔软且薄，老化比较严重者，建议采用比较细的材料，做出的效果会更加自然。

(2) 抗张拉伸力量：主要与打结、牵拉皮肤的重力、固定效果等有直接的关系，比如线体粗细和锯齿切割的结构不同，拉伸力量自然不一样。之所以出现断线的现象，是因为其中部分材料切割锯齿过大或者采用复合材料，影响了抗张拉伸力量。

(3) 锯齿设计牵拉结构：锯齿设计分为三大类，4种不同类型（激光切割、刀模切割、3D打印、压缩成型），其中应用最多的是采用刀模切割的方式，锯齿稳定且制造工艺简单。激光切割由于过热，很多锯齿容易卷缩，所以基本上不用这种工艺。3D打印成本造价相对较高，工艺难度较大，目前应用3D打印锯齿的实在不多。压缩成型主要针对比较粗大的锯齿特种设计线材。

锯齿分类：

①羽翼齿：机构类似于羽毛状齿，非常密集且呈单边状切割，类似羽毛的两侧，齿细而密集，植入后无法逆齿取出，即使线体拉断也会由于羽翼齿结构的扣拉力量而折损，这种齿不建议取出，特别是在隆鼻线的应用中。如图2-3-1所示。

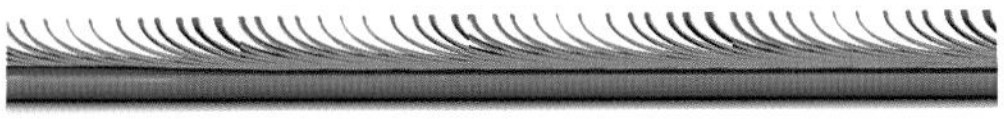

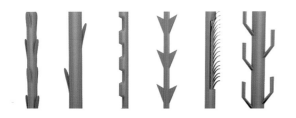

图2-3-1　羽翼齿

②锯齿：类似于钢锯中的锯齿结构，相对齿比例比较稀疏，齿比较大，单齿扣拉力量比较强。分为环绕线体的锯齿即360°锯齿，3D锯齿，4D锯齿以及6D锯齿，即人们所说的统一横切面有3颗，还是4颗，还是8颗锯齿。锯齿多为刀模切割，锯齿平整光滑，前拉力量强。平时所用的双向锯齿均为这种类型。

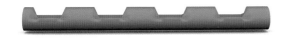

图2-3-2　锯齿分类

③平齿：即城墙一样的凹陷结构，这种齿多在经穴植入中比较常见，多为固定而设计的齿结构。这种生产工艺相对简单，且齿结构密度均匀。同样用于面部以及身体比较大面积厚脂肪的部位。

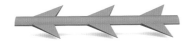

图2-3-3　平齿

④鱼骨齿：多为压缩齿，分为两种类型（鱼骨状、心状），所以也叫心形线或鱼刺线。这种线材为特种线，适用范围相对比较少，是针对特殊人群所使用的。由于其拉力强，规格粗，所以硬度大。

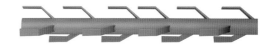

图2-3-4　压缩鱼骨齿

⑤切片齿：属于单片切割，切齿松解以及悬挂效果均比较好。V-loc和恒生的吊线均属于这种生产工艺。齿呈片状，保留了线体的足够拉力，不容易断。

图2-3-5　切片齿

⑥宽齿：通常材料采用PGLA材料，相对降解速度快，主要采用手术将皮下剥离后再进行筋膜牵拉和缝合固定，这种方式较少被人接受，牵拉和固定效果均不错。在错位愈合下确保了提拉的时间，而非真正靠线体提拉的力量，因为线体基本在2个月内完成降解。宽齿线分为很多种类型，每个国家的设计方案相差均比较大。

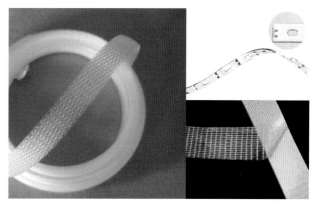

图2-3-6

（4）螺旋物理收缩扩张：螺旋结构业内人士比较熟悉，既方便组织生长包膜形成，又能在线体材质吸收部分组织液后逐步加粗（体积扩张），形成天然的曲张度。为收紧、轻度提升以及旋转提供便利。如单螺旋可适度调整线体方向进行聚集，而双螺旋由于螺旋结构过密，只能用于生长空间的应用，加强组织的再生紧致。

①环绕360°锯齿：绕线体圆柱体360°切齿，既确保线体中心主体不受损伤，又能环绕增加四周的牵拉力量，让锯齿牵拉无死角。这种设计主要看环绕结构和刺比例，是像双螺旋结构还是单螺旋结构。决定是否方便松解、提拉筋膜的力量以及降解速度。

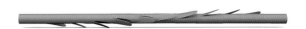

图2-3-7　360°单边锯齿

②3D锯齿:指在圆柱体线体的横切面上,能够同时看到多少颗齿,3D锯齿即同一切面可以看到3颗齿。相对齿结构比较小,确保圆柱体牵拉韧性。牵拉力量均匀、降解速度均匀是这个线的特色。

单侧锯齿

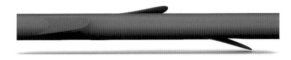

图2-3-8

③单侧锯齿结构:单侧锯齿通常是为了加强单侧力量而设计的,相对切齿比较深入,线体齿结构密度较大,所以降解速度非常快,牵拉力量非常强。但是3个月后基本上出现断线现象和碎片化。

二、影响植入效果的几个物理因素

1.不同规格材质的选择应用

(1)刺结构比:通常双向齿分为5:5、4:6、3:7,3种不同设计方案。不同齿结构比例直接影响操作的方式,影响入针的方位,影响提拉和固定的效果以及持久性。

就以7:3刺结构为例,如果是针头部位的刺为30%,针柄部位刺70%,则入针最好从上向下进针,方便有足够的刺能固定在颞肌、颧弓韧带上。但是如果相反(针柄的刺30%,针头部位刺占70%),则建议从下向上进针。

锯齿比例为5:5、4:6、3:7

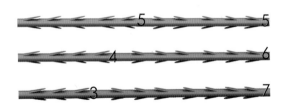

图2-3-9

(2)线覆盖比:通常在植入位置建议为均匀覆盖层次统一,这样有利于皮肤的平整度与光滑度。而线的覆盖比则是"线"的覆盖,而非针的长度比覆盖。小线如果覆盖不均匀或者间断式地布线,则容易出现凹陷或肤质软硬不均的现象。

线覆盖比:深浅衔接、粗细覆盖

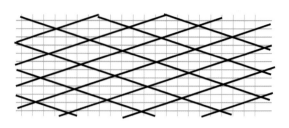

图2-3-10

(3)线号选择:线号越粗,硬度也越强,拉伸力量越强,齿结构也大,提拉的力量自然越大。线号越细越柔软,抗张力量越弱,越容易出现脆化和断裂。带刺部分打结则柔软,方便操作,比较粗的锯齿线打结相对比较困难,结比较粗。所以选择适当的线号配合不同皮肤部位的操作。

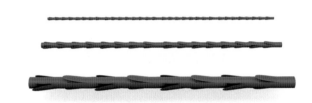

图2-3-11

(4)齿向、密度、设计:决定了提拉力量以及是否方便固定、提拉、松解、打结、断裂等。由于不同的齿向就决定了是否容易顶线或滑出,不同密度就决定了是否容易断线或方便提拉固定。不同设计齿就决定了持续效果的长短以及是否可以松解、是否方便打结,打结后是否容易松动。不同长度设计就决定了跨度范围,是适合上、中、下面部,还是只适合局部。

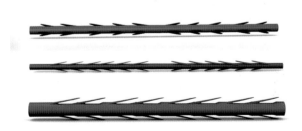

图2-3-12 齿向示意图

密度比：高、中、低

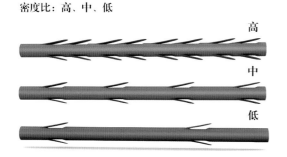

图2-3-13

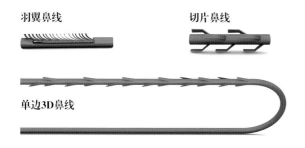

图2-3-14

2.不同季节气温、湿度影响材料应用

不同季节在材料存储、植入、术后护理均有一定程度的影响。

夏季：气温比较高（在32℃或以上者），无论是存储、运输，还是植入操作，需要担心玻璃化现象的产生，即脆化而导致线体断裂、拉伸断裂的现象。越接近玻璃化温度越容易脆化。所以夏季气温较高的时候建议采用生理盐水浸润一下比较粗的线体，小线材料不建议浸润，柔软则线体膨胀拔不出来。雨季湿度过大，通常建议拆开后的线体即刻使用掉，过夜或者持续几天的线材不建议使用，原因是雨季湿度相对比较大，特别是沿海地区，在开封后的1～2天内，线体材质变粗，一些就是因为空气湿度的因素导致线体吸湿后的变性。

冬季：气温在比较低的情况（－20～4℃）的环境，线材容易出现折损，即温度过低，材料硬度增加，切齿部分在受到外力的扭曲下容易出现断裂折损。所以建议冬季操作锯齿线的时候不要过度折损和牵拉，也可以尝试使用生理盐水浸润。而春、秋两季相对比较稳定。

三、线体材料物理特性分析

根据第13页第二章"聚合线材料性能表征综合分析表"上数据显示，在确保植入材料品质的基础上，各种线体材质降解时间、速度和玻璃化温度不同。正常人体植入各种材料，在人体中的作用时间可以得出以下结论。

（1）植入材质降解时间内，能够有效进行牵拉固定，为第一种方案。

（2）通过增加治疗次数，搭配成疗程增加实际作用时间周期，为第二种方案。

（3）增加线体植入数量，加大皮下钝性分离面积与层次，采用多维线体固定，形成错位愈合，为第三种方案。

（4）通过手术方式分离后，再将筋膜拉伸折叠缝合形成组织上的错位愈合，增加时间周期，为第四种方案。

（5）配合浅筋膜松解，循经埋线、穴位植入、神经节刺激调节为第五种方案。

（6）配合自体PRD制备进行修复重建，表线微量，局部治疗为第六种方案。

（7）其他辅助手段配合。

基础篇

第四节 各种规格埋线材质降解曲线示意图

一、PGA&PGLA材料降解示意图

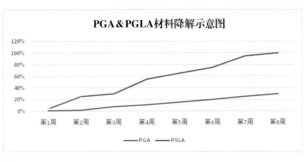

图2-4-1

PGLA使用的前1周内机械强度表现相对稳定,在2周后减半,在3周后快速降解,并逐步在2个月后完全降解吸收。而PGA相对质地较硬,降解基本在40天后开始,90天后皮肤组织内会有部分残留。

二、PLA&PLLA材料降解示意图

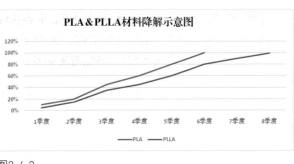

图2-4-2

PLA&PLLA材料在埋线抗衰应用中,属于特殊用途材质。在实际临床应用中,PLA通常会搭配其他的材料制作成复合材质,实现同步手术的需要,如骨钉、支架、缝合材料,在不同配方基础上实现不同工艺配方,自然降解材质的降解时间也跟着有所差异。

三、PDO&PPDO材料降解示意图

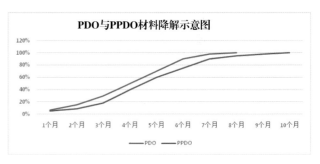

图2-4-3

PDO与PPDO材料相对来说,前期8周的表现更为出众,物理特性的保持相对稳定。但是在2个月后开始逐步降解,在比较粗规格的材料应用中,部分人群植入皮下8个月依然能触摸到植入线体的轮廓,但是质地相对变得柔软,残留变得碎片化,8~10个月才能完全降解代谢。

四、PCL&PCLA长效材料降解示意图

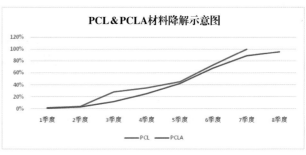

图2-4-4

PCL材质相对以上材质来说,具有更加稳定的物理特性。前期6~8个月依然能保持非常好的物理特性。逐步失重降解基本从8个月后缓慢降解,并降低其在组织内的物理特性。12~18个月才能被完全降解,所以也是目前临床应用中比较长效的材料。如Aptos的双针线,就采用PCLA材料。韩国的美丽线等对PCL加粗材质的应用,不仅柔软可塑性强,而且降解周期比较令人满意。

第五节 各类材质植入组织后的案例分析

很多人在对PPDO材料的应用上一直无法把握好火候，有时候需要增加皮肤厚度，结果却凹陷了。有些局部需要消除脂肪却效果不明显或反而更加突出，而有些局部不需要提升，但植入线体材料后却提升明显。其原因与线体植入的组织层次和部位有关。为更加详细了解植入材料对组织的作用过程，我们阅览了韩国相关医科大学提供的活体动物实验研究数据，他们均采用未成年的小猪，选取不同部位组织进行综合测定。其中通过H&E染色、PAS染色、Masson染色法以及ELLSA法测定。在显微镜下进行高分辨率图文拍摄，并记录下有关EGF、FGF、IGF、KGF、TGF、VEGF数据在不同部位的表现。同时测定在不同部位下肿瘤坏死因子与白介素含量的变化。下面，介绍一下相关的组织植入后的特性变化。

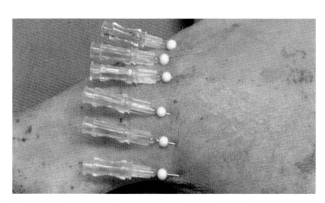

图2-5-1 局部做好标记编号并植入PPDO材料

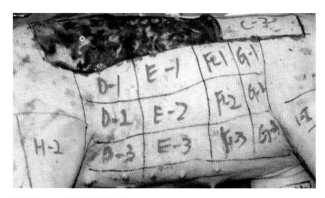

图2-5-2 正常横切皮肤

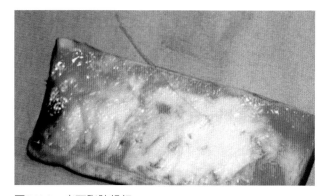

图2-5-3 皮下脂肪组织

一、皮肤中植入PPDO可吸收材料

真皮层：埋入小线（加法），真皮层胶原含量增加，皮肤增厚。血供更充足，肤色更白净。这个层次埋线相对比较困难，真皮层的阻力较大，只能采用比较短、比较细的线体进行植入。我们通常应用做高光区域的设计就是采用在真皮的中深部进行植入（如颧部：苹果肌；额部：外侧两端；下巴突出部位；鼻尖鼻背部位等）。

PPDO植入后发现真皮层内肉芽组织与新生胶原纤维（H&E染色），如图2-5-4。

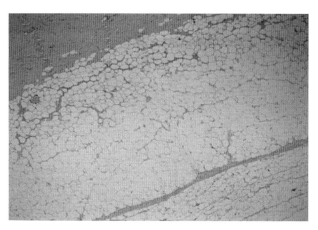

图2-5-4

二、脂肪中植入PPDO可吸收材料

脂肪层（筋膜内）：皮下脂肪、脂肪垫（减法），埋入后脂肪间隔受破坏，脂肪颗粒受线体降解所影响部分被代谢、分解，部分体积缩小。SMAS筋膜中的纤维受刺激增强，纤维变粗，皮肤组织更加紧致。脂肪垫则容易出现局部凹陷或明显收缩的现象。而采用中医经络埋线中的结节（气络不畅形成的瘀堵），在针体刺入后直接软化，疼痛现象减轻，气

埋线抗衰老综合临床实用指南
Comprehensive Guideline of Clinical Application of Anti-Aging PPDO Implantation Anti-Aging Technology

血得以畅行。所以在经络循经埋线的方式正是符合这种情况。

PPDO应用原理：在PPDO降解过程中产生乙醛酸在转化成草酸和甘氨酸的过程中一部分形成尿，一部分由甘氨酸转化成丝氨酸和丙酮酸以及二氧化碳，在这个转化降解的过程中会产生能量，所以局部组织会有轻微的发热感，同时甘氨酸降解代谢过程中产生的丝氨酸和丙酮酸能有效刺激脂肪细胞内激素敏感性和甘油三酯的酶活性，将脂肪分解为脂肪酸及甘油并释放入血，供其他组织代谢。而对于局部减肥或减脂，则需要在线体植入后的15天内不断通过按摩挤压，加强局部脂肪的降解刺激程度，加速脂肪团分解和代谢与萎缩，也可通过光热治疗辅助搭配效果更好。

PPDO植入脂肪层后可见周围脂肪萎缩，并引发周边纤维组织生长，见螺旋线植入。

精修线雕
Precise PPDO Implantation
Anti-aging Technology
PA
GE
/030

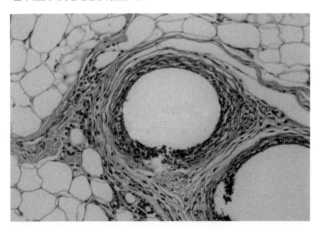

图2-5-5

三、肌肉中植入PPDO可吸收材料

肌肉层：埋入纤维组织后（横切纤维结构植入后）肌肉运动降低，运动产生不适和不同程度的运动性疼痛，如瘦小腿运动降低，皱眉肌运动受阻等。

PPDO植入后在眼轮匝肌与皱眉肌中进行固定，使肌肉运动受阻。

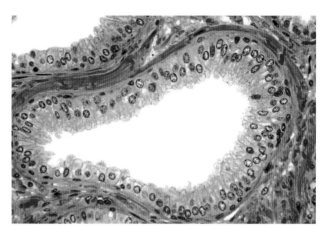

图2-5-6

四、真假性韧带植入PPDO可吸收材料

韧带区：分为真性韧带和假性韧带两部分，无论是哪个局部，在受外源线体的刺激下，均有不同程度的纤维结构增强，变粗加厚。如眶隔韧带、颧弓韧带、咬肌皮韧带的增强术。而采用合适的材料尤为关键，避免人为剥离和损伤，所以尽量避免使用粗线体，通常采用比较细的螺旋线体进行操作。中医也有一些手法如按摩丝竹空可以有效提眉和眼角，避免松弛下垂和皱纹产生就是这个原理。

PPDO植入对筋膜的影响与在皮肤中的原理基本一致，局部组织新生纤维密度加强。

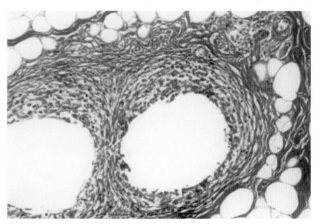

图2-5-7

第六节　埋线剂量的参照标准与使用说明

一、剂量参照标准的发现

埋线抗衰老(年轻化)治疗中,所植入的材料并不是越多越好,而是有相关剂量标准的。这个参照标准的发现是来源于某医生一次偶发性的治疗中,其采用了全麻手术操作两包大V线(40根2#150mm双向锯齿线+150根38mm、60mm螺旋线),并全程录制了相关视频。术后1周患者恢复效果非常好。但是在术后18天左右患者身体开始出现乏困、无力等现象。体检后发现肝功能数值:谷丙转氨酶、谷草转氨酶、碱性磷酸酶严重超标高达10倍以上,这是急性肝炎的表现。但白细胞以及其他指标均正常。这个现象比较反常。于是该医生立刻组织了一次国内专家会诊,结果经过专家界定应该属于自体免疫的一种应激反应。在接下来几天开出了1周的保肝护肝的冲剂,1周后指标开始逐步下降,在30天左右各项指标恢复正常。

由于这一发现,我们便开始着手研究PPDO材料在植入后,对人体各项指标的影响,经过2年多的努力终于取得了不少宝贵的临床数据,并以此数据我们制订了埋线相关材料的参照标准。后期的临床数据研究中,相信不同的材料对人体检测的各项指标也同样会更加完善,从而获得一份更加全面、系统的研究报告。

通过2年的时间我们对327例参与PPDO埋线抗衰老治疗的群体进行了体检数据存档。其中随访长达6个月,定期每2周进行体检并记录相关的健康数据变化。参与群体数据:30～60岁之间,其中30～40岁群体158人,40～50岁群体121人,50～60岁群体46人,60岁以上2人。检测数据以周为标准,每2周定期做一次检测,从植入后第2周开始,主要针对健康指标发生改变的数据进行检测。根据平均值进行了数据模拟仅供参考。

PPDO植入标准:10根/2#/150mm/双向锯齿(大线)+120根/38mm/6-0/50mm(小线)。参与人数23人:①30～40岁11人。②40～50岁9人。③50～60岁3人。参考数据如下:

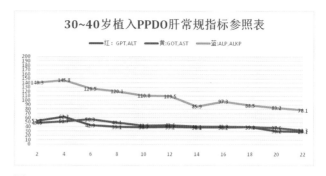

图2-6-1

PPDO植入后,前2～4周表现比较突出,基本4～6周逐步恢复正常,后期指标基本维持稳正常范围内。

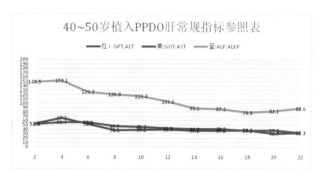

图2-6-2

PPDO植入后所有植入对象均无自觉表现,不影响正常生活和工作,也无其他明显不适症状。

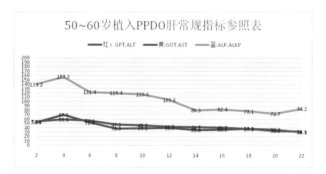

图2-6-3

对比少量植入以及大量植入的群体数据,我们发现大量植入者通常会出现面部植入的异物感、疼痛、乏力、低热等现象会比较明显且持续时间相对较长。这一现象可能是植入材料对组织炎性反应一种应激。我们大致分为3类植入量进行数值对比分析:①少量:60根/60mm/6-0/80mm(小线)。②中等量:10～20根/2#/150mm/双向锯齿(大线)+200根/38mm/6-0/50mm(小线)。③大量:40根/2#/150mm/双向锯齿(大线)+400根/38mm/6-0/50mm(小线)。少量植入数据基本没有明显变化,中等

埋线抗衰老综合临床实用指南　Comprehensive Guidance of Clinical Application of Implant PPDO Implantation Anti-aging Technology

量植入有适当变化但是基本反差不大,大量植入后变化数据反差非常明显,特别是针对年龄比较大的群体。

按照少量植入标准:选择50～60岁群体,4人平均值。

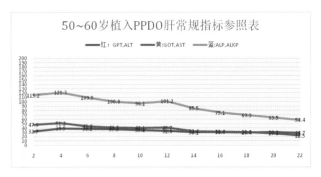

图2-6-4

按照大量植入标准:选择50～60岁群体,5人平均值。

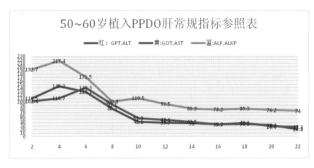

图2-6-5

从以上数据发现,在治疗的群体中,如果有肝病相关患者,不建议采取埋线抗衰老治疗,避免出现加重肝脏负担以及不必要的医疗纠纷。

通过以上数据总结:建议埋线抗衰老治疗采用少量多次的剂量原则,尽量避免过量以及大量使用对人体造成的损伤。同时也必须规避太少的剂量对实际临床效果的影响,所以少量也有一定标准。

二、临床应用中PPDO埋线的剂量关系

在实际埋线抗衰老临床应用中,植入材料量的多少直接决定植入后的效果。我们发现全脸10～40根的小线植入基本上可以忽略其价值。效果不明显,看不出明显差异和改变。

但是在增加量全脸达到150～200根的小线,可发现效果比较不错。面颊部收紧,局部提升以及局部出现脂肪萎缩等现象。同时在采用疗程治疗反复3～4次,每隔3～6个月植入一次中等剂量标准的线后,2年后年龄趋势以及轮廓发生的改变非常明显,反差较大。

而大剂量(大线30～40根以上+小线200根以上)的植入后会引发很多植入后的不适,如头晕、乏力、低热、局部疼痛、恢复周期延长等多种不良现象的产生。效果非常明显,反差极大。

所以植入量的多少均应以安全为前提,在植入最佳量的基础上能实现最理想的效果为标准。

三、可吸收线植入人体后的相关数据

在植入PPDO可吸收材料后,我们对全方位体检数据报告进行了分析总结。其中包括血常规、肝功能、肾功能等。检测发现有相关数值改变的只有肝功能检测的数据,所以记录下来后我们通过分类进行了归纳。其中我们对PPDO材料植入进行了327例数据对比,PLA材料植入进行了98例对比。结果发现PPDO与PLA之间对人体的健康指标影响还是有一定的差异。相对来说PLA植入后比PPDO的表现更为稳定。

1.PPDO材料植入后体检数据

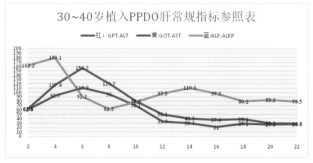

图2-6-6

图2-6-7

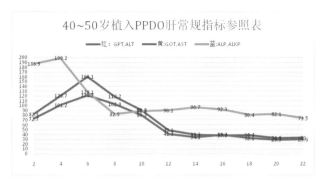

图2-6-8

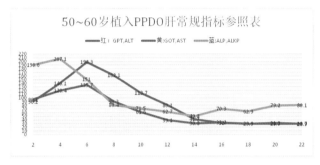

图2-6-9

通过大剂量PPDO植入后,数据对比发现,年龄越大,数据越不稳定,在没有采取任何治疗方式的情况下,基本通过8~12周,所有指标自然恢复正常。所以经过此数据判断,如果受术者本身就有肝脏功能问题的通常不建议大剂量植入。特别是年龄相对较大的群体通常不建议采用。

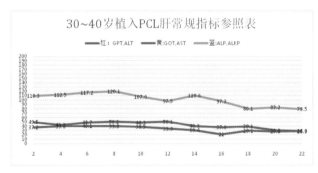

图2-6-10

2.PPDO与PCL植入后性能对比

通过以上数据可以看出,材料对人体的影响,主要还是和降解的规律有关。特别是在降解的初期2~4周表现尤为突出,在后期的2个月中逐步恢复正常。而PCL的表现则相反,基本变化不大,从数据上看基本看不出来有关变化。可能与相关降解时间周期有关,所以有关PCL的材料探讨研究有待大家进一步探索。

综合评价:PPDO稳定表现可能和降解代谢周期表现有关,部分迟敏反应的时间周期也在1~2个月中产生。而PCL降解代谢后期的稳定性和使用剂量,也有待于更进一步地了解和观察。

四、埋线抗衰中的标准剂量参考

1.小线的标准剂量

所有埋线抗衰坚持一个原则,少量多次按照疗程进行治疗。小线正常用量标准建议平滑线和螺旋线(含双螺旋结构)全脸单次用量不要超过250根,可以混搭,即线号在5-0、6-0、7-0以内的范畴。

如果采用3-0或以上到2-0的线材料,全脸的应用建议在80根以内。基本覆盖全面部间距保留在5mm间距网格状交织即可,但是不能植入眶下。

2.粗线的标准剂量

全面部如果采用0#以上的线种(如:0#、1#、2#),100mm以上线材通常不要超过20根。如果有比较粗规格的2#线长400~600mm线种则不要超过6根。当然,在使用粗线中可以适当搭配小线应用,可以互相叠加。如果整体衰老比较严重,建议搭配(6根提拉王+12根大V线+200根小线)已经是极限标准,效果非常好而且相对比较安全。

第七节　埋线抗衰老治疗原理分析

在临床实际应用中,埋线抗衰的治疗理念已经融合了中医基础理论和外科学。针对埋线抗衰老的治疗机制,大致分为以下几个方面。

1.穴位封闭效应

《素问·皮部论》曰:"皮者,脉之部也。"在实际临床应用中,配合各种药物水针在实际埋线抗衰治疗中,就能实现局部隧道水针给药,实现局部治疗的穴位封闭治疗,且滞留PPDO线材持续持久刺激。这种治疗方案在大家熟悉相关埋线抗衰治疗手段后可以采用。如胎盘多肽注射液、复方当归注射液、板蓝根注射液、盐酸利多卡因等各种类型的水针药物配合。特别针对腰椎、肩周炎、膝关节、颈椎等,短效用水针实现,长效用植入PPDO线体刺激实现。

2.针刺效应

埋入后产生酸、麻、胀、肿、痛等感觉的刺激,激发体内的特定生化物质组合,可调节免疫功能、各种刺激感受能使大脑皮层应激后分泌乙酰胆碱、儿茶酚胺、5-羟色氨、氨基酸递质、多肽类神经活性物质等,来调节中枢对病理传入兴奋的干扰、抑制和代替,再通过神经促使体液来调节脏腑功能状态,实现治疗功效,如穴位埋线的刺激、星状神经节的治疗就是采用了这一原理。

3.组织损伤后的免疫应激

在人体局部或腧穴、经络、筋结点植入线体后,PPDO材质的外源刺激会引发一系列肝脏应激反应,如谷丙转氨酶、谷草转氨酶、碱性磷酸酶(ALP)、γ-谷氨酰转肽酶(γ-GT或GGT)等升高,出现部分成倍增长的现象,且血液中的白细胞均为正常指标。在植入后的2～8周内均会出现不同程度的免疫效应,从而很多接受埋线的人的免疫功能得以增强,减少感冒的产生等。

4.埋线长期滞留效应

持久刺激、再生、调节作用,在实际临床应用中结合高分子生物材料(PPDO材料),不仅增加了植入的安全性,同时还增加了线体降解以及滞留的时间。在实际的临床应用中可以采取少量的埋植次数,实现长期治疗,减少再次创伤的隐患。通过各种按摩刺激的手段实现身体、气血与脏腑功能的调节。一次植入可以实现至少2～6个月持久刺激,大大增加了线体滞留刺激时间。

5.自体愈合增生效应

在针体穿透组织或植入过程中,会对植入通路形成不同程度的分离、损伤、错位等。在愈合过程中出于自然对人体组织的保护,修复过程中出现胶原再生包裹外源植入物。所以在植入较大的线体后的15～25天会在面部植入部位触摸到硬的条索状增生组织。新生胶原将增加原有组织的韧性与弹力,实现治疗效果。

基础篇

》第三章　日常辅助埋线抗衰材料介绍

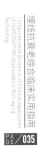

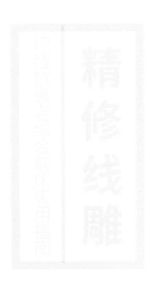

第三章 日常辅助埋线抗衰材料介绍

第一节 常用配合埋线抗衰的辅助材料

在埋线抗衰的治疗中,想要获得比较完美的效果,首先要学会合理地诊断和搭配,才能有效地将面部年轻化发挥到极致,其中必然离不开几个绝美的搭档,即埋线抗衰应用中的辅助材料。

一、玻尿酸

表3-1-1 玻尿酸常量

中文名称	透明质酸	CAS号	9004-61-9
英文名称	hyaluronic acid	分子式	$C_{28}H_{44}N_2O_{23}$
别 称	玻璃酸	分子量	776.6486

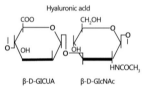

图3-1-1

玻尿酸即透明质酸,又名玻璃酸,是一种酸性黏多糖。它是肌肤水嫩的重要基础物质,本身也是人体的一种成分,它具有特殊的保水作用,重量可达其本身重量的100倍,是目前发现的自然界中保湿性最好的物质,被称为理想的天然保湿因子。它可以改善皮肤营养与新陈代谢,使皮肤柔嫩、光滑、去皱,增加弹性,防止衰老,在保湿的同时又是良好的透皮吸收促进剂。与其他营养成分配合使用,可以起到促进营养吸收的理想效果。目前市面上的品牌繁多,常用的有瑞兰、伊婉、润百颜、菲洛嘉等,我们可以根据应用所需选择不同的品类搭配应用。

1.美容中的应用

玻尿酸本身就具有超强锁水、保湿功效,既可以有效快速吸取水分,又能有效快速锁住水分。在不久之前,我们还只能通过医学注射手段为肌肤补充透明质酸,类医学护肤品则可以将少量的透明质酸作为保湿剂,将百万分子量透明质酸压缩打包作用于肌肤,就能吸收约相当于自身重量1000倍的水,令表皮细胞再度充盈,抚平皱纹。见效时间虽比不上直接注射,但却可以每日不断补充,让细胞自然充盈起来。

美容应用范围:从真皮注射到表浅真皮微量注射以及外涂抹式等。几乎每种化妆品种类中都会使用不同程度浓度的透明质酸分子来补水保湿。

埋线抗衰术后应用:非常常见,特别是针对采用碘伏消毒后,皮肤多半容易干燥、脱皮、敏感等。解决这一问题最好的方法就是用玻尿酸作为敷料进行有效的防护。既可以消炎镇静,还能加速创面的愈合,更能够补水保湿,防止皮肤红、肿、热、痛、干。而市面上好的无菌面膜敷料,通常都会加入大量的透明质酸来加强功效。

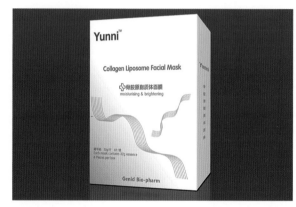

图3-1-2

2.补水保湿与修复

玻尿酸是一种透明的胶状体,可瞬间深层保湿、增加皮肤弹性与张力,有助于恢复肌肤正常油水平衡,改善干燥及松弛皮肤。透明质酸也是肌肤中的一种重要成分,具有表皮组织修复的功能。当皮肤组织暴露在UVB射线下时,皮肤会晒伤、发炎,真皮组织会停止产生透明质酸,同时加快透明质酸的衰退率。透明质酸大量存在于人体的结缔组织及真皮层中,拥有强大的吸水能力和保湿功能,还能增强皮肤长时间的保水能力,能帮助弹力纤维以及胶原蛋白处在充满水分的环境中,让皮肤显得更有弹性。

激光、水光注射、非手术微创、埋线抗衰等术后的消炎修复使用以玻尿酸为基础的辅料品种非常之多。主要以补水保湿的方式,配合消炎修复,加速补水保湿,加强修复的作用。手术切口禁止使用敷料。

不同分子量的透明质酸渗入肌肤的能力不同,所带来的功效也有所不同,下面的表格表述了不同的透明质酸分子量(大分子量、中分子量、小分子量、微分子量)所具有的不同功效。前3种是交联结构。而微分子则用于真皮表浅微量注射即水光注射,属于非交联结构,也有采用混合结构的。

影响玻尿酸的代谢时间和玻尿酸的分子量大小以及交联结构有着直接的联系。

表3-1-2　玻尿酸交联结构关系

NO	分子量	范围	功效
1	大分子	1 800 000~2 200 000	交联结构:美容填充
2	中分子	1 000 000~1 800 000	交联结构:美容填充
3	小分子	400 000~1 000 000	交联结构:美容填充
4	微分子	100 000~400 000	非交联结构:表浅微量真皮注射

快速与细胞发生水合作用,保持细胞的玻尿酸会在角质层逐渐形成一层富含水分的薄膜,同时向内向外输送水分。因此,环境干燥时,还要依靠封闭剂减少它向外的水分蒸发,才能持久保湿。封闭剂可以在皮肤表面形成一层薄膜,阻止水分"跑路",通常都比较油腻,例如凡士林、矿物油、硅树脂衍生物等。

3.玻尿酸常用品牌介绍

由于玻尿酸的应用非常广泛,所以无法一一进行列举,只能针对PPDO埋线中最常用到的一些品牌进行简单的阐述,包括:①美容填充注射类玻尿酸。②水光注射类玻尿酸。③无针水光等。

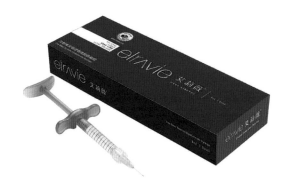

图3-1-3

4.玻尿酸使用注意事项

(1)注射前注意事项:在埋线抗衰配合治疗前,请保持肌肤的清洁和无菌,任何遮盖式化妆和护肤品都需要清洁干净。建议使用洁面乳和收缩水来清洁皮肤,使用冷水清洁,以便毛孔收缩。强烈建议患者在治疗前至少7天内,不要服用消炎药(如阿司匹林)等抗凝类药物。因为其有可能会加剧注射部位出血和肿胀。

(2)注射后注意事项:在注射治疗后,请保持面部放松,勿做过多的面部表情。在治疗后至少2周内,请避免接触高热环境(如洗桑拿等),因其可能会导致面部注射的透明质酸被很快分解,从而缩短填充时长。请勿触摸或按摩注射部位,同时也必须避免激光类热治疗。

(3)不良反应:在搭配埋线使用过程中,如果产品品质没有保障,或者在同一时间、同一层次植入线体和注射玻尿酸,反而容易加大炎症反应的风险,同时增加栓塞风险。所以建议分开时间阶段进行治疗。皮肤出现炎症反应,1周后通常伴随按压痛感、局部红肿等现象,请即刻告知手术医生并前往复诊。

(4)禁忌证:埋线抗衰老搭配玻尿酸治疗的群体,在孕期或哺乳期女性、年龄在18岁以下的患者、局部有炎症或感染的皮肤、服用抗凝血药期间,注射该产品引起肿胀或出血风险极大。比如说服用阿司匹林和非类固醇消炎药,建议医生在注射前向求美者询问是否对透明质酸过敏以及既往病史。

①做好充分的心理准备,选择可信赖的医疗单位或医生做手术,消除对玻尿酸注射的恐惧心理,要充满信心和安全感,要镇静自若地协助医生去实现美好的希望。玻尿酸注射千万不要盲目投医,以免导致不良后果。

②玻尿酸注射前要充分了解关联知识,多读相关书籍,最好是访问一下已经做过玻尿酸注射的人,最好是看到玻尿酸注射的全过程。

③实施玻尿酸注射前,注射部位不能带有任何的细菌病灶,如毛囊炎、疖肿、痤疮、急性结膜炎、鼻窦炎、鼻炎、鼻前庭疖等。

④玻尿酸注射的前一天最好洗澡,玻尿酸注射当天上手术台前要用肥皂洗去面部的污垢和油脂,尽量减少细菌的数

量。玻尿酸注射前身体有别的疾病,构成免疫功能低下,也可导致玻尿酸注射发作感染和影响伤口的愈合。

⑤妇女月经时期不要做玻尿酸注射,以免构成术后感染。

5.玻尿酸在埋线中的应用说明

玻尿酸主要用于比较深的鼻唇沟、苹果肌、太阳穴、面颊的应用中的配合,由于操作便捷与不可替代性,在埋线应用中比较多见,也用于鼻部埋线后的形态修饰与矫正。

二、肉毒毒素

肉毒毒素是埋线抗衰老治疗中的必备伴侣,在美容外科中的应用范围非常广泛。而PPDO埋线抗衰美容术的应用,肉毒毒素无疑是不可缺少的一部分。它素以安全有效、简单方便赢得广大消费者的青睐。我们不仅用于效果增强术,同时也用于局部术后并发症的治疗,也用于面部不对称或者肌肉运动牵拉所导致的不对称,均可以采用肉毒毒素来进行搭配。为了使读者更进一步了解肉毒毒素在埋线中的应用特性,我们将详细介绍一下肉毒毒素在临床上的应用。以下内容摘自《肉毒毒素》(范巨峰)。

1.肌肉功能亢进的应用

(1) 颈肌张力障碍(痉挛性斜颈):肌张力障碍是一组以神经功能紊乱为特点的肌肉功能亢进性疾病,伴有异常姿势和疼痛。斜颈是常见的肌张力障碍性疾病,在功能亢进及疼痛侧的肌肉注射肉毒毒素,50%～90%的患者有功能改善和疼痛减轻,效果也会随注射剂量及肌肉选择的不同而有所变化。FDA批准保妥适(Botox)、希尔敏(Xeomin)等A型肉毒毒素治疗斜颈的剂量范围是200～400U,B型肉毒毒素麦保克(Myobloc)也被FDA批准使用,特别是用于A型肉毒毒素抵抗的患者。

眼睑痉挛是眼轮匝肌受累的局部肌张力障碍,可导致频繁瞬目与闭眼。Alan Scott最早的研究即应用肉毒毒素治疗眼睑痉挛,此后逐渐应用于其他部位肌张力障碍。多项研究证实了肉毒毒素治疗眼睑痉挛的有效性,有效率达70%～100%。Alan Scott最初的研究还涉及将肉毒毒素用于治疗斜视,包括内斜视、外斜视和眼球震颤。

Alan Scott还将肉毒毒素的应用领域扩展到半侧面肌痉挛的治疗。这种情况是由于小脑前下动脉搏动压迫面神经引

起神经功能亢进及面部抽搐。治疗可以选择神经外科的神经松解术或应用肉毒毒素注射眼轮匝肌、颧肌及提上唇肌来缓解表情肌的高功能状态。相同的方法也可以用于创伤或面神经麻痹后的面部联带运动。除了治疗面部联带运动外,肉毒毒素也可用于对侧面部注射以平衡双侧的对称性。这些肉毒毒素在面部的应用研究促使许多研究者意识到其在美容领域应用的可能性和意义。

要点1:肉毒毒素可用于治疗由于面部表情肌功能亢进而导致的皮肤皱纹。

要点2:肉毒毒素可用于控制肌肉功能亢进状态,如肌张力障碍、震颤、痉挛和联带运动。

(2) 口下颌肌张力障碍:是由于局部肌张力障碍影响下颌肌肉造成的,常表现为闭口痉挛,导致张口和咀嚼困难,也可表现为闭口、下颌向前或向侧方移动时疼痛,某些患者可能出现下颌扭动,导致讲话或进食困难。在另一些病例,舌肌功能也会受累,导致不自主的伸舌动作。如果同时合并其他的颅面肌张力障碍(常见的有眼睑痉挛),称为"Meige综合征"。

1983年,临床上成功应用肉毒毒素治疗了第一例口下颌肌张力障碍(OMD)患者。1989年,报道了一系列的治疗案例。通常不建议应用肉毒毒素治疗舌部,以免导致构音障碍和吞咽困难。OMD治疗的成功促进了肉毒毒素应用于其他功能紊乱性疾病,如颞下颌关节紊乱疾病(TMD)和磨牙症。咬肌、颞肌和翼外肌也是常用的注射部位。

(3) 痉挛性构音障碍:是喉部局部肌张力过高所致。大多数患者为内收肌型或关闭型,声音紧绷、尖细。其他类型有外展肌型或开放型,会产生低语性或有呼吸间断型声音。所有这些问题都可以通过注射肉毒毒素解决。1984年,成功实施了第一例喉部肉毒毒素注射,如今肉毒毒素注射已经成为这些疾病的标准治疗方案。喉部肉毒毒素注射也扩展应用到治疗声音震颤、声带突肉芽肿、声门阻塞、口吃和其他高功能发声障碍。

(4) 手部肌张力障碍(职业作家手痉挛):也可以通过肉毒毒素来缓解痉挛状态并恢复正常功能。通常在肌电图(EMG)监测下对导致异常姿势或挛缩的肌肉进行肉毒毒素注射治疗。这种治疗方式也适用于其他手部肌张力障碍的治疗,包括速记员手部肌张力障碍和音乐家肌张力障

碍。肉毒毒素治疗还扩展应用到足部肌张力障碍。对于广义的肌张力障碍,如异常肢体姿势。卒中后痉挛状态和脑瘫后强直也可以通过肉毒毒素治疗改善挛缩和缓解疼痛。

临床上已将肉毒毒素注射的应用范畴扩大,震颤和肌痉挛也可通过肉毒毒素治疗,包括四肢、颈部、上腭及声带的震颤。尽管肉毒毒素不能阻止震颤活动,但是可以使之减轻,因此可以缓解症状。

2.自主神经系统的应用

通过对接受肉毒毒素治疗患者的观察发现,许多人在注射肉毒毒素后具有眼干或口干等自主神经症状。由于汗腺受胆碱能神经元控制,显然注射肉毒毒素可以减少汗腺分泌。很多研究证实了这一点,FDA也批准肉毒毒素用于腋窝多汗症的治疗。研究表明肉毒毒素治疗对于手掌、面部和足底多汗症也是有效的。由于腺体萎缩的原因,对于腺体治疗效果的维持时间要长于对肌肉的治疗。Frey综合征或味觉性排汗是由于外伤后支配汗腺分泌的神经造成。面部注射肉毒毒素可以防止味觉性排汗,效果可维持6～24个月。流涎和涎腺囊肿的患者可以通过唾液腺注射肉毒毒素减少分泌。最近的研究将肉毒毒素应用于溢液性鼻炎的治疗。

要点:乙酰胆碱也是副交感神经系统的神经递质,阻断其释放可以改善多汗、流涎、括约肌痉挛和鼻炎等症状。

上、下食管括约肌失弛缓和胃轻瘫也可通过注射肉毒毒素治疗,通常需要在内镜下将肉毒毒素注射入括约肌内。最近,FDA已经批准保妥适用于神经源性膀胱疾病的治疗。另一些研究将肉毒毒素用于良性前列腺增生。原始数据表明腺体缩小维持约6个月,并出现了细胞凋亡和括约肌功能减弱。伴有疼痛、不愈合的肛裂患者既往通过括约肌切开术治疗,术后并非所有患者都能痊愈,一些患者出现永久性大便失禁。应用肉毒毒素治疗可以起到暂时的化学性括约肌切开效果,增加近1倍的血流量而促进肛裂愈合,且可有效减轻疼痛。也有报道应用肉毒毒素治疗肛门痉挛和阴道痉挛。

3.感觉神经系统/疼痛综合征/抗炎治疗

许多肌肉功能亢进状态都伴有疼痛,只有肌肉功能亢进状态改善后才能缓解相关的疼痛。在我们注射肉毒毒素的美容治疗中,Bill Binder发现曾经有偏头痛的患者头痛缓解。带状疱疹后神经痛的患者也可以通过注射肉毒毒素来减轻疼痛。这些临床观察使基础科学家发现SNARE蛋白也会影响传入神经释放炎性介质。肉毒毒素可以结合到C纤维或A纤维,减少或阻止炎性介质的释放,由此提高中枢神经系统疼痛阈值,减轻疼痛。近期FDA已经批准保妥适用于治疗偏头痛。很多研究探讨肉毒毒素在疼痛治疗中的应用,包括三叉神经痛、肌筋膜痛、张力性疼痛、颞下颌关节紊乱疾病伴疼痛和背部疼痛等。抗炎作用的相关研究也已经在小范围的类风湿关节患者中开展。埋线抗衰治疗中关于运动型疼痛的辅助治疗同样采用少剂量肉毒毒素。

要点1:研究已经发现,肉毒毒素可结合并阻断无髓鞘的C纤维和感觉神经系统中部分有髓鞘的A纤维。

要点2:肉毒毒素也可以阻断炎症介质的释放,如降钙素基因相关肽(CGRP)、P物质、谷氨酸盐和其他受SNARE蛋白影响的物质。

要点3:疼痛综合征如慢性偏头痛、带状疱疹后遗神经痛、颞下颌关节紊乱疾病等,可以应用肉毒毒素治疗。

4.腺体及分泌细胞的调节

研究表明,SNARE蛋白也与多种激素的释放有关。因此,如果肉毒毒素配体可以选择性结合到腺体,肉毒毒素就可以释放到这些细胞内并切断SNARE蛋白,从而阻止激素的胞吐作用。Foster报道了在动物中应用生物工程改造的肉毒毒素可以减少生长激素的释放。在这一领域有更多的工作要做,但这一令人兴奋的进展为许多疾病的治疗开启了全新的途径。

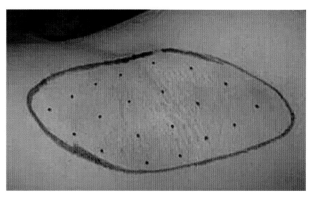

图3-1-4

概述与要点

(1)在对于特定的神经系统疾病、泌尿系统疾病及眉间皱纹的年轻化治疗，肉毒毒素注射已成为一种有价值的方法。

(2)在认识到腐烂的香肠中存在可以导致肌肉松弛的物质后，科学家将这些效应归结于一种细菌，后来被称为肉毒杆菌。他们分离并鉴定了这种神经毒素，并描述了它对神经末梢的作用机制。

(3)旧金山的眼科医生Alan Scott于20世纪60年代和70年代开始研究A型肉毒毒素（Oculinum）并将其用于治疗斜视。

(4)继Alan Scott应用肉毒毒素治疗斜视的研究与应用获得成功后，他和同事（包括其在哥伦比亚大学的研究团队）开始研究肉毒毒素在神经系统疾病应用的可能性，包括眼睑痉挛、颈部肌张力障碍和面部或颈部肌肉过度活动导致的动态性皱纹。

(5)Oculinum于1989年获得美国食品与药品监督管理局（FDA）批准用于治疗斜视和眼睑痉挛。

(6)Alan Scott首次用于研究与治疗的肉毒毒素配方Oculinum，后来被Allergan公司收购，更名为保妥适（Botox）。

(7)随后其他肉毒毒素产品也获得了批准，每种产品都有其各自的临床特点和推荐剂量，并具有独特的商品名称。

(8)截至2011年，保妥适（Botox/Botox Cosmetic）在全球范围内获得批准用于多种适应证，在美国获批了8项适应证。

(9)A型肉毒毒素为一些罕见的神经系统疾病提供了一种治疗选择。随着临床研究的进展，有助于我们对这些罕见疾病有新的认识。

5.血清型和结构

肉毒毒素分型：

肉毒毒素是由肉毒梭状芽孢杆菌生产的生物制品。这些神经毒素根据其免疫学特征分为7种血清型：A、B、C、D、E、F和G型。

所有的肉毒毒素都是由细菌产生的蛋白质复合物，这个蛋白质复合物由一个分子量约150kDa的核心神经毒素分子和一个或多个相关蛋白质构成，这种蛋白质包含3个不同的功能区。结合结构区负责分子与特定细胞表面受体的对接；转位结构区是催化结构区进入神经元细胞质的重要结构；催化结构区负责酶的活性，从而干扰神经递质的释放。

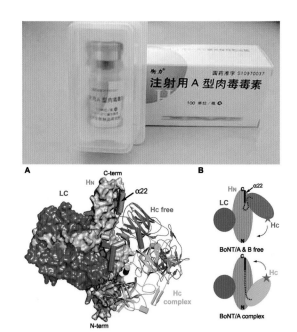

图3-1-5

与核心神经毒素相关联的是一个或多个蛋白质，通常被称为辅助蛋白或神经毒素络合蛋白（NAPs）。A型肉毒毒素由一些蛋白质构成，在某种程度上，这些蛋白质最初因其血液凝集能力而被发现，所以称为血凝素（HA）蛋白。一个非凝集的辅助蛋白总是与核心神经毒素相关联，它被称为NTNH或无毒非血凝素蛋白。基于血清型，细菌可产生多种不同大小的神经毒素复合物。A型菌株合成的复合物分子量可能为300kDa、500kDa或900kDa。

肉毒毒素又称肉毒杆菌内毒素，它是由致命的肉毒杆菌分泌而出的细菌内毒素，有剧毒。肉毒毒素作用于胆碱能运动神经的末梢，以某种方式拮抗钙离子的作用，干扰乙酰胆碱从运动神经末梢的释放，使肌纤维不能收缩致使肌肉松弛以达到除皱美容的目的，而且毒性越大，除皱美容效果越好。

此类求美者应慎重，要到正规的医院选择有经验的医生。比如说，在眉毛周围，若肉毒毒素的注射部位超过"安全区"，则很可能造成眉毛下垂、眼睑下垂、眼袋翻出、局部凹陷、肌肉无力等，严重者还会出现发烧、乏力、呼吸困难等症，甚至危及生命。所以在这里我个人建议慎重使用，把握好剂量标准。

6.五类人不能使用肉毒毒素美容

(1)孕妇、哺乳期妇女。

(2)重症肌无力患者。

(3)多发性硬化症患者。

(4)上睑下垂患者。

(5)身体非常瘦弱,有心、肝、肾等内脏疾病,血糖异常,过敏体质,严重哮喘者等。

7.肉毒毒素除皱的优点和局限性

肉毒毒素除皱的优点:损伤小、见效快、操作方便、价格便宜、不影响工作等。与传统的化学剥皮、拉皮、胶原注射、脂肪填充或小切口除皱等方式相比,它只需将一定剂量的肉毒毒素局部注射即可,整个过程仅需几分钟,且无痛苦。

肉毒毒素除皱的局限性:比如注射一针肉毒毒素,维持除皱效果通常在4~8个月,要想长期有效,每年需注射3~4次。使用肉毒毒素祛皱,一般的鱼尾纹、额头纹、眉间纹、鼻纹和颈部皱纹都可以去除,但最适合于早期的、不太明显的皱纹。如果接受者的皱纹很深,皮肤很松弛,效果会大打折扣。所以它不会100%有效。另外,孕妇、哺乳期妇女、重症肌无力患者、过敏体质者、上睑下垂者和心、肝、肺、肾等内脏疾病患者都不能使用肉毒毒素除皱。至于它的毒副作用,因为是严格按照安全剂量注射,所以基本不会发生。

如长期做肉毒毒素治疗的人群,则需要根据使用的时间、频率、效果与耐药性进行调整。

8.肉毒毒素在埋线抗衰治疗中的应用

肉毒毒素在埋线抗衰治疗的应用中非常广泛,多用于埋线术后的局部给药,放松咬肌皮韧带、颈扩肌、皱眉肌等各种因运动导致的皱纹、下垂现象。既可实现埋线术后短期1周后的细纹淡化,又能减少提升的重力,使肌肤上仰,呈年轻态。

三、溶脂针

溶脂针在目前黑市上的流通较多,然而溶脂相关的产品并未获得临床与政府有关部门的认可。目前美国获得认证的品牌只有Kybella;而在我国溶脂针的应用上都持有谨慎的态度,而应用较多的是台湾地区和香港地区。在这里我们以参考的素材的方式进行讲述。我个人建议局部(光纤溶脂的方式)应用。在埋线治疗中和溶脂,可谓一张一弛,紧密结合。溶脂主要是针对局部的脂肪做减法。而PPDO埋线则针对减法下的收紧提拉,改变原有松弛状态和衰老下垂的方向,这样在不知不觉中将皮肤的年轻化精细美展现到尽致。

溶脂针是目前非手术局部减肥较为安全、有效的方法,尤其适合于小面积局部减肥,比如双下巴、面部、肢端等部位,还可以弥补面部的小缺陷,令脸蛋看上去更精细、更秀美。事实上,从面部到臀部都可以进行治疗。溶脂针注射后使脂肪的新陈代谢加速,将脂肪降解吸收,同时更可收紧、上提皮肤。

溶脂针特别适合腰、腹、肢端等部位处积累的"顽固"脂肪。溶脂针是以去氧胆酸为主要成分,也有以生理盐水、利多卡因、磷脂酰胆碱、肾上腺素等以一定比例配比,注射到脂肪层,能够有效促进顽固脂肪层膨胀分解,从而使脂肪更易分解为脂肪酸代替供应机体能量。

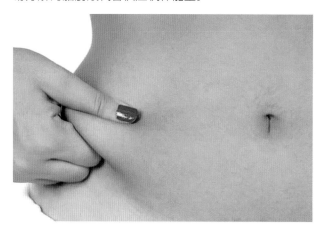

图3-1-6

1.主要成分

溶脂针成分是去氧胆酸或磷脂酰胆碱,为细胞膜的组成成分。在临床上用来治疗脂肪栓,消除血液中的甘油三酯,降低胆固醇和溶解脂肪瘤。此外,它不会对肝脏的代谢有副作用,已应用于临床。韩国德马克溶脂针的成分还包含胰岛素样生长因子,也参与调节细胞生长分化和DNA合成;还有L一肉毒碱,这是存在于动植物和微生物中一种类似维生素的营养物质,具有促进脂肪酸的氧化,提高机体耐受力等重要生理功能。

基础篇

注射溶脂针就是将含有能够瘦身成分的液体以针的形式，直接注射入人体的皮下脂肪层，将皮下脂肪溶解。当药物通过皮下组织时，刺激局部脂肪细胞内的脂肪酶数量增加，继而刺激蛋白质的活化，使细胞内的脱氧核苷三磷酸转化成脱氧核苷酸，促使脂肪的活化而增加切断脂肪酸，使其分解成细小状态，随着身体的新陈代谢由淋巴系统排出体外。

2.主要特点

(1)方便快速，适用群体广泛，随时都可以进行。

(2)用表皮麻膏，不需要全身麻醉，减少麻醉的风险。

(3)依部位做环状位置的移动，塑形匀称，绝无凹凸。

(4)基本都能耐受，疼痛感非常轻微。

3.主要功效

(1)溶脂针对面部的神奇疗效：面部是一个人的"门面"，是视觉的第一印象，东方崇尚瓜子脸，小脸美女已经成为时尚，保持年轻肌肤的活力也是每个人的研习功课，溶脂针可以帮你解决这些问题。

(2)溶脂针可以用来消除鼻唇沟赘肉：能溶解鼻唇沟部位的脂肪垫或脂肪，并缩紧局部皮肤，增强其支持力，改善局部代谢循环，除去细胞间质多余的水分，全面削减脂肪厚度，消除鼻唇沟赘肉。

(3)溶脂针可以用来消除眼袋：溶解多余眼眶脂肪和眼眶隔膜，增强其支持力，同时全面改善眼部代谢循环，提升眼轮匝肌张力，除去细胞间质中多余的水分，收紧眼部皮肤，达到消除眼袋、平滑肌肤的作用。

4.不良反应

(1)头晕，这是在注射溶脂针过程中普通出现的现象，因为溶脂针里面的成分有类似"咖啡因"的成分，所以受术者会出现轻微的头晕现象，注射完头晕现象一般会消失。

(2)肿胀，几乎每个注射了溶脂针的人都会出现注射地方肿胀现象。这是因为，此类针剂注入人体会出现药物刺激作用，从而引起肿胀现象。

(3)瘀青，由于注射溶脂针需要多点注射，这样一般会用排针形式来注射，由于注射点多、范围小，所以很容易引起伤口瘀血。

(4)疼痛，几乎每个患者都会感受到，但每个人对疼痛的耐受程度不同，一般3周到1个月疼痛才会消失。

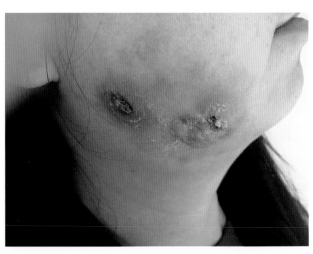

图3-1-7

5.适应证

(1)局部肥胖不想忍受手术之苦者，有抽脂禁忌证的患者。

(2)抽脂后出现的皮肤表面不平整的矫正。

(3)面积较小的脂肪囤积、运动饮食控制无法消除者。

(4)面部轮廓：脸颊、下颌、鼻唇部、双下巴、颈部（下眼袋有所保留）雕塑修饰。

(5)臀部、大腿内外侧肥胖，腹部、肩、上臂、手背和足部的脂肪堆积。

(6)非手术去除体表脂肪瘤。

(7)艾滋病患者抗病毒疗法后，减少"水牛背"（buffalo hump）。

6.优点

(1)用溶脂针减肥后不反弹。"溶脂"疗法减的是脂肪，不是水分，可构架一个新平衡网，供机体保持一个健康的平衡状态。

（2）非侵入性疗法对身体无损伤。与传统治疗相比较，溶脂针疗法是一种非侵入性的治疗方法，不用开刀和抽脂，免除了患者吸脂手术痛苦、皮肤凹凸不平、并发症情况的发生。

（3）无须节食、无须手术，见效快捷、疗效持久。采用高新的溶脂原理，能够有效阻断人体内糖原合成脂肪，同时脂肪降解和释放，超快速终结难看赘肉。

（4）消除顽固赘肉，改善皮肤质地。当沉积体内的脂肪不能通过节食或锻炼去除时，运用溶脂疗法可以启动人体的脂肪代谢，分解多余的脂肪，同时促进血液及淋巴循环，使皮肤恢复光滑弹性。

7.注意事项

（1）溶脂针在使用中具有很高的安全性，至今尚未发现严重过敏反应。但是任何一种药品面对具有个体差异的患者均不能保证绝对无副作用，对此患者应予充分理解。

（2）注射溶脂针后24小时整脸不要沾水或污染，不要使用化妆品，不要剧烈运动。

（3）注射溶脂针后72小时不得在注射部位和注射周边部位涂抹外用药物以及其他刺激性物品。

（4）注射溶脂针年龄段为20～65岁，注射后起效时间3～14天，注射后效果维持时间一般在3～24个月，因个人体质原因，手术效果和维持时间会有差异，患者应予理解。

（5）注射溶脂针后1周内不饮酒，不吃刺激性食品、辣椒、海鲜等；尽量注意正常饮食，不要暴饮暴食，不可吃多脂多糖的食物，加强运动增强体质。

8.溶脂针在埋线抗衰中的应用

通常针对面部脂肪较厚的部位，如双下巴、羊腮、面颊部，因埋线周期长、频率高而显效缓慢，所以在埋线前适当搭配溶脂，局部治疗效果明显、快速。但我们通常采用局部抽脂光纤溶脂来代替，主要是因为溶脂针在国内没有获得许可。

四、童颜针（左旋聚乳酸）

童颜针即左旋聚乳酸，也称为聚左乳酸，在前面的章节中已经有过详细介绍。在这里我们重点讲解一下有关童颜针的注射填充用的注射剂。作为辅助童颜针也是不可替代的一部分，但是在全面部已经进行过治疗的患者，则埋线抗衰治疗的意义不大，其原因是注射用量通常远远大于埋入时的剂量，所以当埋线群体中发现皮肤比较硬而且比较厚的群体，且因童颜针过量的全脸注射填充客户，不要采取埋线方式进行治疗，因为这种治疗基本上无效。

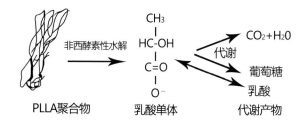

图3-1-8

1.适应证（人群及部位）

（1）HIV阳性（含反转录病毒治疗期内）面部脂肪萎缩的患者。

（2）身体健康，面部脂肪萎缩的患者。

（3）颞部及面颊凹陷的患者。

（4）下面部松弛及褶皱。

（5）下眶凹陷。

（6）维纳斯链（颈纹）。

（7）手部的老化。

2.禁忌证（人群）

（1）胶原蛋白过敏的患者。

（2）患有其他相关免疫系统的疾病。

（3）瘢痕增生体质。

（4）妊娠期及哺乳期。

（5）有血液性疾病及凝血障碍的患者。

3.作用机制

左旋聚乳酸在临床应用上和其他的填充剂有着不可替代的优势,其是可降解的合成聚合物,且具备良好的相容性。在填充注射后,因其填充注入刺激组织产生肿胀,达到即时效果后在1周左右逐步回复原有状态。但是左旋乳酸并不是一种稳定的真皮或软组织的填充剂,目前国内尚属试验性应用。

在水解酶的作用下左旋聚乳酸逐步被吞噬细胞吞噬,逐步将聚合状态的分子结构破坏,降解为乳酸和二氧化碳。细小的乳酸微粒再次通过分解吸收,刺激胶原生长和肉芽肿,并形成包裹状纤维结缔组织。从而让皮肤组织增厚胶原增加,而实现美容之功效。这也是部分做过童颜针注射的群体的皮肤摸上去感觉更加厚和硬的原因。

近来,针对局部萎缩性瘢痕和痤疮水痘形成的凹陷,国内均采用左旋聚乳酸进行治疗,且效果显著,安全方便。现在左旋聚乳酸也有用于骨膜表面,用于骨骼矫正支撑缺失组织的应用。

在左旋乳酸的填充注射治疗上,相对玻尿酸而言其维持的效果和持久性更加优异。通常在3~4年后仍然可以观察到慢性增生的胶原蛋白。所以在逐步治疗中悄然改变,既看不到手术的创面,又能在短暂的数月内看到年轻态的呈现。

4.应用安全性

左旋聚乳酸的应用只要严格遵守操作规则,控制用量把握好注射填充的层次,还是相当安全的。往往问题的产生和过度生长通常与使用的剂量有直接的关系。显效相对较慢,正常在6个月后逐步稳定,其填充效果可以维持1年以上。按照标准疗程进行治疗者,部分群体可达3~5年。

5.调配参照

不同品牌的产品,使用的调配有不同的要求标准。(SculptraR,塑然雅)欧洲市场通常每瓶含量为150mg,可在常温下保存。左旋聚乳酸必须在注射之前提前配制药物,以5~10mL无菌注射用水充分溶解,在冰箱保鲜2~8℃存放8~12小时后瓶中会悬浮白色细小微粒。这是乳化的反应,所以随着置放时间越长乳化反应越充分,分布会更加均匀,相对来说注射效果也会更加好。

所以通常很多医生都是采用48~72小时的乳化过程。

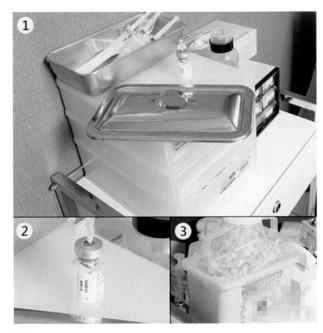

图3-1-9

6.操作方法

建议使用25G-27G的钝头注射器,在操作前必须充分摇匀,且勿将泡沫吸入注射器内。可以根据情况进行组织剥离扇形以及交叉注射。也可以根据每位医生的操作习惯和设计方案进行注射。建议2~3次/疗程,每次治疗间隔2~3个月为宜。

注射后应该即可给予冰敷,不仅可以减轻瘀青和红肿,也能减缓疼痛。术后6个月内避免使用激光进行治疗。同时避免在注射填充其他成分材料部位进行注射,也必须避免正在感染红肿热痛中的局部治疗。避免眼周和唇周的注射或填充。

注射后应该在注射部位进行7天左右的按摩,每天建议按摩3~5次,每次按摩10~15分钟为宜。目的是为了让所有的左旋聚乳酸分布更加均匀,避免局部结节。

部分群体若出现局部结节或肿胀,尽量以热敷和按摩加速降解的方法。若注射过量,则增生则难以控制,通常采用曲安奈德进行治疗,若无效时可使用少量的帕瑞肽或者奥曲肽,按照生长肽的治疗方案进行处理。但是这种治疗方式容易造成色素脱失以及局部凹凸不平等现象产生。

7.童颜针在埋线抗衰中的应用

主要针对埋线所不能及的严重凹陷部位的联合应用比较多见,如太阳穴、额部、鼻唇部、乳晕凹陷等部位。由于独特的疗效可以减少埋线的频率与时间周期,所以童颜针是埋线不错的搭档。

第二节 埋线抗衰的辅助自体材料

在埋线抗衰治疗中,自身材料的应用填补了治疗的不足。如大面积或者局部组织凹陷所造成的缺陷(太阳穴、额头、面颊部等部位),采用埋线的方式往往无法实现想要的快速疗效,或者技术难度与材料本身缺陷无法实现过度凹陷填充,则建议采用自体材料来进行合理搭配弥补不足。这是一种非常安全且非常有效的一种手段。

当然这种手段的治疗也存在一定缺陷,就是受术者必须有自体材料。部分脂肪严重不足者则无法完成类似的操作。然而自体血清的应用则建议采用表浅微量注射的方式来进行治疗,而不建议搭配其他玻尿酸以及童颜针进行局部治疗和填充,自体PRP结合自体脂肪的应用增加脂肪存活率也是常用方式之一。

一、自体脂肪应用

自体脂肪从人体自身某些部位吸取多余的皮下脂肪细胞,然后经过吸出的混合物经净化处理、注入药物得到复合脂肪颗粒,选择完整的颗粒脂肪细胞通过注射的方式再移植到需要进行脂肪填充的部位,例如乳房、面部等,用以治疗胸部扁平、两侧乳房不对称、浅表微细皱纹、薄嘴唇隆成厚嘴唇等。

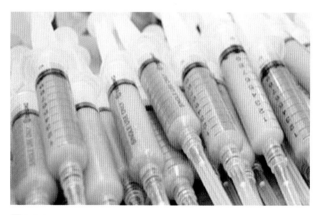

图3-2-1

埋线搭配自体脂肪是互补关系,可以分步骤或者不同部位同步进行,均可实现临床治疗的最佳效果。

1.适应人群

(1)先天性或后天性身体软组织发育不良者。

(2)身体某部位在周径和体积上不对称者。

(3) 身体需要注射移植部位非纤维收缩因素导致的局部凹陷者。

2.优点、缺点

优点:

(1) 自体脂肪移植的是自身的脂肪颗粒,作为自体组织,其生物学特性远远优于任何假体材料,对自身来说无毒无害,也不会产生免疫反应和排异反应。

(2) 自体脂肪移植不会引起人体的内分泌环境的改变,对乳腺本身不会产生伤害,对今后的生育、哺乳,不会有不良的影响。

(3) 用自体脂肪颗粒作为填充材料,从自身取材比较容易,组织来源丰富,价格上会比假体更实惠。

(4) 自体脂肪移植后的乳房,手感柔美,形态真实,从女性其伴侣的心理感受来说,对用自身脂肪移植增大的乳房的真实感受更好,更易被人接受。

(5) 提取脂肪的方法有很多,主要采用的是创伤较小、并发症少的湿性真空吸脂,吸脂术所取切口一般为3~5mm,故愈合后疤痕非常小且位于隐蔽部位(如脐部、臀线等)。对局部脂肪较多堆积的人,又可起到减肥瘦身、塑造美好曲线的作用,可以说能够重塑三围。

缺点:

做任何手术都会存在一定的风险,自体脂肪填充太阳穴如果医生的技术不过关,会出现凹凸不平的现象以及栓塞隐患。

3.填充部位

脂肪丰胸:在身体其他部位抽取多余的脂肪,筛选优质的脂肪回注到胸部,以达到隆胸的效果。

自体脂肪干细胞丰胸,具有卓越的安全性能,得益于活性干细胞纳米级提纯,经无菌净化、离心分离等数十道高标准流程,实现脂肪植入丰胸后的活化与生长。完全取自自身脂肪细胞,通过纳米级脂肪干细胞的提纯,为脂肪细胞提供足够的养分,再分层灵活植入需要调整的乳房部位之中。从此乳房高耸、娇挺,V形乳沟现出来,穿上吊带、低胸丰韵诱人。

(1) 脂肪丰面颊:自体脂肪丰面颊是在身体其他部位抽取多余的脂肪,筛选优质的脂肪回注到面颊部,建立自身血运之后从而成活,以达到丰面颊部的一种美容方法。

(2) 脂肪丰额头:将人体其他部位脂肪较多的部位,如从腰、腹、大小腿等部位抽取脂肪,经过严格处理,即纯化、消毒等措施之后,注射植入到额头需要改变或有缺陷的区域。

(3) 脂肪丰太阳穴:丰太阳穴方法同丰额头一样,抽取脂肪后,植入到太阳穴有缺陷的区域,填补了埋线的不足。

(4) 脂肪填鼻唇沟:在身体其他部位抽取多余的脂肪,筛选优质的脂肪回注到鼻唇沟部,配合埋线效果更自然。

(5) 自体脂肪丰耳垂:自体脂肪丰耳垂是基于耳垂部位没有任何骨组织这一特性,经过填充软组织达到改善耳垂的形态,而自体脂肪是来自受术者自身的软组织,关于人体而言排异性小,注射丰耳垂后手术效果自然。

(6) 颞部自体脂肪移植填充术:颞部凹陷的人影响脸形上半部分的轮廓,给人的感觉是头大脸小,或者一种颧骨高的感觉。过去用固体硅胶块充填,很可能给咀嚼咬合带来疼痛或困难。自体脂肪注入颞部不会影响和改变组织或器官的功能,注完后旁边人的感觉是,顺眼和好看多了,但又说不出哪里改变了。注射时从发际后1.0~1.5cm处进针,术后仅有一小针眼,1周内切忌洗头及用力按摩。

(7) 面颊部自体脂肪移植填充术:面颊部自体脂肪移植填充术简称丰面颊部,面部消瘦给人感觉高度营养不良或长期患有慢性消耗性疾病或者说是一种不健康的象征,由于消瘦显得颧骨高,与同龄人比较,面型呈老化感。通过颞部、面部自体脂肪移植填充使面型得到改善,而且年轻化。进针注射点可选择在隐蔽处,注射后局部会有轻度肿胀,术后口服抗生素5天,1周后轻轻用掌按摩面部。

(8) 自体脂肪移植颏部填充术:颏部自体脂肪移植填充术又称隆颏或丰颏术。小颌或后退颌给人以不美的感觉。注射隆颏可选择口内黏膜或颏下外方定点进针,自体脂肪注射完后口服抗生素,2周内不要按摩。

4.主要缺陷

(1) 脂肪填充后有一定程度的被吸收,为了保证最好的效果,需要进行再次手术。

(2)填充后的脂肪分布不均匀,需按摩使脂肪细胞尽量分布均匀。

(3)脂肪的用量过多或注射过于集中,大量脂肪堆积会因供血不足导致脂肪坏死、溶解、吸收,极易引发感染,出现纤维化或钙化、脂肪坏死等后遗症。

自体脂肪移植并不是新的整形技术,最常见的颜面曲线瑕疵,因为外伤或消瘦引起的眼窝凹陷,太阳穴凹陷,脸颊凹陷和疤痕凹陷变形等,都可用自体脂肪移植。

5.忠告须知

自体脂肪手术不是简单地抽脂和注入,高吸收、严重感染等并发症是由于关键技术不过关。所以接受这项手术一定要慎重选择医院和手术医生。

二、PRP自体血清干细胞搭配

PRP自体血清干细胞(Platelet Rich Plasma)是指富含血小板、血浆或富含生长因子的血液细胞。PRP技术是指利用自身的血液,提取出富含高浓度血小板和各种自身生长因子的细胞和血浆。

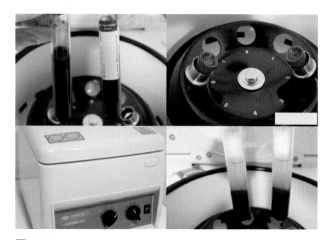

图3-2-2

1.PRP自体血清简介

这些因子对促进创伤的愈合和细胞的增殖与分化及组织的形成有着极其重要的作用。以前PRP主要应用于外科手术、心脏手术和烧伤科,治愈以前无法医治的大面积烧伤、慢性溃疡和肢体溃烂等疾病。PRP技术最先由Dr.Robert Marx于1998年应用研究于口腔外科手术,为最早有记录

之医学文献。2009年,美国高尔夫球名将泰格·伍兹(Tiger Woods)也曾因伤患接受PRP治疗。

2.PRP自体血清优点

(1)PRP中有多种生长因子,各生长因子的比例与人体内正常比例相符,使生长因子之间有最佳的协同作用,这在一定程度上弥补了单一生长因子刺激创面修复不佳的缺点。

(2)对患者的损伤小且制作简单,能有效降低医疗成本,促进患者的创面愈合。

(3)PRP含有大量纤维蛋白,为修复细胞提供良好的支架,还可以收缩创面,具有促凝血的作用,可刺激软组织再生,促进伤口早期闭合和防止感染。

(4)由于白细胞、单核细胞与血小板在血液中的沉降系数相近,所以经离心法制作的PRP中还含有较大量的白细胞和单核细胞,这可以更好地起到防止感染的作用。

(5)PRP可用凝血酶凝固成胶状,不仅可以黏合组织缺损处,还可以防止血小板的流失,使血小板在局部长时间分泌生长因子,保持较高的生长因子浓度,避免了广泛应用于临床的液态重组生长因子试剂在伤口易流失易蒸发的缺点。

3.PRP自体血清注射除皱的四大原理

(1)PRP注射除皱是通过采集静脉血液,经过离心浓缩血小板、白细胞等制作流程来制作成富含高浓度生长因子的自体血液,然后将其注入皮肤。

(2)PRP注射除皱是利用自身血液提炼出高浓度生长因子;30分钟内完成提炼过程;高浓度生长因子中富含大量白细胞,极大程度降低感染概率;仅需一次就可对整个皮肤结构进行全面修复和重新组合。

(3)PRP自体血清除皱术是运用自身血液制作的高浓度生长因子血浆进行治疗,不产生排异反应。问世不久就通过了欧洲CE、SQS以及欧洲大部分国家卫生部门的认证,并在多个国家的广泛应用保证了其治疗的安全性。

(4)PRP非创医学美容治疗是通过采集求美者自身的静脉血液,经过离心浓缩血小板、白细胞等制作流程来制作

成富高浓度生长因子的自体血浆，PRP注射美容液通过真皮浅层注射方法注射到皮肤中，多种自体生长因子可深入整个皮肤组织，调整皮肤全层结构，修复老化、受损的皮肤组织，从而达到改善皮肤质地、收紧及提升面部皮肤、减轻皱纹凹陷性疤痕、恢复皮肤年轻状态、延缓皮肤衰老的目的。

4.PRP注射除皱的功效

(1) 强力祛皱抗衰：PRP富含十多种生长因子，在注入真皮浅层后，可刺激大量胶原蛋白、弹性纤维、胶质等的产生，从而达到强力祛皱抗衰的目的。

(2) 攻克组织缺失：当PRP注入肌肤以后，强大的生长因子将促使组织再生，对凹陷性疤痕、组织缺失毛发再生修复有特殊功效，还可用于丰唇。

(3) 对于颈纹、额头纹、鱼尾纹、川字纹、妊娠纹、生长纹、眼周细纹、鼻背纹、嘴角皱纹、妊娠纹这些常见的皱纹，PRP注射除皱术能够有效地祛除。

(4) PRP注射除皱术可以治疗炎症后色素沉着、色素改变(色斑)、晒斑、红斑、黄褐斑以及暗疮。

(5) 对于面部、手部和颈部皮肤松弛、肤质粗糙、皮肤晦暗黑黄，都可以通过PRP注射术来解决。

(6) 拯救过敏肌肤：持续使用PRP进行治疗，将改变肌肤原有应激系统，让肌肤更健康、更有活力，有效改善过敏肌肤。

5.PRP注射配合针刀应用除皱效果

埋线抗衰治疗中，针对细纹的皱纹或组织缺失性凹陷，通常使用针刀分浅、中、深分离切开，想要获得更好的修复和生长，PRP的应用必不可少，这也是我们除皱效果明显的主要手段之一。

6.PRP注射配合埋线应用

相对于埋线应用自身的限制，PRP制备品不仅可以用于凹陷不对称的填充，同时也用于丰额、丰颧等。

第三节　常用埋线抗衰搭配的仪器设备

在结合各种光学设备后，埋线抗衰老整体效果，又是另外一种升华。无论是效果还是整体肤质感官，都将是一次质的飞越。在消费者眼中抗衰老(年轻化)不仅使皮肤的松弛下垂得以改善，更重要的是需要更加好的肤质状态。所以合理地搭配光学美容设备，在不增加太多成本的基础上，实现更完美的效果是一种非常不错的搭档。所以我们在终端客户服务的过程中，通常将光学美容项目打包，并开设成疗程卡。对一些愿意参与服务和带客户的群体实行赠送的方式。既可为机构带来效益，又能增加客户实际的效果，何乐而不为呢？

一、光学美容设备

1.超声刀

超声刀有效地加强了PPDO埋线在抗衰领域中的效果，其独特的透皮凝固，给予了PPDO埋线的链接支点。让抗衰的效果更加持久而又有效。无论是自然美观还是客户感受都是如此完美。但是超声刀的应用过度或与PPDO线雕的搭配不当，同样会对客户造成不同程度的伤害。而超声刀与PDO线雕的搭配完全取决于使用间隔的时间和先后顺序。顺序相反效果也适得其反。

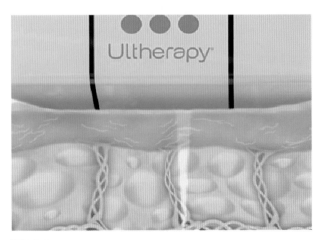

图3-3-1

(1) 超声刀的作用原理：高强度聚焦超声(High Intensity Focused Ultrasound,HIFU)的治疗源为超声波。与太阳灶聚焦阳光在焦点处产生巨大能量原理类似，该技术将体外低能量超声波聚焦于体内靶区，在筋膜区内产生瞬态高温(60~75℃高温)、空化、机械作用等生物学效应，热凝固靶区内的筋膜组织和脂肪细胞。在人体组织细胞受到外源热凝固后，出于自身免疫产生大量的新的胶原体筋膜组织，从而实现肌肤紧致与提升的效果。

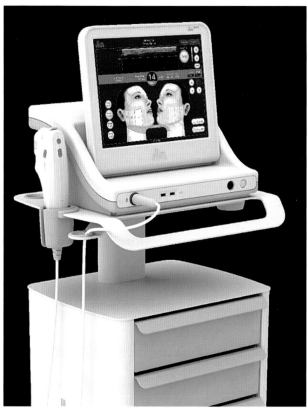

图3-3-2

（2）超声刀的适用对象：①脂肪组织较厚的群体。②衰老松弛赘皮较少的群体。③没有操作过PPDO埋线、玻尿酸、肉毒毒素、童颜针等客户群体。④抗衰老需求群体。

（3）超声刀使用禁忌：①禁止在微整形之后的一切操作。②禁止离焦操作。③禁止敷涂太厚凝胶操作。

温馨提示：必须先使用超声刀，在使用超声刀后的3个月后再操作PPDO埋线抗衰和微整形。千万不能先操作PPDO埋线再操作超声刀，否则容易造成不必要的长期炎症以及色素沉着，甚至有引发感染的可能。当然，也可以在超声刀后即可操作埋线以加强其整体效果，但是由于超声刀热能，会加速PPDO线在皮肤内的降解速度。

特殊应用：部分埋线抗衰治疗后产生的片状或局部凹陷群体，可以在2~3个月适当针对局部给以深度在4.5~3.0,剂量为100~200发，能有效地加速局部线体降解，促进凹陷处即周边皮肤的恢复，加速平整。

2.1550点阵

在所有的激光设备联合PPDO埋线的应用中，我们的最爱是1550点阵激光。其原因是它独特的微创、快速、深入、热凝效应。刺激自体真皮中浅层产生全新的胶原体，从而让肌肤更加紧致，且能有效地治疗痤疮性问题。

而PPDO埋线针对真皮的浅层和中层次的操作，也是一个比较困惑的层次。恰如其分的1550点阵激光可弥补PPDO埋线的不足。实现了不同层次的三维立体治疗效果，所以无论是抗衰紧致，还是针对皮肤重建性治疗都是不二首选。这种治疗方案快速且大量刺激真皮的胶原再生，增加皮肤胶原厚度、紧致提拉肌肤。

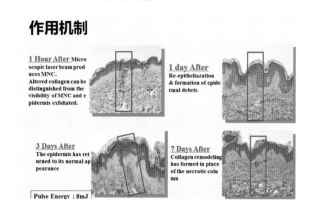

作用机制

1 Hour After Microscopic laser beam produces MNC. Altered collagen can be distinguished from the visibility of MNC and epidermis exfoliated.

1 day After Re-epitheliazation & formation of epidermal debris.

3 Days After The epidermis has returned to its normal appearance

7 Days After Collagen remodeling has formed in place of the necrotic column

Pulse Energy : 8mJ

图3-3-3

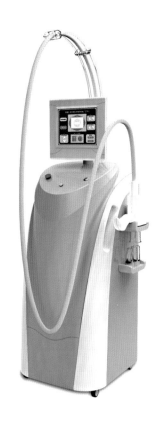

图3-3-4

基础篇

（1）1550点阵激光的作用原理：采用1550/μm特定光波，深入真皮浅层和中层，50～80/μm特定焦斑可直接穿透真皮的2mm厚度。靶组织是水，通过瞬间的高温焦斑内组织水分汽化，形成热凝固点，从而促进新生胶原蛋白的产生，实现紧致肌肤、增强弹性和肌肤胶原的目的。

（2）适用对象：痤疮、衰老、松弛、肤质暗沉、老化、妊娠纹肌肤需求者。

（3）使用禁忌：①红肿热痛过敏中的肌肤禁止使用。②已经使用PPDO埋线的群体小线在3个月、大线在6个月内禁止使用。③严重色素沉着类体质的客户。

（4）特殊应用：埋线抗衰应用中，1～2个月如局部皮肤感觉胶原生长效果不理想，建议采取1550点阵激光进行搭配治疗，增加胶原再生的速度，促进其效果。

（5）温馨提示：1550点阵激光在操作的术后的胶原促生长和修复非常关键，特别在术后的促生长的过程不容忽视。建议在操作1550点阵激光后的3～6个月再操作线。

3.皮秒

近两年由于科学技术的发展与应用，皮秒的诞生与PPDO联合应用，确实弥补了埋线无法解决的色素性难题。同时对皮肤色泽、肤质、毛孔收紧等方面效果显著。在配合埋线的应用中，皮秒主要应用以针对表浅与真皮浅部的色素性治疗为主。

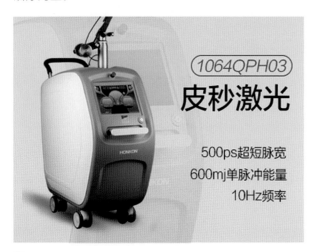

图3-3-5

（1）作用原理：皮秒（picosecond）是时间的计量单位，1皮秒等于一万亿分之一（即10的负12次方）秒，就是激光作用在皮肤上的时间，也叫"脉宽"。相对于前期应用的Q开关脉宽为纳秒级别激光器而言，皮秒优势非常明显。皮秒脉宽通常控制在450皮秒之间。所以对光的作用时间更短、机械性增效更强，对组织的损伤更轻，恢复更快。对色素的治疗效果更快、更准且更加均匀。目前皮秒都匹配了Nd:YAG1064nm和755nm激光。

（2）适用对象：皮秒适用范围非常广泛，主要针对色素性问题，包括太田痣、咖啡斑、雀斑、老年斑、黄褐斑、黑病变、黑痣、颧部褐青色痣、纹绣类等其他类色素治疗。

（3）使用禁忌：曾经有过光过敏史、皮炎或正在红肿热痛中过敏、感染、局部创面比较明显者禁用，激素依赖性问题禁用。

（4）特殊应用：埋线后的色素沉着经过3～4次治疗效果非常明显，特别是针对埋线所不能及的色素问题，在埋线治疗的4周后可以采用1064皮秒激光进行局部治疗或者全面部黄褐斑的综合搭配性治疗，效果显著。

（5）温馨提示：

①避免重复扫描或局部作用时间过长，否则会形成水肿、红斑。

②术后避免触碰结痂，一般出现在第2天，多为浅表褐色薄痂皮，忌搔抓，1周左右脱落。

③局部产生皮疹、单纯疱疹、瘙痒。一般对症治疗，很快缓解、消失。

④洗文身或太田痣治疗比较多发，采用冰敷以及局部处理即可，避免重复扫描形成瘢痕。

⑤治疗过程中色素即可变淡比较明显。

⑥皮秒在业内被炒作的效果和真实应用存在一定差异，我个人持谨慎态度。

4.10600点阵激光

10600即二氧化碳点阵激光，结合与PPDO埋线抗衰老是完全不同层次的互补。表皮的衰老对于PPDO埋线来说，几乎是遥不可及的治疗方案。而二氧化碳点阵激光，则首当其冲地直接给予剥脱性重建。效果之快、成本之低几乎是完美搭档。而且自体再生的表皮更加细致，细小细纹一扫而空。

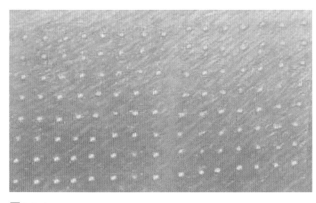

图3-3-6

在临床的应用中，同样我们需要对二氧化碳点阵激光的性能进行了解，才能更加得心应手地应用。

（1）作用原理：是采用10600光波，通过热凝固的原理对皮肤进行剥脱性重建。靶组织是水；通过高温汽化发射出50～80μm的焦斑，并将这些焦斑扫描出多达6种矩形图形（圆形、正方形、长方形、菱形、三角形、线形），分别适用于不同部位和不同肤质的治疗。分别以点阵模式进行操作，减少和规避像素模式的疼痛感。

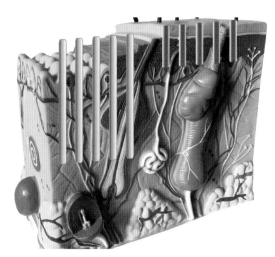

图3-3-7

（2）适用对象：①表皮剥脱性重建群体，表皮老化细纹等。②瘢痕与妊娠纹的治疗。③痤疮的辅助治疗。④皮肤赘生物的治疗。⑤局部小手术治疗。⑥产后的妊娠纹。⑦年龄稍大的客户群体。

（3）使用禁忌：①反弹性色素沉着。②太过于白或正在使用祛斑功效型产品者。③色素沉着性肌肤患者。

（4）温馨提示：二氧化碳点阵主要是针对PPDO埋线无法

企及的表皮进行治疗。而术后修复是不形成色素沉着的主要因素。所以在接受二氧化碳点阵激光治疗后，必须严格实行术后修复。同样PPDO埋线的联合应用均应该在二氧化碳点阵激光之后使用（表皮修复和皮脂膜修复是不产生色素沉着的主要原因）。

（5）特殊应用：10600点阵激光在埋线术后并发症的应用比较多用，比如线体顶出形成的角化（类似于白头粉刺），直接采用点阵机械性祛除即可找到线头，应拔出线头，也可以直接去除后涂抹红霉素软膏或成纤维细胞生长因子即可。

5.其他设备的搭配

对于肤质问题不仅仅是色素，还有毛发、毛细血管外露、汗管瘤、鲜红斑痣、咖啡斑等各种问题性皮肤，想要获得更好的效果，其实需要搭配其他辅助设备进行配合治疗，往往效果会更加出色。所以皮肤科的肤色管理也是不可缺失的一部分。

二、水光注射设备

水光注射设备种类繁多，从基础的手工操作，到半自动的仪器注射以及带负压冲击给药的全自动设备。在实际应用中，大家可以根据自身需要来进行搭配。水光注射仪器设备倒是比较简单，但是比较复杂的是有关的材料搭配和对材料的特性了解，我们对主要几种材料进行详细的说明，希望能给予帮助。

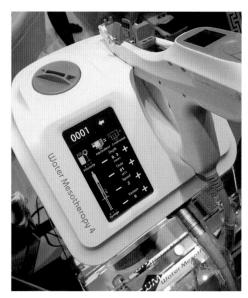

图3-3-8

基础篇

1.谷胱甘肽

谷胱甘肽(glutathione,r-glutamyl cysteingl +glycine,GSH)是一种含γ-酰胺键和巯基的三肽,由谷氨酸、半胱氨酸及甘氨酸组成,存在于几乎身体的每一个细胞。谷胱甘肽能帮助保持正常的免疫系统的功能,并具有抗氧化作用和整合解毒作用,半胱氨酸上的巯基为其活性基团(故常简写为G-SH),易与某些药物(如扑热息痛)、毒素(如自由基、碘乙酸,芥子气,铅、汞、砷等重金属)等结合,而具有整合解毒作用。谷胱甘肽具有广谱解毒作用,不仅可用于药物,更可作为功能性食品的基料,在延缓衰老、增强免疫力、抗肿瘤等功能性食品上广泛应用。

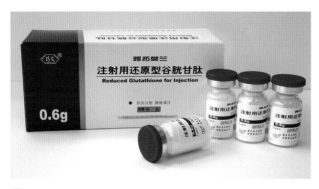

图3-3-9

谷胱甘肽有还原型(G-SH)和氧化型(G-S-S-G)两种形式,在生理条件下以还原型谷胱甘肽占绝大多数。谷胱甘肽还原酶催化两型间的互变。该酶的辅酶为磷酸戊糖旁路代谢提供的NADPH。

(1)药学原理:GSH作为一种细胞内重要的调节代谢物质,其既是甘油醛磷酸脱氢酶的辅酶,又是乙二醛酶及丙糖脱氢酶的辅酶,参与体内三羧酸循环及糖代谢,并能激活多种酶,如巯基(-SH)酶-辅酶等,从而促进糖类、脂肪和蛋白质代谢。GSH分子特点是具有活性巯基(-SH),是最重要的功能集团,可参与机体多种重要的生化反应,保护体内重要酶蛋白巯基不被氧化、灭活,保证能量代谢、细胞利用。同时,其通过巯基与体内的自由基结合,可直接使自由基还原成酸性物质,从而加速自由基的排泄,并对抗自由基对重要脏器的损害。Haddad等研究发现,GSH参与了脂多糖诱导的细胞因子转录的调节及I-KB/NF-KB信号通路的调节。Armstrong等发现,GSH含量的降低是一种潜在的凋亡早期激活信号,随后产生的氧自由基促使细胞发生凋亡。

(2)作用:GSH具有以下作用:①解毒。②辐射病及辐射防护。③保护肝脏。④抗过敏。⑤改善某些疾病的病程和症状。⑥养颜美容护肤。⑦增加视力及加速眼科疾病的康复。⑧抗衰老作用。

(3)适用群体:该产品可促进糖、脂肪及蛋白质代谢,加速自由基排泄,保护肝脏的合成、解毒、灭活激素等功能。由于谷胱甘肽本身的解毒和抗氧化能力,使得谷胱甘肽具有重要的保肝护肝作用。临床上应用还原型谷胱甘肽作为保肝的重要药物成分。适用于脂肪肝、病毒性肝炎等辅助治疗,也应用于美白针以及水光注射治疗色素沉着类反弹斑。

(4)使用禁忌:水光注射中搭配肉毒毒素,禁止配谷胱甘肽。

(5)温馨提示:谷胱甘肽针对中毒性损伤性肌肤留下的色素沉着治疗效果显著。配合维生素C使用效果更加明显。在埋线应用中,重金属中毒所产生的色素性疾病离不开它的搭配。如颧部褐青色痣、漂白剂损伤、重金属中毒等。埋线过程中便可进行局部表浅给药,也可用于静脉给药配合。

2.氨甲环酸

氨甲环酸(传明酸),英文名称为Tranexamic Acid,化学名称为对氨甲基环己烷甲酸、反式-4-氨甲基-环己烷甲酸。主要用于急性或慢性、局限性或全身性纤维蛋白溶解亢进所致的各种出血。弥散性血管内凝血所致的继发性高纤溶状态,在未肝素化前,慎用本品。

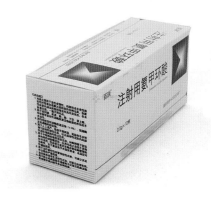

图3-3-10

表3-3-1　氨甲环酸

中文名称	氨甲环酸	化学名称	对氨甲基环己烷甲酸,反式-4-氨甲基-环己烷甲酸
英文名称	Tranexamic Acid		
化学分子式	$C_8H_{15}NO_2$;分子量:157.21	别　称	传明酸,凝血酸,氨甲磺酸
临床用途	主要用于急性或慢性、局限性或全身性纤维蛋白溶解亢进所致的各种出血。弥散性血管内凝血所致的继发性高纤溶状态,在未肝素化前,慎用本品		

(1) 药学原理:纤溶现象与机体在生理或病理状态下的纤维蛋白分解、血管通透性增加等有关,也与纤溶引起的机体反应、各种出血症状及变态反应等的发生发展和治愈相关联。本品可抑制这种纤溶酶的作用,而显示止血、抗变态反应、消炎效果。

(2) 作用:氨甲环酸能与纤溶酶和纤溶酶原上的纤维蛋白亲和部位的赖氨酸结合部位(LBS)强烈吸附,阻抑了纤溶酶、纤溶酶原与纤维蛋白结合,从而强烈地抑制了由纤溶酶所致纤维蛋白分解;另外,在血清中巨球蛋白等抗纤溶酶的存在下,氨甲环酸抗纤溶作用更加明显。药代动力学性质:生物利用度34%,半衰期3.1小时。

(3) 适用群体:产后出血、脑出血、血友病、血液科、神经内科、妇产科等,在水光注射主要用于黄褐斑未经处理的治疗。

(4) 使用禁忌与配伍禁忌:①与青霉素或尿激酶等溶栓剂有配伍禁忌。②与口服避孕药、雌激素或凝血酶原复合物浓缩剂合用,有增加血栓形成的危险。③经临床试验与观察表明氨甲环酸注射液应避免与盐酸甲氧氯普胺注射液同时应用以免产生浑浊。④对本品过敏者慎用。

(5) 温馨提示:氨甲磺酸水光注射时应避开激素依赖性皮炎或激素性反弹,否则操作后皮肤返黑更加严重。

3.胎盘多肽

胎盘多肽是从胎盘中所含的8000多种营养成分中萃取出的分子量仅为3000道尔顿的小分子活性功能多肽,可以肌肉注射和直接静脉注射。药效稳定性好、靶向性强,临床未见明显副作用,既能运用于临床治疗,又具备强大的保健、预防功能。

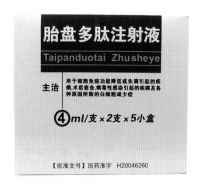

图3-3-11

(1) 药学原理:我国传统中医理论认为,胎盘具有扶正补虚、养血填精、补肾壮阳、益气健脾的功效。现代医学的药理研究及临床试验也证实胎盘具有以下功效:

①增加微循环,提高新陈代谢水平。

②增强生理功能,提高免疫力。

③调节和平衡内分泌,延长青春期。

④修复受伤的皮肤组织。

⑤溶解老化的角质,美化肌肤。

⑥抑制发炎及抗过敏。

(2) 适用群体:

①肌肤衰老:面色晦暗、枯黄、色斑、多皱纹、皮肤粗糙松弛、弹性差、光泽差、身体肥胖、早衰等。

②机体衰老:疲劳、健忘、睡眠不好、脱发、疲乏、眩晕、头痛、体力衰退、情绪低落、更年期综合征、男女性功能减退、发育不良、内分泌失调等。

③身体疾病:贫血、关节疼痛、风湿、腰肌劳损、骨质增生、骨质疏松、先天性脑瘫、陈旧性骨折、老年性痴呆、夜尿频多、前列腺增生、肝炎、癌症、肿瘤等。

(3) 使用禁忌:避免与肉毒毒素、氨甲环酸同时应用于水光注射或治疗。

(4) 温馨提示:胎盘多肽可用于水光注射,且效果明显。抗衰老静脉注射,特别针对年龄较大、皮肤衰老松弛、脏腑器官功能减弱人群。针对肌肤敏感的修复,使用胎盘多肽效

基础篇

果显著。埋线抗衰老治疗中通常都会建议患者搭配使用，效果更佳。

4.维生素B_6

维生素B_6(Vitamin B_6)又称吡哆素，其包括吡哆醇、吡哆醛及吡哆胺，在体内以磷酸酯的形式存在，是一种水溶性维生素，遇光或碱易破坏，不耐高温。

维生素B_6为无色晶体，易溶于水及乙醇，在酸液中稳定，在碱液中易破坏，吡哆醇耐热，吡哆醛和吡哆胺不耐高温。维生素B_6在酵母菌、肝脏、谷粒、肉、鱼、蛋、豆类及花生中含量较多。维生素B_6为人体内某些辅酶的组成成分，参与多种代谢反应，尤其是和氨基酸代谢有密切关系。临床上应用维生素B_6制剂防治妊娠呕吐和放射治疗引起的呕吐。

(1)生理功能：主要以磷酸吡多醛(PLP)形式参与近百种酶反应。多数与氨基酸代谢有关：包括转氨基、脱羧、侧链裂解、脱水及转硫化作用。这些生化功能涉及多方面。

①参与蛋白质合成与分解代谢，参与所有氨基酸代谢，如与血红素的代谢有关，与色氨酸合成烟酸有关。

②参与糖异生、UFA代谢。与糖原、神经鞘磷脂和类固醇的代谢有关。

③参与某些神经介质(5-羟色胺、牛磺酸、多巴胺、去甲肾上腺素和γ-氨基丁酸)合成。

④维生素B_6可促进维生素B_{12}和叶酸盐的代谢，如果它们代谢障碍可造成巨幼红细胞贫血。

⑤参与核酸和DNA合成，缺乏会损害DNA的合成，这个过程对维持适宜的免疫功能是非常重要的。

⑥维生素B_6与维生素B_2的关系十分密切，维生素B_6缺乏常伴有维生素B_2缺乏的症状。

⑦参与同型半胱氨酸向蛋氨酸的转化，具有降低慢性病的作用，轻度高同型半胱氨酸血症被认为是血管疾病的一种可能危险因素，维生素B_6的干预可降低血浆同型半胱氨酸含量。

(2)适用群体：

①一般疾病：a.动脉硬化；b.秃头；c.胆固醇过高；d.膀胱炎；e.面部油腻；f.低血糖症；g.精神障碍；h.肌肉失调；i.神经障碍；j.怀孕初期的呕吐；k.超体重；l.手术后呕吐；m.紧迫症；n.对太阳光敏感等。

②糖尿病血管：维生素B_6可减缓胰岛素治疗糖尿病大白鼠血管并发症，血管并发症是糖尿病死亡的主要原因。动脉疾病在胰岛素依赖型(insulin-dependent diabetes mellitus,IDDM)与非胰岛素依赖型(nonInsulin-dependent diabetes mellitus,NIDDM)患者身上的流行率比一般人高。糖尿病的血管疾病并发症主要是动脉硬化所造成的。

血管内皮细胞损伤(endothelial injury)被认为会引发动脉硬化症。致血栓因子(thrombogenic factors)，包括血小板过度活化(Hyperactive)或血小板过度凝集，均会促进动脉硬化的过程。

维生素B_6的活化形式，磷酸吡哆醛(pyridoxal phosphate,PDP)具有保护血管内皮细胞，减少内皮细胞受活化血小板损伤的作用，抑制血小板凝集与血液凝固的作用，抑制血小板生成前列凝素(thromboxane A2,TxA2)及促进血管内皮细胞生成环前列腺素(prostaglandin I2,PGI2)的作用以及减少血管内皮细胞形态上的改变。

血管内皮细胞受损，被认为是动脉硬化的早期病理现象，这种改变影响血管内皮细胞的许多功能，包括通透性、附着性、运动、细胞增生与物质生成的能力等。

(3)使用禁忌：必须避开：①酒类。②避孕丸。③烟草。④咖啡。⑤放射线照射。

(4)温馨提示：水光注射应用于痤疮、敏感性皮肤以及日光性过敏等综合治疗。

5.维生素C

维生素C(VitaminC)又称L-抗坏血酸，是高等灵长类动物与其他少数生物的必需营养素。抗坏血酸在大多的生物体可借由新陈代谢制造出来，但是人类是最显著的例外。最广为人知的是缺乏维生素C会造成坏血病。在生物体内，维生素C是一种抗氧化剂，保护身体免于自由基的威胁。维生素C同时也是一种辅酶，其广泛的食物来源为各类新鲜蔬果。

（1）适用群体：非常广泛，同时禁忌也比较多。在水光注射中维生素C是非常不错的一种选择。主要用于配合谷胱甘肽的联合治疗效果显著，也可以用于美白静脉注射。

（2）使用禁忌：

①维生素C以空腹服用为宜，但要注意患有消化道溃疡的患者最好慎用，以免对溃疡面产生刺激，导致溃疡恶化、出血或穿孔。

②肾功能较差的人不宜多服维生素C。若长期超剂量服用维生素C有可能引起胃酸过多、胃液反流，甚至导致泌尿系统结石。尤其是肾虚的人更应少服维生素C。

③大量服用维生素C后不可突然停药，如果突然停药会引起药物的戒断反应，使症状加重或复发，应逐渐减量直至完全停药。

④维生素C不宜与异烟肼、氨茶碱、链霉素、青霉素及磺胺类药物合用。否则，会使上述药物因酸性环境而疗效降低或失效。

⑤维生素C对维生素A有破坏作用。尤其是大量服用维生素C以后，会促进体内维生素A和叶酸的排泄，所以，在大量服用维生素C的同时，一定要注意维生素A和叶酸的服用量要充足。

⑥维生素C与阿司匹林肠溶片合用会加速其排泄而降低疗效。

⑦服用维生素C的同时，不要服用人参。

⑧维生素C与叶酸合用也会减弱各自的作用。若治疗贫血必须使用时，可间断使用，不能同时服用。

⑨乱服药物会损失体内维生素C。如果未经医生允许，乱服药物，除会损害健康外，还会造成体内维生素C的流失。

⑩维生素C片剂应避光在阴凉处保存，以防止变质失效。

⑪服用维生素C忌食动物肝脏。维生素C易氧化，如遇铜离子，可加速氧化速度，动物肝脏含铜量很高，如在服用维生素C期间食用动物肝脏，维生素C就会迅速氧化而失去生物功能。

（3）温馨提示：加热、光照、长时间储存都会造成维生素的

流失和分解。寄生虫、服用矿物油、过量的膳食纤维等会妨碍维生素的吸收。

（4）水光注射方法：水光注射可以适当根据情况选配所需要的材料，其中也可以采用自体材料（自体血清）来匹配玻尿酸以及其他功能需求的产品，往往效果会更好。

三、光纤溶脂术

光纤溶脂术是利用等离子光热溶解理论的脂肪溶解技术，通过将脂肪细胞均匀液化，在人体的自然代谢时将其液化的脂肪排出体外。传统射频、超声、激光等技术都是通过体外热效应使温度达到62～75℃，让胶原层断裂后重组达到紧肤目的，这样很容易损伤到受术者的皮肤，治疗效果也不够精确，而内进路光纤更直观、更直接，超越任何传统射频、超声、激光等技术，是未来无创美容新趋势。

（1）手术过程：先在溶脂部位做标记，然后进入麻醉，医生会在需求抽脂的深层脂肪处使用"肿胀液"麻醉局部。肿胀液的作用是止痛和减少出血，并能有效保护四周的组织和器官在抽吸时不受伤害。

光纤溶脂的手术过程，每一次量控制在3000mL左右，体重较重者，可以适当放宽到4000mL，但一次手术最多总量不能超过5000mL。假设身体情况不好，而又恳求多部位抽吸的人，医生都会在保证安全的前提下，分次抽脂。

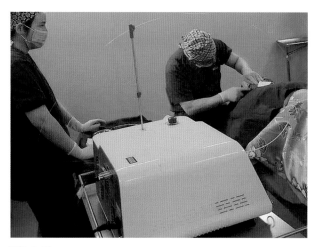

图3-3-12

（2）特点：

①刺激胶原蛋白肌肤紧致，瘦身、提拉、美肤一步到位。

②精确定位溶脂部位，快速消除体内脂肪细胞，从根本上

减少脂肪细胞,因此术后不会反弹。

(3) 术后护理事项:

因为只需局部麻醉,所以术后只需用绷带包扎1～3天。面部术后塑形戴1～3天,四肢溶脂术后绷带缠绕3～7天,基本不会影响正常的工作生活。

(4) 光纤溶脂配合埋线收紧:局部小范围的治疗中,如面部下颌缘、双下巴、羊腮、面颊等小面积治疗后即可使用小线收紧,效果更加持久,显效更好。

四、抽脂仪

抽脂仪(Medical Devices)是指采用高真空、大抽速吸引原理,将体内过剩脂肪吸出体外的医疗器械。通常包括储脂桶、吸脂硅胶管、吸脂手柄、吸脂针、防倒流过滤器和主控制器。抽脂仪是一台可以独立使用的医疗设备。

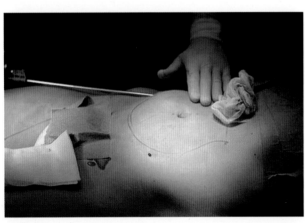

图3-3-13

1.组成部分

(1) 主控制器:一般都是电脑控制和负责显示,没有主控制器不能使用。

(2) 储脂桶:负责存储脂肪的容器,不可缺少的设备。

(3) 吸脂硅胶管:负责连接吸脂手柄和储脂桶的桥梁,没有吸脂硅胶管不能使用。

(4) 吸脂手柄:是控制吸脂针的运动和输送脂肪的器皿,没有吸脂手柄无法抽脂和输送脂肪。

(5) 吸脂针:用来把脂肪抽离出身体的工具,是不可缺少

的设备。

(6) 防倒流过滤器:防止抽离出身体的脂肪倒流回去,是不可缺少的,属于重要设备。

(7) 其他设备:有医用静音空压机,能降低抽脂仪发出的声音,安抚患者心态。

2.产品种类

(1) 负压抽脂仪。

(2) 超声波抽脂仪。

(3) 双泵共振抽脂仪。

(4) 聚能震波抽脂仪。

3.自体脂肪移植系统

自体脂肪移植充填术是整形美容医疗专业机构经常使用的一种手术方法,创伤小,恢复快,自体脂肪可塑性好,术后可以长期留存体内无后患,故患者心理上容易接受。

但目前原始的手术方法烦琐复杂、脂肪细胞提纯分离比较困难,术中暴露操作易造成脂肪污染,人工冲洗提纯,造成脂肪分离不净,移植注入体内的脂肪纯净度和有效性差,使脂肪移植手术成活率低,脂肪容易液化。

在移植过程中,脂肪从大的注射器转移到小的注射器中时,来回转换造成了脂肪的二次死亡和损伤,也造成脂肪成活率下降。

抽吸脂肪时的压力、流量及选取脂肪、提纯脂肪的方法,推注移植到体内的压力、层次、均匀度等因素,都成为决定脂肪移植成活率高低的重要因素。

自体脂肪移植系统,从脂肪抽吸、提纯、推注移植到体内的整个过程,完全在密封的20～60mL常规注射器内完成,方便了施术医生的操作,简化了手术流程,保障脂肪移植全过程在密封及无菌的环境下操作,避免了手术中的二次污染;吸出脂肪经过离心提纯分离后,有效地将水、血性物质、死亡的脂肪分离出来,保证了脂肪移植注入体内的有效和纯净,使脂肪移植成活率大大提高,减少了脂肪液化、吸收,避免了原始脂肪移植手术中反复移植及移植失败的

弊端,极大地提高了一次性脂肪移植的手术成功率。

该系统采用常规注射器,在抽吸时,模拟医生利用注射器手工在体内的抽吸方式,分段抽吸,均匀稳定,精确控制抽吸压力,保证了脂肪的活性;在将脂肪推注到体内时,可自行设置精确推注、缓慢推注、大剂量推注等多项功能;利用精确推注功能,可精确地定量控制填充部位的所需剂量;利用缓慢推注功能,帮助医生在移植部位行倒退注入时,均匀、散状推注到移植部位,推注省力,填充均匀,避免了脂肪的损伤和死亡,更有利于脂肪的成活,保障脂肪的充分血供,极大地提高了脂肪的成活率。

多功能脂肪移植系统具备聚能震波抽脂仪和脂肪移植机的全部功能,一机多用,既可以大面积吸脂,也可以做任何部位的移植,功能齐全,技术先进,为大型整形医疗机构和公立医院的首选产品。

基础篇

第四章 埋线常用词汇与操作规律

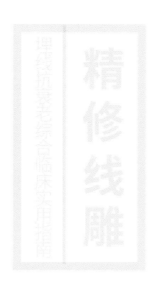

第四章　埋线常用词汇与操作规律

第一节　常用埋线专用词汇

埋线的应用入门简单,但是要做好却实为不易,需要多年的沉淀和践行,特别在后期的精修过程中,精准的诊断和合理的治疗方案是关键。在正式讲解有关PPDO埋线操作之前,我们必须先认识一下有关PPDO埋线操作中最常用的词汇,以方便我们更加快速清晰地了解PPDO线的操作。

一、入线位

针体和线体进入的位置叫入线位,小线的入线位没有太多的讲究,而大线的入线位非常讲究,要考虑线体的固定、提拉的效果,还有组织结构、创面隐蔽性等多方面的因素。

入线位标准:

(1)小线:包括平滑线、螺旋线。必须考虑创面的多少、辐射的范围,还有止线位、行线位以及桥接等元素。同时要考虑入线的方便与否以及层次的深浅。小线入线位主要考虑是否方便操作,是否方便覆盖,是否可以减少创面,是否便于掌握层次。

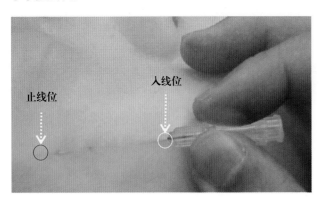

图4-1-1

(2)大线:包括锯齿线、大V线、小V线、提拉王、宽齿线、心形线等,必须考虑固定位、提拉位、行线位、曲线角度等元素。这些元素决定了提拉是否有效以及有效时间长短,也涉及是否能够减少局部损伤和增加疼痛、效果差异等。大V线和小V线必须考虑入线位是否适合固定,此结构比例是否适合,是否跨越禁行区。

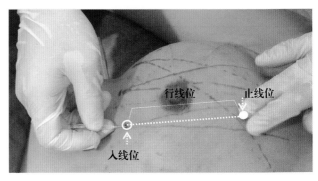

图4-1-2

二、止线位

针体和线体的终止位置叫止线位,也就是针体和线体植入终止的位置。再继续向前可能浪费材料或超越范围,即入线必须在此处位置停止的叫止线位。

不考虑止线位的后果是:严重线体外露、顶出、变形、拉升曲张等(如法令纹加深、凹陷加深、面颊部不对称、鼻山根膨出、乳晕凹凸等问题)。

止线位标准:

(1)小线:设计线条分区分片,考虑植入的线体与针体长度覆盖范围,并做好衔接规划,区域覆盖即可。入线层次必须精准,如:面颊部植入太深,则容易导致面颊部凹陷。所以合理设计好止线位,避免针对凹陷区域的紧致和提拉过度。

(2)大线:包括锯齿线、心形线、提拉王、宽齿线等。止线位的设计非常关键,尤其注意下颌骨张合度预算。避免跨度太大而产生张嘴困难和疼痛等现象。提眉、提眼角时应做好止线位,预测避免固定无效以及锯齿比例与方向。

三、行线位

从入线位到止线位线体覆盖的部分叫行线位,行线位考虑的因素比较多,必须要考虑骨骼和肌肉的分布、凹凸不平的设计、皱纹的走向等。好的行线位的设计是为了更加有效地避开问题,加强衔接,增加提拉和固定效果。

行线位标准：

(1) 小线：尽量避免或减少进入淋巴、腮腺、神经、血管内穿行。如穿越淋巴则容易产生短期性的结节性肿大，穿越神经则容易出现短暂性疼痛，如穿越较大的血管则容易出现长期肿胀和鼓包。如果穿越腮腺则容易造成腮腺漏，增加感染概率。当然，少剂量的植入在7天左右会自行恢复。

小线行线最忌讳：感染区、真皮层毛孔粗大区、黑头(毛囊堵塞区)非常容易加大感染面积，增加感染风险。毛孔粗大者建议适当深一些层次植入，如额头、法令纹、上唇和毛发致密区。

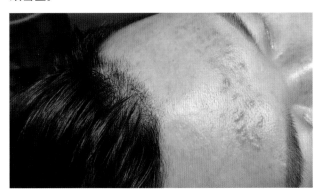

图4-1-3

(2) 大线：行线位有明确的要求，必须考虑提拉和凹陷修正以及连带提拉收紧等。如提拉王行线位的设计可以同时提眉、提眼角、提拉面部肌肤(上、中、下面部提拉)。

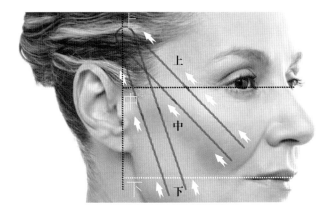

图4-1-4

四、曲线位

由于面部轮廓均不处于同一平面，肌肉、骨骼的凹凸不平，在面部就会有不同的曲线。为了让针、线体适应操作，我们通过曲线改良以及弯曲行针的方式来满足不同弧度曲线的操作，我们叫曲线位。图4-1-5中：①胸部曲线。②下颌缘曲线。③额部曲线。④颧部曲线。

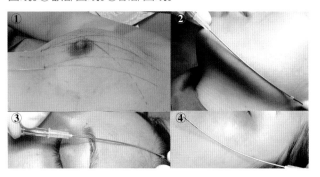

图4-1-5

曲线位标准：

(1) 通过将针体改良成曲线后绕行的曲线操作，分为两种：外部改良针体曲线再应用和皮内改良针体曲线的应用，这两种操作均为将针体弯曲，无论是在操作前还是在操作中，都需要确保线体在针体内的畅行才是最佳的一种方式。

(2) 通过曲线行针的方式：钩形曲线位；Z形曲线位。

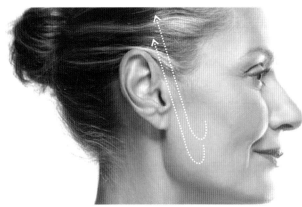

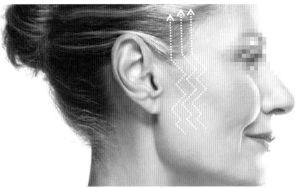

图4-1-6

(3) 曲线藏线法(优势是可以藏线不用剪线，但是也容易褶皱)建议谨慎使用。小线非常耐用。大线的操作，则需要把握好在筋膜的中深部避免线体牵拉形成局部褶皱。注意

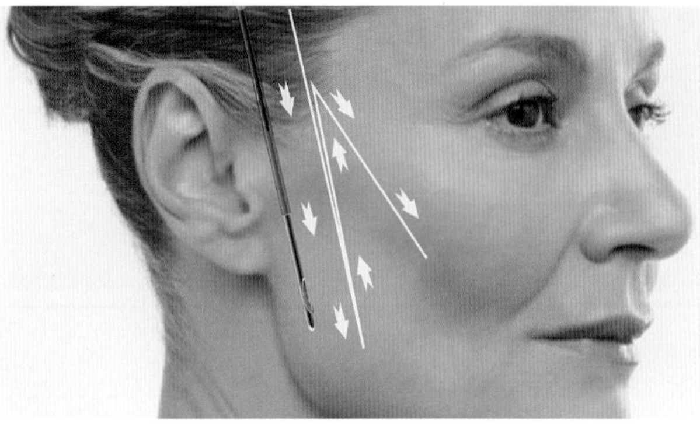

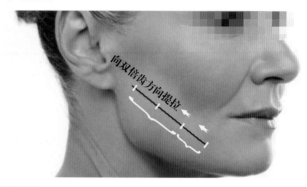

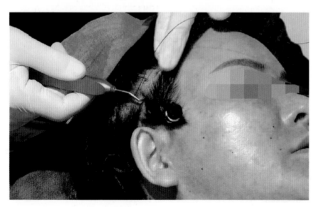

图4-1-7

规避血管和神经分布走向,特别是颞区藏线。

五、固定位

在做提拉向上的时候需要一个支点或者一条线带的支点来进行固定,而不让皮肤松弛向下的位置叫固定位。固定位有3种形态,一种是节点固定(如真性韧带区域:颧弓韧带),一种是筋膜带固定(即一片筋膜密集的地方固定的力量大于重力下垂皮肤组织提拉的力量,包含假性韧带),还有一种是利用好肌肉肌腱的固定。

固定位标准:分为3种固定方式,一种是天然固定位,一种是多齿固定位,还有一种是节点腱膜固定位。

(1)天然固定位(美丽线、提拉王、Aptos双针线等):天然固定位通常位于颞肌腱膜处。天然固定位和提拉位是相对的,也可以在应用中通过改变齿的结构和腱膜密度走线来调换。天然固定位分为两种形态:"N"形和O形,回路闭合固定。我们在应用中可以根据需要选择方案。

图4-1-8

(2)多齿固定位(大V或小V线):在没有固定节点或者丰富的腱膜时,固定齿的数量必须是提拉齿的2倍,也就是2/3为固定齿,而只有1/3是提拉齿。我们可以通过改良修剪齿

的数量来控制拉力,就像拔河原理,同等身高、体重、人数、环境下的无法分出胜负,即拉力平衡。如果改变齿的数量比即可获得想要的不平衡。增加固定齿的数量,减少提拉齿的数量。

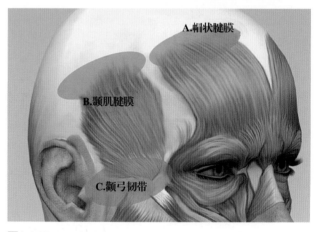

图4-1-9

(3)韧带腱膜固定位:利用颧弓韧带、颞肌腱膜等,在腱膜比较丰富密集的地方进行固定。通常面部固定点需要通过运动、牵拉、表情、触摸找出最适合的位置。避免因为固定而影响皮肤与肌肉的运动,而表现不自然。假性韧带如有固定切记勿针对局部给肉毒毒素,避免影响固定效果。

图4-1-10

六、提拉位

通常指需要提拉向上、提拉收紧、提拉改变皮肤纹理和方向的位置,我们叫提拉位。通俗地说是需要紧致提拉的位置就叫提拉位。提拉位可以是点,也可以是线,也可以是面。我们通过不同的面部皮肤的手工演示找到所需要提拉的位置以及所需要的跨度,避免提拉过度或承载过重而造成凹陷。

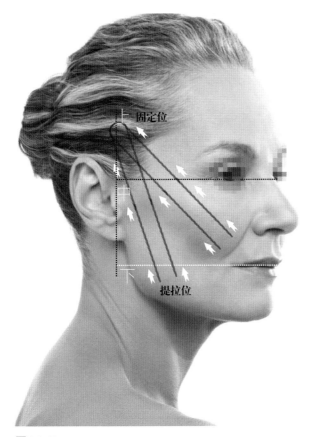

图4-1-11

提拉位标准：

提拉齿设定提拉位：这种提拉位设置通常入线位置比较讲究，从需要提拉的局部进行入线以便于有更多的固定齿能藏于腱膜区方便固定，而修剪往往是提拉齿。应确保提拉齿是固定齿的1/2。提拉王则全部是提拉位或固定位。

温馨提示：各位一定要先拆开植入的锯齿线，检查齿结构比例以及齿的形态。看标准比例来决定入线位和止线位。同时也才能更加精准地判断从下向上入线，还是从上向下入线。

提拉位没有明确的限定：可以是眉部，也可以是眼角、嘴角、面颊、额部、胸部等均可以设定为提拉位。提拉位的设置是为了有效提拉和针对局部矫正。

七、交叉位

在埋线植入中，交叉是不可避免的，但是交叉后整体皮肤形态的影响、固定的效果、可松解性、提升皮纹走向等，都将随之发生改变。交叉位分为：①小角度交叉。②大角度

交叉。③多维度交叉（即多线条多层次交叉）。不同交叉方式设计目的各有所异：①V形小角度交叉。②X形大角度交叉。③井形多角度交叉等。不同交叉方式又有不同的目的。

交叉位标准：

建议层次统一，避免深浅不一，形成凹陷或不同方位的拉力变形。操作层次为SMAS层。太浅则容易凹陷，太深则提拉无效。

温馨提示：在实行交叉之前如果能够将所需要提拉的部位进行钝性剥离、提拉，效果会更好。可有效增加提拉效果和提拉周期。

（1）小角度交叉（V形交叉）：这种交叉能够增加点的提拉力度，增加固定位的固定效果。通常从下向上进针比较多。适用于眼角、提眉、面颊、下颌缘、胸部等收紧提拉。可以选择一个破皮点，也可以选择两个破皮点。

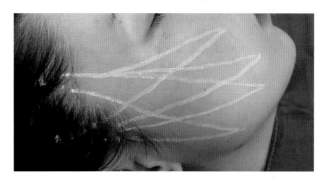

图4-1-12

小角度V形交叉最大的优势：简单提拉和固定效果均比较不错。如果增强效果则建议回路闭合为不可松解。可松解则不需要闭合。

（2）大角度交叉（X形交叉）：这种交叉最大的优势是不可松解，由于交叉的角度比较大和特殊的牵拉齿的物理特性，四向力量均匀，所以松解困难。这种交叉在操作时比较少用，是只有针对特殊群体需要超强固定和提拉的时候才采取的一种手段。在后面设计方案中会有简易模型图。X形交叉最佳状态是四向锯齿以中心点为节点，也可以在交叉点之上固定齿，多余节点下的提拉齿。

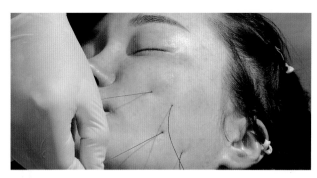

图4-1-13

X形交叉最大的优势是不可手工松解,所以在设计的时候需要提前清晰意图,避免提拉过度产生的凹陷或褶皱。X形交叉通常建议选择在颧弓韧带或中上部位,加强固定效果。大角度交叉通常在2个破皮点或多个破皮点。分成中心朝四向布线。但是2个点破皮点相对来说建议深度在比较深的SMAS层,或脂肪中深部,避免入线位的凹陷。

(3)多维度交叉(井形多角度交叉):这种方案不仅适合小线排列,同样适合比较粗的双向锯齿线,但是在排列的规律上,采取变形井字格的方式。

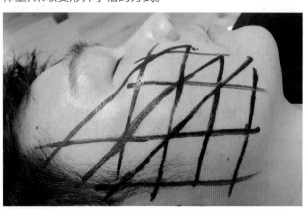

图4-1-14

这种设计方案常适用于皮肤严重松弛下垂的群体(45~65岁),采取复合埋线的方式,提拉王、宽齿线、心形线配合双向锯齿大V线等复合应用。这种应用方案比较多,大致归纳为以下几种方案:①WM叠合法。②VI加强法。③横向交叉井字法等。在后面的章节中有详细的介绍方案。

这3种设计方案体现一个埋线植入设计水平以及操作娴熟程度。一般胸有成竹的操作在提拉、矫正、塑形都是均匀布置。很多初期应用者容易出现局部凹陷或者难以松解等现象。所以从一开始就不能进行塑形提拉,而是线体植入完全后再来提拉、塑形,最后再来剪线,并抚平操作部位的凹陷。

温馨提示:多维度指小线(井字格)、中型线、小V线(井字格)和大线(双向锯齿或提拉王井字格)组合应用的一种方案,这种方案效果很好。

八、复合点

在同一入线位(破皮点),同时进行2~3种不同线体操作入线的点,我们称之为复合点。复合点的应用非常广泛,利用现有的破皮点做好最大实用价值。复合点最大的优势是创面低,覆盖范围广,层次多元化。

复合点标准:

复合点的选择尽量避免组织较厚的区域,利用好每一个破损点进行植入。如下颌缘、面颊部、胸部提拉入线位等。分别将大线、小线、填充线、剥离手段同时使用的一个点。很多埋线者,在做大V线的时候从下向上进针的同时,就利用好原有的入线位(破皮点),直接放射状覆盖所需要植入的小线,再分别形成交叉实现局部小线的植入。

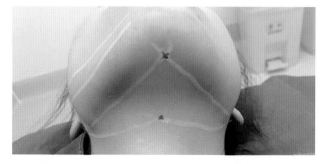

图4-1-15

九、紧致区

皮肤由于胶原流失所造成的松弛、下垂、软化等,需要进行收紧的区域我们通常叫紧致区。紧致区相对来说通常指面颊、下颌缘、双下巴、腰腹、臀部、胸部等部位。

紧致区标准:

非骨骼突出部位或肌肉发达的区域。通常为脂肪比较丰厚且皮肤比较松弛的位置。主要分为:①皮下脂肪紧致区。②脂肪垫紧致区。③皮肤真皮紧致区。这3种层次操作均为特殊操作手法,产生的效果也不一样。

(1)皮下脂肪紧致区:操作时入针比较顺畅,且能看到针体推行的皮纹(波纹状推行),且层次恰到好处。主要用于针对皮下脂肪,显效时间周期在20~35天。逐步收紧效果明显。

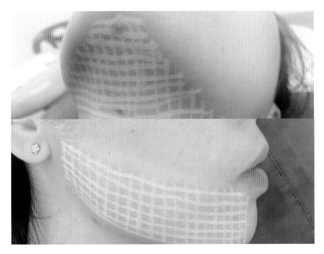

图4-1-16

（2）脂肪垫紧致区：操作层次相对比较深，特别是面颊脂肪垫位置，加上肌肉和骨性结构，特别容易让针体深入到脂肪垫。所以这部分操作要求比较谨慎。在操作中特别容易出现脂肪萎缩，造成凹陷。所以针对比较肥胖的群体可以加强面颊脂肪垫的植入。比较消瘦的群体慎重操作。

（3）皮肤真皮紧致区：操作为真皮深部，以小线为主。这种操作由于真皮深部阻力相对较大，而且必须考虑毛囊与汗腺条件。如果毛囊炎或汗腺代谢障碍。则不建议操作，因为特别容易导致植入面感染。由于真皮深部阻力较大，所以，操作必须缓慢。这种刺激真皮胶原再生、改善血供的方式，不仅可以增加真皮胶原含量，还能改善肤质，部分斑点也因此减淡。

十、桥接位

线与线之间的连接称为桥接，让线连接的位置称为桥接位。桥接与否直接决定了紧致效果是否均匀，提拉张力是否适宜。特别是在小线的应用中非常明显，如果单纯地植入，有些群体会出现局部的凹凸不平或者软硬不一的现象，因此桥接必须到位。在大线提拉过程中，为了减少皮肤张力或重力下垂，多采取桥接的方式减少张力和重力，以顺应线条力量。在牵拉力量上，细线条增加提拉入线桥接，以减少局部凹凸不平，特别是面颊和颧弓区。

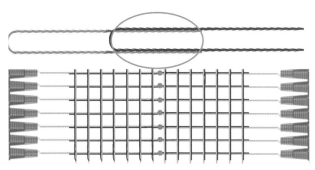

图4-1-17

桥接点标准：

线与线之间必须有连接，并字格布线就像织布一样不能断裂。小线需要建立丰富的桥节点，大线则需要有合理的桥接搭配。

温馨提示：特别是针对乳房以及臀部、腰腹必须有桥接覆盖。面颊部提拉为了增强效果，必须进行桥接减张。注意：皮下剥离后的桥接减张效果事半功倍。

十一、扇节点

当线体和线体交叉的时候会有一个节点，而多条线体交叉的时候会形成双扇结构，而这种交叉的节点称为扇节点。这种操作多数为小线的操作方式。

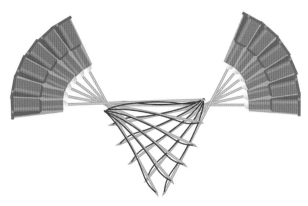

图4-1-18

扇节点标准：

通常用于颞部、胸部、臀部圆形部位的设计所采用的一种方式。目的是为了更好地掌握中心点的入线位层次以及均匀放射植入。扇节点多用于假性韧带的增强术，也用于小线的植入覆盖上，同时也用于大线的交叉提拉。

十二、越位操作

越位操作通常基于运动拉伸后的骨骼、肌肉形态发生变化后。当针体和线体超越了设计区域,形成加深皱纹、凹陷、不对称等现象,这一规律称为越位操作。如:①提拉位越过法令纹。②紧致区选择植入在凹陷的面颊凹陷处。③面颊张嘴后面部皮肤肌肉牵拉疼痛等,均为越位操作。如下图线条在操作提拉时超越线位可能会造成其他凹陷或不良影响。

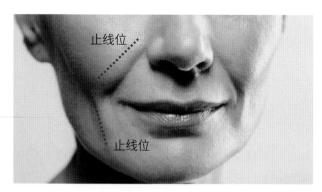

图4-1-19

越位操作说明:①线体越过凹凸处中心点。②线体越过止线位的操作,容易导致法令纹更加严重。当然,在特殊矫正中也存在越过凹陷位后将局部组织提拉来填充凹陷,效果也非常不错。

十三、禁行区

埋线植入中禁止行针行线的区域统称为禁行区。禁行区可以有效避免不必要的问题产生,也可以有效减少术后并发症、矫正的概率。常见的禁行区:①腮腺。②乳腺。③肿胀区。④感染区。⑤不良填充区(正在生长且无法控制区域)。⑥病变区。

禁行区说明:就是为了避免不必要的风险,规避术后的隐患和感染,减少恶化的现象等。

禁行区标准:如:①腮腺行线容易引发炎症和感染。②大血管位行线容易引发肿胀鼓包血肿现象产生。③神经节点行线容易引发长期的疼痛症状。④肌肉内行线容易引发肌肉运动性障碍等。

十四、松解点

在埋线提拉过程中,难免会出现凹陷或坍塌的现象,通过外界的手法、器械、药品进行缓解、复位,抚平皮肤的一种

手段,我们叫松解。有些可以通过简单的手法在1～2秒内完成,有些则需要专用的松解针来协助操作。还有一些需要用手术切开并剥离的方式来松解。当然,也有通过间接性给药的方式来治疗等。

松解必须了解双向锯齿线的物理特性以及组织结构中SMAS与皮肤的关系。

(1)手工松解:通常适用于植入后出现的即时性的凹陷,由于锯齿牵拉到真皮深部浅筋膜,导致局部凹陷者,在25天内均可以采取手工松解1～2颗齿来实现平整。切勿松解太多,否则提拉效果会降低。

操作方式:按住固定位后用另一只手捏起凹陷位(顺线条植入方向),轻轻向提拉方向的反方向拉。力量逐步增加,直到松解抚平即可,无须给药。

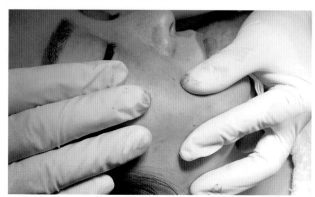

图4-1-20

(2)器械松解:需借助器械,但是需要破皮或切开的一种方式。

操作方式:切开小创面(耳屏前或发际线内等),再进行钝性剥离,凹陷处自然平复。还有一种针对微小创面的操作方式,是将凹陷处垂直植入线条20mm之外,做一个破皮点,然后用导引针进行皮下钝性分离,通过牵拉找到线体位置,向皮肤外面拉伸即可恢复。注意力度不可过重。

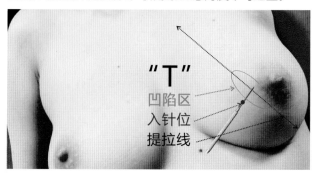

"T"
凹陷区
入针位
提拉线

图4-1-21

(3) 药品松解：这种方式很少用，有些因为与肌肉运动有关的治疗是采用肉毒毒素的原理，将肌肉放松，减少运动的一种松解方式。

温馨提示：在采用X形交叉或者复合埋线井字交叉时，则建议直接采取皮下剥离的方式进行松解。不建议直接取出线体。

十五、衔接线（承接线）

在埋线提拉过程中，由于面部皮肤重力因素，导致比较少的线体要承担比较重的提拉力量时，需要植入更多的线体来进行不同阶段对重力的分担。我们把这种分担重力的线叫"衔接线"。这种植入式操作、设计应用非常广泛。从面部到胸部到臀部均有使用。衔接的目的只有一个：加强效果（巩固提拉和固定）。

衔接线标准：顺着植入线条方向，从中间部位进行追加植入线。具体方法有：①间距衔接法：原本4条线，每条间距2cm提拉，追加后可以实现每1cm可以实现1条线，减少提拉力量。②拉力衔接法：恰好在提拉线条的提拉齿和固定齿中心点，破皮再植入衔接线，让下垂的重力减轻的一种方式。如颧弓韧带、面颊部、胸部使用非常多。特别针对循经埋线的操作，衔接非常关键，需要线体叠合覆盖。

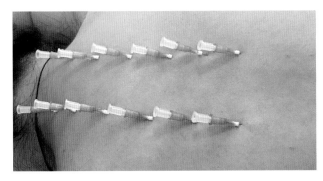

图4-1-22

温馨提示：衔接线会增加破损点，所以有一定适应性群体。如色素沉着严重者则建议减少创面。衔接线也可以利用现有的破皮点进行衔接，通过改良线体和外用工具实现。通常埋线应用中会适当保留2～4根大V线用于术后的效果修饰，这2～4根线就是针对术后不满意或不对称时，做1～2根局部衔接线来实现纠正或修饰。

第二节　埋线基本操作方式

PPDO埋线的操作方式虽然是不起眼的小细节，很多人可以忽略，但是不能忽视其临床中的效果。好的操作方式和习惯可以避免很多不必要的问题的产生，如露线、凹凸不平、局部太浅、角化、血肿等。所以规范操作细节，可以有效防范不必要的问题产生。

一、入线基本操作

(1) 小针的进针方式：（针体29G-24G）通常有：平滑线、螺旋线、麻绳线。建议采取45°锐角进针，斜口向上的方式进针。在针体刺入真皮皮下后，再与皮肤水平推进。这种进针的方式能有效地防止针体深浅不一的穿透，防止线体的外露以及深浅不一。

优势：这种行针的方式更加方便针体穿行能保持非常平稳的姿态，且方便把握入针层次。

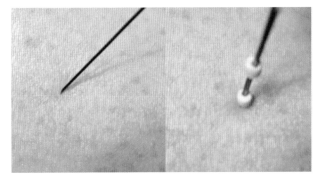

图4-2-1

(2) 大针的进针方式：（针体23G-18G）通常有：大平滑、平齿线、液态线、大V线、双头线等。建议采取垂直进针的方式，可以有效避免针体或线体在真皮内的穿行阻力，增加线体外露风险。包括需要破皮针或导引针来进行破皮、固定的针体，均建议采用同样的方式垂直进针，进入皮下后再平行于SMAS层穿行。

优势：这种进针的方式是完全可以避免线体刺在真皮的滞留，避免凹陷的形成，也方便真皮深层层次的掌握。

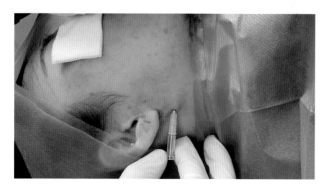

图4-2-2

（3）进针触感培养：无论是小线还是大线，建议初学者一定要培养进针触摸的习惯，让手指的敏感度增强，顺着针体的走向，感觉并把握入针的层次、阻力，不同层次的组织密度等。这点非常关键，虽然进针缓慢，但是一旦培养了这种感觉以后就与线体外露无缘了。而且在一定的时间之后入针的层次就可以通过阻力与感受来直接掌握每个层次的深浅，也可以通过手指的配合调节入针深浅。

二、推线基本要领

"推线退针"感觉是非常简单的事情，然而好的埋线技术操作人员对推线退针手法非常讲究，而且能解决很多不同的问题。如何将某根线条囤积到某个点？如何将线体挂住浅筋膜？如何将皮肤紧致微调？一是要根据产品的物理特性使用，二是要掌握锯齿结构比例。接下来我们根据材料的分类来分析一下：

（1）螺旋退针法：通常小线退针前都会采取螺旋退针法，这种退针比较简单。目的是让线体在操作的部位上固定，而不至于拔出针体时带出线体。主要有：平滑线、单螺旋、麻绳线、单向锯齿线、锯齿螺旋线等，需要螺旋退针。

操作方式：只需要在退针之前旋转2～3圈即可退针，在退针时候一定要有一点点固定感，但是不能转的圈数太多，旋转的圈数太多会感觉拉不出来针体，这就是旋转过度，应该松半圈再退针。这种退针的方式可以有效收紧局部皮肤，掌握得当可以有效地聚线。

（2）藏线退针法：此法是当针体和线体长于我们要操作的部位时最常用的一种方式。这种方式是为了将多余的线体藏入皮下而不至于修剪或让线体外露。

操作方式：入针后顺时针旋转3～4圈，明显发现线体旋转紧后，逆时针松半圈，退针10～20mm。然后再顺时针旋转

3～4圈，旋转紧致后，再向目标推进10～20mm，逆时针松半圈后退针10～20mm，再反复重复进行聚线。

（3）定向退针法：定向退针的方式多应用于不规则的小细纹，通常用于眼角、嘴角等小部位，在宽窄不一的线条上，需要将线体推向比较宽的位置，确保宽的位置获得较多的PPDO线，而窄的位置获得比较少的线。

操作方式：入针到止线位后，开始旋转2～3圈，按压退针10～15mm后，在比较宽的位置调整方向1°～2°角度再进针，到止线位再旋转2～3圈，反复操作几次直到满足较宽部位的线体全部进入。记得用手触摸和按压，退针时记得按压，进针时稍稍松开。

（4）入线退针法：主要针对改良型的半钝或全钝针头，这种针头最大的优势是可以矫正针体行针的路线。但是这种针体也有局限，就是在线体的固定上需要采取特殊的退针方式，包括部分全钝针头也都采取类似的退针方式。

操作方式：在针体达到"止线位"时，需要先将针柄固定栓松开，将线体推到最顶端推不进去时，按压住针头位置，轻拉线体看看是否齿挂在了筋膜上，如果有阻力则一边推线一边退针。当确定线体齿已经固定在筋膜后，按压住线体抽针，这种方式叫入线退针。但是不可纠错的材料基本不用这种方式。

三、埋线打结方式

埋线抗衰应用中的打结和手术中的方结有所不同，需要借助齿的力量进行牵拉悬挂打结的一种方式。这种方式简单、便于操作，只要有持针器和缝合中的打结没有多少区别，而且更加简单、容易操作。埋线打结方式的目的是为了更好地固定、提拉，增强效能的一种做法。通常应用于双向锯齿的大V线打结用得比较多。打结方式有双线结和三线结等。

操作方式：在操作前确保扩展的口径要足够大（能容纳一个比较大的结——"3mm左右"即可），在两根线体植入后，提拉塑形紧致后再进行双线打结，直到将打结部分收紧到破皮点下，且齿能相互扣拉住1～2颗即可。再将结藏于皮下3～5mm后，再拉出剪线。这个时候打结完成且结藏于皮下。

禁忌操作：①破皮点太小，打结藏不进去。②打结扣齿剪线。

后再来藏线,则打结自然松脱。③打结没有扣齿,就算藏入皮下也同样松脱。

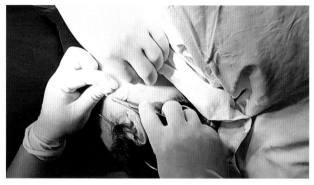

图4-2-3

四、弧形悬挂

弧形悬挂的目的是为了增加齿对筋膜的挂钩,是为了增加固定或者提拉的效果所采取的一种方式。这种操作方式比较常用。但是操作中会牵拉到部分组织,导致皮肤囤积产生巨大的压力,影响针体推进以及方位的掌握,所以要学会适度控制针体的硬度,避免在植入操作中让针体折损。

操作方式:破皮后顺着设计线相反或垂直的方向,前行2～3cm,再朝设计线进行推进。在这个操作过程中会将皮肤和皮下组织纠结一部分,在到达"止线位"后再按压住,让线体固定后再拔针的一种方式。

温馨提示:操作中朝不同方向前行距离不宜超过2cm,否则会因为扭曲度太大而折损针体或无法操作。

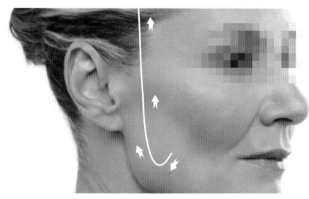

图4-2-4

五、减少瘀青肿胀的方式

减少埋线操作的局部瘀青肿胀是一个综合应用概念,即通过各种止血、缩小血管、减少血流量的一套方式。通常要实现这种效果,必须有足够的准备,包括药品、器械、物理冰块,要避开生理期、避开抗凝药等。

(1)物理方式:按压和加压包扎止血是非常不错的一种方式。在操作拔线或出现的局部肿胀、渗血点时,大力按压20～30秒后,再进行长时间的冰敷(每10分钟1轮,休息3～5分钟再继续冰敷10分钟,反复3～4小时。时间长一些更好,前3天均采用这样的方式。基本上看不到瘀青肿胀的过程),配合绷带或特殊的塑形带加压效果更好。

(2)药物方式:通常采用以收缩血管减少出血量的肾上腺素为主,特别针对眶下以及容易出血的部位,并需要按照手术标准适用剂量。

(3)工具适用:主要采用比较钝性的破皮针、导引针、穿线针等,减少锐性损伤,操作时候尽量使用钝头针,行针过程中缓慢一些进针,避免撕裂性损伤。

(4)避开生物条件:如生理期、正在服用抗凝类药物者。当然,有些群体本身凝血功能较差者,则可以搭配药物进行规避。

六、隐藏创面方式

埋线抗衰为了实现无创,或者看不到创面,就必须学会外科切口隐藏的概念。我们通过内路操作,发际线内操作、切迹线内植入等方式,让创面藏起来,看不到的一种手法。不是无创面,而是创面比较难以发现。如:①内路隆鼻线的操作,在鼻孔内开口植入埋线,从外看看不出任何创面,详细内容可以参考实操视频。②大V线的发际线内植入法,有两个小针眼,创面上贴上痘痘贴,头发遮盖后基本看不到。③酒窝成形术。④内路卧蚕填充线。⑤眉中丰眉弓等。不是没有创面,而是让创面难以发现。

七、增加固定(回路闭合方式)

利用提拉王(比较长规格的双向锯齿线),采取"口"形(也称之为O形)设计,让双向锯齿形成闭合的一种设计方案,这种设计方案的实行和线种有直接的关系。目前市面上比较好用的品牌有德国的Aptos、韩国的美迪塑、美国的快翎线、韩国的美丽线等。

这种操作需要有一定手术功底,且同孔进出、布线均匀。在最后结线后牵拉即可,需要特殊工具操作。回路闭合最大的好处是不易松解，局部组织囤积效果非常好。适用于太阳穴、苹果肌、胸部形态的打造。

八、术后防护方式

术后防护是手术成功的关键，通常在手术结束后根据不同类型进行，我们正常使用的药品有红霉素软膏，人、牛碱性成纤维细胞生长因子，EGF，马应龙痔疮膏，痘痘贴，塑形带等。正常使用结束后，通常都会使用红霉素软膏进行创面封口，避免感染。但是局部组织缺失者（如鼻头感染造成组织缺失，开放引流，配合抗感染治疗3～5天。治疗后通常采用牛碱性成纤维细胞生长因子促进缺失部位愈合），如术后皮肤干燥、蜕皮、干燥、过敏等通常使用无菌敷料以及EGF修复表皮。而比较大的针眼则采用痘痘贴直接封口，或以红霉素软膏封口。

第三节　常用针体、线体、工具的改良

埋线抗衰治疗中，通过改良针体、线体、工具来实现操作的便捷、高效等。降低不必要的线体顶出、无效治疗、过度损伤等问题的产生。所以针体、线体、工具改良是每位操作医生必备的基础。如果只是一味按照出厂产品进行操作，很多问题将不可避免。而改良也是我们对针、线、工具认识的一个新高度。更精准地掌握材料特性，做出最佳的改进，实现最好的效果。

改良的目的有两个，一个是方便实际操作应用，另一个是为了适应组织轮廓。接下来我们一起了解一下有关改良应用细节。

一、针体、线体、针柄改良应用

1.提拉王（双向长锯齿改良）

线体齿比例结构改进（原设计齿100mm:100mm双向对等锯齿，为100:100长度，我们可以根据需要修剪成100:60或100:30，方便实际临床中的应用。这种改良主要是用于比较长面积覆盖，采用工具操作的提拉）也就是比大V线更长的双向锯齿线，部分脸型比较大，或者比较长范围跨度的则需要进行改进应用。

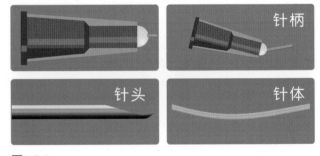

图4-3-1

2.大V线（应用改良）

针头改良：锐针改良成钝针，通常在条件允许的情况下不太建议此种操作方式，主要是比较浪费时间，增加材料污染隐患。但是在特殊情况下是可以进行锐针改良成稍钝的针头的。目的是减少血管和神经的损伤。

准备比较平整的手术硬质手术器械（针头向内侧屈压即可，弧度35°～40°）。主要针对大的针体，不适宜小针体。操作时只需速度即可实现，且不用破皮针就可以破皮，以前的锐性大V线便是采用这种方式改良居多。

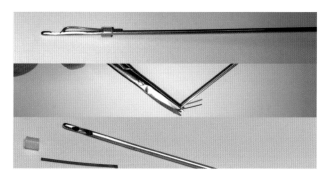

图4-3-2

3.针体改良

针体改良的方式,应该是针对性的适应曲线进针的方式,避免人为压迫性组织损伤,如颧部大V针改良(a.大角度弧形改良;b.小角度弧形改良),但是所有的改良原则是不影响线体的进出畅通(参考图4-3-1)。

4.隆鼻线改良应用

线体改良:在操作鼻小柱、鼻背时,必须对鼻小柱、鼻背高度进行测量,并预算出最高超出值,修剪多余部分材料的一种改良方式,我们叫线体改良。鼻小柱顶出概率之所以高,就是因为所有人都拿相同长度的材料,做不同高度的鼻子,一旦鼻子条件极差,线体严重长于设计尺寸,则顶出概率为100%。当然也有因为设计缺陷导致的顶出,如针体内的线长,针体外的线短。所以测量时直接用针来进行比对时,数据是不正确的。必须将所有需要植入的线体全部从针体内取出,并测量好高度,统一修剪平齐后,再将线体放入针体内备用。改进标准建议:①鼻小柱高度在15mm者可以适当将植入线体长度延长5~8mm。②鼻小柱高度在20mm者,可以增加8mm高度。③鼻小柱高度在25mm者则可以增加10mm高度(以上内容仅供参考,当然操作中如果不能植入鼻前棘骨上,同样有顶出风险)。

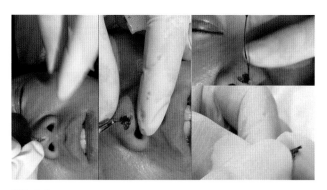

图4-3-3

5.小线改良应用

针柄改良:针柄改良应用比较多,特别是针对比较狭窄的操作部位、不方便下手或者空间太小,需要调整针体入针距离时所采取的一种方式。这是对针柄和针体交界处进行的改进,这种改良方式纯粹是为了加强实际应用的方便。

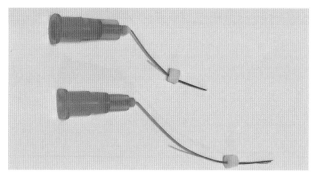

图4-3-4

温馨提示:改良应用过程中,注意好无菌保护,不要顾此失彼。而改良都是因为条件限制才进行的一种无奈之举。所以选择良好的线体材质非常关键。往往需要改进的材料不是为了适合应用,就是设计缺陷。两者之间希望大家自己去判断。

二、埋线工具常见改良应用

埋线工具改良屡见不鲜,几乎是每个爱好埋线技术者的必备。很多的工具都是源自于应用后的改进,不断升级才能产生新的工具,方便下次的操作和应用。工具的改进品种繁多,我们就常用的埋线基础工具进行说明,希望能对大家有所帮助。

1.破皮针改良应用

长锐头改短钝头:破皮工具可以采用大号的针头破皮,也可以采用剪刀、手术刀刀片来实现。但是为了避免不必要的损伤,减少创面。让破皮做到不出血、不血肿确实需要技巧,就更离不开工具的改良应用。通常破皮针应准备两个,一个是小号的泪腺畅通器(细钝头破皮针),一个是大号的破皮针(但是针头太长影响破皮深度和损伤),大号破皮针必须改良成圆钝头,改短,方便应用加大破皮扩充空间。基本上双针结合能100%做到零出血和无肿胀。所以很多埋线的客户总问:"为什么你埋线不出血?也不肿胀呢?"我们只是笑而不答。

埋线抗衰老综合临床实用指南
Comprehensive Guidance of Clinical Application of the Practical PPDO Implantation Anti-aging Technology

题,我们采用将细头打磨成5dmm直径,这个时候使用就方便多了。

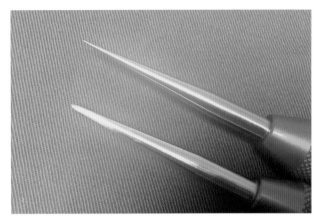

图4-3-5

2.金银龙凤针改良

长针改短针:目的就是为了方便小范围的破皮和应用,加强改短后的物理硬度,针对小面积提眉、提眼角、提羊腮等小范围应用。太长、太细的导管相对比较柔软,短距离应用难免力不从心。在改良后的应用中非常便捷。

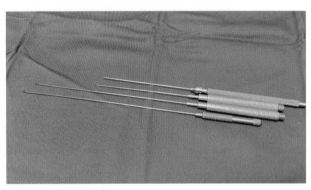

图4-3-6

3.细单钩的改良

细单钩改粗单钩:银凤单钩的最主要的作用就是取线、松解,但是由于单钩的头太过细(规格:3dmm)所以容易划伤组织,存在直接切开局部组织的风险。为了规避这个问

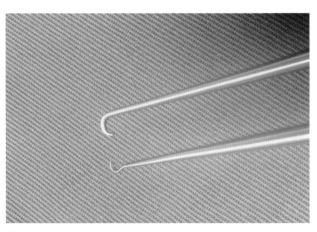

图4-3-7

4.其他器械改良

松解针钝头改良:松解针的应用,主要是头比较钝,但是属于圆形直径。相对于松解中扁平化的钝头更为实用,所以如何将圆头钝变成扁头钝,我们在应用中找到了答案。我们通常采用砂轮直接打磨成扁头,然后抛光。一可以方便松解,二可以方便钝性分离出通道。

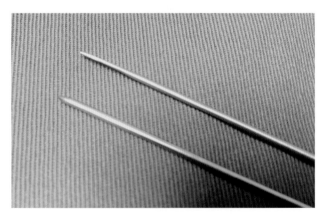

图4-3-8

第四节 埋线布线操作规律

在PPDO埋线抗衰美容的操作中，不同布线方式和层次会有不同的效果和规律，我们今天就针对PPDO布线的不同规律进行总结分类，以方便大家在日后应用与操作。

一、收紧布线常用模型设计

规律1：稀疏向密集收紧（通常应用于面颈部和身体大面积范围）原理：皮肤在PPDO材质的作用下刺激胶原的产生，密集的PPDO线因刺激产生的胶原越多，而比较少的PPDO材质的分布产生的胶原越少。自然少剂量的逐步向高剂量进行收紧和靠拢。

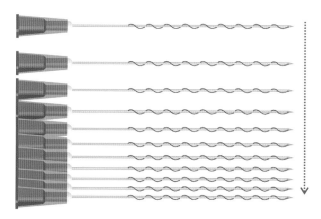

图4-4-1

规律2：单层次向多层次收紧（针对极致提拉以及脂肪较厚的层次），其次线体植入皮下脂肪以及脂肪垫后会加速脂肪室体积缩小，形成局部凹陷收紧。参考三维结构示意图。层次密度越大，紧致范围以及炎性反应刺激的局部生长越紧致。

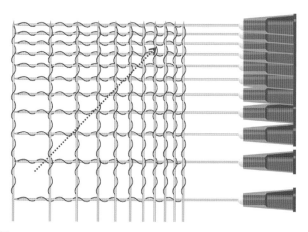

图4-4-2

示意图是为了更好地让大家明白有关收紧的规律，不同的布线规律就有不同的收紧方向，就有不同的收紧效果和收紧的时间差。而所有的布线设计收紧走向，均由刺激产生的胶原蛋白的密度所决定。

二、填充布线常用模型设计

主要针对凹陷坍塌的布线设计方案，目的是为了更加有效地填充凹陷部位，从而让视觉感官更加饱满、更加平整的一种设计方式。这种设计方案通常分为即时效果和长期效果。而在中间的1～3个月中已然会感觉填充效果并不明显。期间是因为肿胀消失后，PPDO材质还没有来得及分解以及吸收。此期间没有足够多的新生胶原产生，故而前3个月的填充效果并不明显。填充材料建议采用PLA、PLLA，这两种材料实际植入后的临床持效比较长。所以我们抛开材料，只看填充布线设计模型。

规律1：鱼尾交叉织网布线（通常应用在法令纹、木偶纹和川字纹等）同一入线位可以同时入线多根，一次鱼尾交叉设计可以填充数十根小线。建议：PLLA材料网管线或液态填充线。

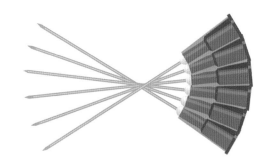

图4-4-3

规律2：三维层次布线填充（腰腹、胸部、臀部最常用）分真皮中层、深层、筋膜浅层、深层多维结构进行布线设计的一种填充方案。这种情况多数采用小线进行设计，也可以在底部进行液态填充线的填充设计。根据需要选择不同材料，这种方式是以线材叠加反复植入增强效果的一种方式。

规律3：单纯叠加布线（川字纹、法令纹、木偶纹等）。这种布线方式多数针对简单的几根液态填充线或麻绳线的填充应用。比较直线条立体结构的填充。皮下剥离后填充配合真皮内小线给线。可以采用专利技术贴膜效果更好，针对局部细纹或皱纹。

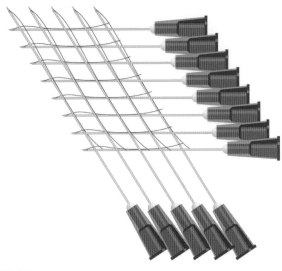

图4-4-4

三、提拉布线常用模型设计

提拉布线分为两种方式：①垂直提拉布线。②定向提拉布线。两种布线方式均为抗地心引力（向上或向左上或右上方来进行提拉，改变皮肤方位的各种布线设计方案）。

（1）垂直提拉布线：（提拉王）天然的固定位，提拉紧致效果非常好，无论向左还是向右的提拉，还是局部轮廓的矫正，几乎都是为轮廓矫正的量身定制。

精修线雕
Precise PPDO Implantation
Anti-aging Technology
PAGE/074

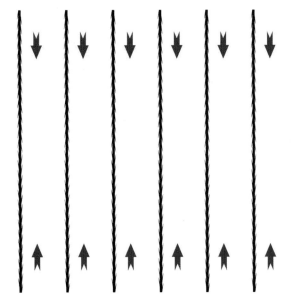

图4-4-5

垂直提拉布线设计：提拉王的优势（三段提拉：上段眶上部即眉部、眼尾；中段眶下部即颧面部、鼻周部；下段脸颊部以及下颌上缘部即唇周部）。

（2）定向提拉布线：主要针对法令纹木偶纹、胸部等需要向特定的方向进行提拉收紧的布线设计方案。通常向某个特定的方向改善法令纹或木偶纹等皱纹状态。

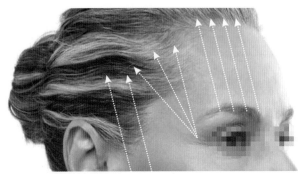

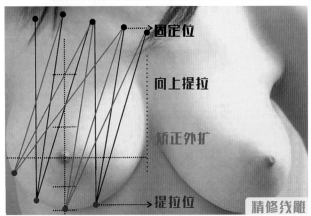

图4-4-6

（3）自由提拉布线：主要针对中下面部整体的提拉塑形，围绕一根线提拉的方式进行自由取线提拉设计方案。这种设计方案操作简单，效果独特，但是材料非常关键，要求柔软，前拉力量必须足够，且适应塑形操作维持时间较长的材料。具体参考方案如下。

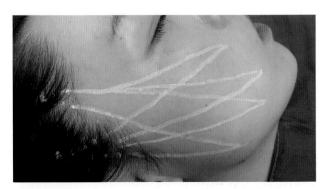

图4-4-7

四、塑形布线模型设计

塑形布线通常就是指面部轮廓如眼型、眉型、嘴型、胸型等形状不太对称以及不和谐的地方进行修正，也包括骨感塑形以及马甲线等塑造，应用非常广泛。

（1）轮廓（放射状）塑形布线：让轮廓感更加明显，如颧部苹果肌，胸部、臀部等更加圆润、突出、更加紧实、更加饱满的一种设计方案。这种方案的设计通常围绕以操作前后更加紧实、更加富有弹性为设计初衷。切勿用此方式做丰胸、丰太阳穴、丰下巴等，效果均不会太理想，且耗费材料较多，非常浪费。

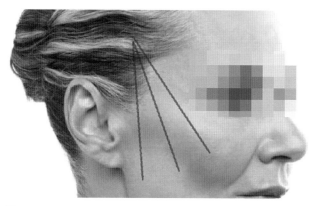

图4-4-8

（2）局部矫正塑形：眼型、眉型、嘴型、面颊等出现不同程度的不对称的矫正方案，通常这种修正为单方向的修正。从而获得双边的对称美。

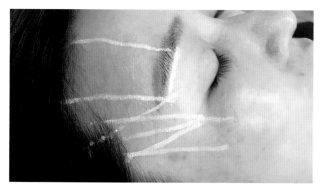

图4-4-9

（3）骨感（消瘦感）塑形：下颌缘收紧轮廓线条，采用双线条双轨制钝性剥离配合硬性牵拉形成的凹陷。让人感觉更有消瘦感。面颊部针对颊脂肪垫进行植入，造成脂肪体积缩小形成的凹陷也同样称之为骨感塑形。通常有两种方案，一种是双向锯齿线，一种是小线的收紧设计。

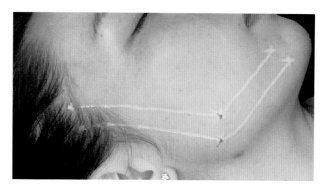

图4-4-10

五、衔接减张布线模型设计

在PPDO线的操作中，不同的布线方式有着不同的要求，针对大面积范围或是小针体的应用必须在线与线之间形成链接，以确保操作的效果更加均匀、持久。而这种链接的点我们叫桥接点。下面我们一起看一下桥接的模型。

（1）大V锯齿线的桥接：桥接是为了将提拉部位的皮肤重力更加均匀地分摊到其他线条上，以减少提拉作用力。自然舒展且增加提拉的效果。

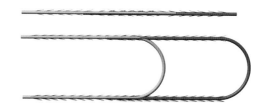

图4-4-11

（2）小线大面积桥接：简单的形容是织网与织网之间的覆盖链接，不要因为网格之间的距离影响皮肤胶原的产生而形成软硬不一、凹凸不平的现象。

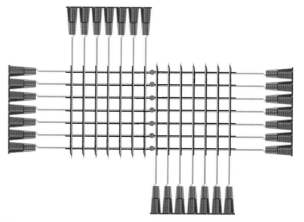

图4-4-12

六、面部加减法的应用设计

埋线应用加减法是比较常见的,从掌握的层次可以得到不同的答案。

(1)加法设计应用:有两种不同的设计方案,一种是在真皮的深部中植入线体,由于真皮较硬,所以阻力大,为了把握好层次只能缓慢入针。还有一种是采取回路闭合设计,将其他周边组织聚集起来进行某个局部的填充,使其充实,太阳穴的O形填充就是这种方案。同时采用PLLA或者PCL做长效局部填充可促进局部组织的生长实现加法。但是在PPDO的应用中,则需要针对在真皮中深部,相对操作具有一定局限性而且要求层次非常精准,植入缓慢,且群体容易受限,如毛囊比较粗糙的不适应等。

(2)减法设计应用:通常针对皮下脂肪、脂肪垫、脂肪间室内的脂肪进行收紧的一种方式,破坏脂肪室空间,释放PPDO降解分子结构,促进脂肪代谢与萎缩,造成局部皮肤出现不同程度的体积萎缩的一种方式,我们叫减法设计。减法设计主要是适当深一些以及线体密集一些在1个月后出现体积缩小感。

第五节 埋线抗衰的操作禁忌

在埋线抗衰老(年轻化)治疗中,我们不能单纯从市场经济角度去思考,而是应该从医学、健康、美学角度分析。并非所有的人都需要这种治疗方案的选择。所以我们应该根据不同的个体选择不同的治疗方式。而埋线只是其中的一种手段。

一、埋线操作原则

(1)安全是首要法则:术前必须对客户的心理和生理健康状况、用药情况做详细的了解和登记,排查确保百分百安全的基础上再来给客户操作。术后清洁创面,做好消毒和修复工作,交代医嘱做好感染的防范工作。

(2)舒适度与美观:术中采用合理的麻醉方式,让客户在操作过程中尽量做到最舒适,减少痛苦和心理压力。术后(操作前后尽最大努力减少客户的创面)减少瘀青和肿胀的形成,清理干净设计笔留下的痕迹,在操作后可以让客户立竿见影地看到美观效果,改善的效果。

(3)绝对认可的效果:即时效果。在操作后要让客户立竿见影地看到最直白的反差改善,这样客户对消费会更加认可,减少纠纷,哪怕是在麻醉后的肿胀或者是没有完全恢复也要有直观的改善。长期效果:在剂量上和设计上确保客户在消肿后能维持2~3年以上的改善,而这种改善效果会获得客户长期的认同。所以采用不同材料选择非常关键,同时疗程的设计也同样需要给予客户阐述清晰。

温馨提示:以少创面或者看不到创面为准则,术后少瘀青、少肿胀为准则。

二、埋线群体选择适应证

(1)面部松弛、下垂、衰老、局部不规整需要修饰、紧致类群体。

(2)胸部、臀部、腰部、腹部、手臂、腿部等比较松弛下垂需要紧致、提拉的群体。

(3)面部眉型、嘴角、眼型、脸颊肥大有缺陷需要筋膜和皮肤矫正的群体。

(4)面部轮廓提拉紧致,V脸塑造需求的群体。

(5) 接受经络穴位治疗、接受面部埋线理念的群体。

(6) 已有经济基础且有一定知识层面,有主观判断观念的群体。

(7) 身体健康指标达标,且无重大疾病隐患或先天缺陷的群体。

(8) 有一定求美需求和认知的群体等。

三、埋线操作禁忌说明

(1) 严重的肌肉和皮肤松弛症患者。

(2) 赘皮太多或不适宜操作的严重衰老症患者,建议手术治疗。

(3) 患有严重心肾疾病且正在用药控制人群。

(4) 严重糖尿病以及高血压患者。

(5) 客户心理不稳定且对手术要求极高的群体。

(6) 皮肤感染类患者(如痤疮、HPV、疱疹、湿疹)等群体。

(7) 曾经注射大剂量的填充物硬化或正在炎症红肿热痛中的。

(8) 正在生理周期以及妊娠期的群体。

(9) 血液感染或凝血类疾病患者。

(10) 其他疾病类不适宜操作的群体。

四、埋线术后护理禁忌说明

埋线抗衰治疗只是一种治疗方式,在整个治疗前中后需要理性的分析和控制。避免在术后因为人为因素导致不必要的一些问题发生。所以在治疗后必须交代医嘱,签字确认。确保治疗后的每个护理细节做到位。

(1) 术后3天内禁止沾水,7天禁止上妆。

(2) 术后严禁熏蒸、洗桑拿,避免大量出汗。

(3) 禁止熬夜、局部摩擦、抠抓、祛除结痂等行为。

(4) 禁止曝晒、禁止饮酒、禁止食用辛辣刺激性食物7天以上。

(5) 禁止剧烈运动引发局部肿胀与出血。

》 第五章　埋线应用解剖学知识

精修线雕

Precise PPDO Implantation
Anti-aging Technology

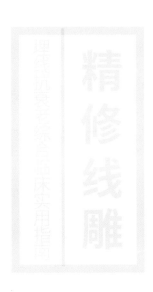

第五章 埋线应用解剖学知识

第一节 头面部解剖概述

埋线抗衰术中,医者对于面颈部的组织结构的解剖,必须有深入的认知和了解,以方便在植入过程中更熟练地掌握每个层次,了解植入材料在组织中的影响。而身体其他部位的组织结构解剖,在本章节中没有做详细的介绍。主要针对面颈植入给予了一些临床操作的建议,希望能够给大家操作中的提示。

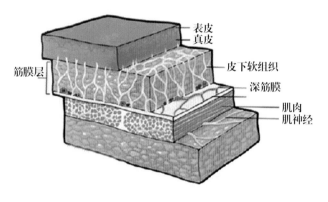

图5-1-1

一、面部解剖分层概念

面部分为5个不同层次,各层次从颈部到头皮彼此连续。每一层次都有对应的独特结构,可以被识别和定位,这对临床安全至关重要。有趣的是,这5个层次名词首字母正好组成了头皮的英文单词(SCALP),即:第1层,S=皮肤(skin);第2层,C=结缔组织(connective tissue),在面部即为皮下脂肪层;第3层,A=腱膜(aponeurosis),即肌肉腱膜层;第4层,L=疏松结缔组织(loose connective tissue);第5层,P=骨膜(periosteum),也可以是深筋膜。面部大体上是这种5层分布,但也存在例外。例如眶下分3层,颞区分9层。在这一小节中我们简单地认识一下层次概念,然后再在后面的章节中详细地介绍每个不同层次和组织结构。

1.皮肤(第1层)

在皮肤的色素沉着、厚度和皮下黏附力方面,面部的不同区域皮肤具有不同的特征。眶下区的内侧到瞳孔中线即为所谓的泪沟,其皮肤薄、透明,并且完全附着在眼轮匝肌上。做表情动作时,眶部眼轮匝肌的细微收缩,即可显露泪沟表征。由于眼轮匝肌可透见于皮肤,所以泪沟皮肤常呈蓝色。同样的,靠近内眦的鼻内侧壁皮肤也呈现蓝色。在颊部和腮腺咬肌区域,皮肤下的皮下脂肪层厚度不一,皮肤与表情肌之间的连接松散而多变。口周皮肤直接与肌肉相黏附,皮下脂肪层不明显,也不存在肉眼可见的腱膜结构。

2.结缔组织(第2层)

面部不同区域的皮下脂肪层厚度存在差异,该层被纤维隔分成不同的隔室。纤维隔既可以隔离和保护发自深层的皮下神经和血管,又能将皮肤附着于肌肉、筋膜或骨骼上。由于面部表情肌位置和走行多有变异,不同种族间也各有不同,因此皮下脂肪室的大小深浅也是多变的。皮下脂肪层与身体其他部位脂肪层相连续,肌肉腱膜层将之与深层脂肪分隔开。因此,面部皮下脂肪层会发生肥胖,形态上与面部深部脂肪有所不同。眶下通常无皮下脂肪层,皮肤非常薄,下面的眼轮匝肌看似透明。在口周区域,皮下脂肪细胞与肌纤维和弹性胶原束混杂在一起,控制口唇的精确运动。

3.肌肉腱膜系统(第3层)

肌肉腱膜系统在过去几年中受到极大关注,该层的缩短、折叠或再固定,是面部提升外科手术的基础。在颈部,此层为颈浅筋膜,包裹颈阔肌,与面部表浅肌肉腱膜系统(SMAS)相连续,具有独特的生物力学和黏滞弹性。SMAS层在鼻和眶周区容易识别,眼轮匝肌在此层中。在颞区,该层与颞浅筋膜相延续,其内走行颞浅动脉的前后分支。在头顶,延续为帽状腱膜层、枕额肌和颅顶肌。颧大肌和颧小肌上段在中面部外侧位于SMAS深面,其下段位于中面部内侧穿行至SMAS层。一些学者将SMAS描述为表情肌的包裹层,但这个术语必须谨慎使用,因为面部表情肌缺乏肌膜(颊肌是个例外)。

4.疏松结缔组织(第4层)

疏松结缔组织层包含深层脂肪及隔室间隙,SMAS将其与皮下脂肪(第2层)分离。深层脂肪含有与浅层脂肪大小

图中标注:表皮、真皮、皮下软组织、深筋膜、肌肉、肌神经、筋膜层

不同的脂肪细胞,少数学者认为该层是面部表情肌的润滑平面。深层脂肪分成不同的隔室,隔室之间为面神经分支和面部动静脉分支的走行通路。深层脂肪室长期以来被当作假说,最近在一些尸体和成像研究中均得到确认,比如,1909年首先描述了眼轮匝肌后脂肪垫(ROOF)垫,1995年定义了眼轮匝肌下脂肪垫(SOOF)。疏松结缔组织层在颞部的颞上间隙几乎不存在,而在颞下间隙多有变异,面神经颞支从此经过。然而,此层还有些脂肪室需要进一步证实,例如深层鼻唇沟脂肪室。对解剖层次理解越深,越有利于制订更佳的埋线年轻化方案。

5.骨膜(第5层)

第5层命名由头皮演绎而来,因为头皮第5层直接覆盖在头骨之上。实际上,在面部的其他部位,第5层属于不同的结构,而非骨膜。在颞部被称为颞深筋膜,内含颞浅脂肪垫。在中面部外侧,该层为腮腺咬肌筋膜。在颈部与颈深筋膜相延续。不过,此层的连续性还需科学证据,也是目前的研究方向,其结果将更新对面部解剖学的认识。关于此层的深面,在颞区是颞肌和颊脂肪垫的颞部延伸段。在中颊部外侧,有腮腺、腮腺管、副腮腺、颧肌起点以及腮腺丛的面神经分支。在中颊部内侧中,该层包裹腮腺导管,并在附着于颊咽筋膜和颊肌之前形成面静脉筋膜。然而,在眶周,颞深筋膜浅层(而不是深层)继续走行至眼眶,分隔SOOF与额前间隙。在面静脉内侧,该层与面部骨骼的骨膜相连续,并与眶下神经的神经节连接。

二、皮肤组织结构

皮肤指身体表面包在肌肉外面的组织,是人体最大的器官,主要承担着保护身体、排汗、感觉冷热和压力等功能。皮肤覆盖全身,它使体内各种组织和器官免受物理性、机械性、化学性和病原微生物性的侵袭。人和高等动物的皮肤由表皮、真皮(中胚层)、皮下组织3层组成。皮肤由表皮、真皮和皮下组织构成,并含有附属器官(汗腺、皮脂腺、指甲、趾甲)以及血管、淋巴管、神经和肌肉等。皮肤是人体面积最大的器官。一个成年人的皮肤展开面积在2m²左右,重量约为人体重量的1/20。最厚的皮肤在足底部,厚度达4mm;眼皮上的皮肤最薄,只有不到1mm。在实际临床治疗中,我们必须关注皮肤在术前、术中、术后的现象。

1.表皮层

表皮是皮肤最外面的一层,平均厚度为0.2mm,根据细胞的不同发展阶段和形态特点,由外向内可分为5层。

(1)角质层:由数层角化细胞组成,含有角蛋白。它能抵抗摩擦,防止体液外渗和化学物质内侵。角蛋白吸水力较强,一般含水量不低于10%,以维持皮肤的柔润,如低于此值,皮肤则干燥,出现鳞屑或皲裂。由于部位不同,其厚度差异甚大,如眼睑、包皮、额部、腹部、肘窝等部位较薄,掌、跖部位最厚。角质层的细胞无细胞核,若有核残存,称为角化不全。

(2)透明层:由2~3层已死亡的扁平透明细胞组成,含有角母蛋白。能防止水分、电解质、化学物质的通过,故又称屏障带。此层于掌、跖部位最明显。

(3)颗粒层:由2~4层扁平梭形细胞组成,含有大量嗜碱性透明角质颗粒。颗粒层里的扁平梭形细胞层数增多时,称为粒层肥厚,并常伴有角化过度。颗粒层消失,常伴有角化不全。

(4)棘细胞层:由4~8层多角形的棘细胞组成,由下向上渐趋扁平,细胞间借桥粒互相连接,形成所谓的细胞间桥。

(5)基底层:又称生发层,由一层排列呈栅状的圆柱细胞组成。此层细胞不断分裂(经常有3%~5%的细胞进行分裂),逐渐向上推移、角化、变形,形成表皮其他各层,最后角化脱落。基底细胞分裂后至脱落的时间,一般认为是28日,称为更替时间,其中自基底细胞分裂后到颗粒层最上层为14日,形成角质层到最后脱落为14日。基底细胞间夹杂一种来源于神经嵴的黑色素细胞(又称树枝状细胞),占整个基底细胞的4%~10%,能产生黑色素(色素颗粒),决定着皮肤颜色的深浅。

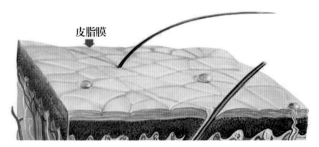

图5-1-2

另发现：从护肤的角度来讲表皮并不是最外面的皮肤成分，外面还有一种起保护作用的皮脂膜，是由皮脂腺、汗腺、水分混合而成的弱酸性保护膜（又叫水脂膜）。

临床提示：

（1）临床应用中，需关注表皮的修复，特别是碘伏消毒后的脱碘必须彻底，否则容易引发表皮干燥、脱屑、敏感、红肿等显现的产生。

（2）术后建议采用透明质酸含量高的无菌敷料、EGF表皮生长因子等，确保皮肤水分以及修复皮脂膜，增加术后的肤质效果和皮肤免疫。

（3）关注术后针对基底层的防护，如破损后再次消毒，或护理不当造成局部创面的色素沉着以及修复困难、感染等现象的产生。

（4）埋线植入时，禁忌线体顶植在表皮下或表皮间，如因操作不当必然形成角化以及局部色素沉着、线体顶出等。

2.真皮

真皮源于中胚叶，由纤维、基质、细胞构成。接近于表皮的真皮乳头称为乳头层，又称真皮浅层；其下称为网状层，又称真皮深层，两者无严格界限。

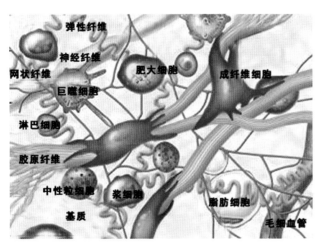

图5-1-3

（1）纤维：有胶原纤维、弹力纤维、网状纤维3种。

①胶原纤维：为真皮的主要成分，约占95%，集合组成束状。在乳头层纤维束较细，排列紧密，走行方向不一，也不互相交织。

②弹力纤维：在网状层下部较多，多盘绕在胶原纤维束下及皮肤附属器官周围。除赋予皮肤弹性外，也构成皮肤及其附属器的支架。

③网状纤维：被认为是未成熟的胶原纤维，它环绕于皮肤附属器及血管周围。在网状层，纤维束较粗，排列较疏松，交织成网状，与皮肤表面平行者较多。由于纤维束呈螺旋状，故有一定伸缩性。

（2）基质：是一种无定形的、均匀的胶样物质，充塞于纤维束间及细胞间，为皮肤各种成分提供物质支持，并为物质代谢提供场所。

（3）细胞：主要有以下几种：

①成纤维细胞：能产生胶原纤维、弹力纤维和基质。

②组织细胞：是网状内皮系统的一个组成部分，具有吞噬微生物、代谢产物、色素颗粒和异物的能力，起着有效的清除作用。

③肥大细胞：存在于真皮和皮下组织中，以真皮乳头层为最多。其胞浆内的颗粒，能贮存和释放组织胺及肝素等。

临床提示：

真皮层在埋线抗衰治疗中，无论是初期的植入还是术后的修复，意义非常重大。

（1）术中植入层次恰好处于真皮的中、深部，皮肤局部胶原必然刺激生长，整个皮肤的胶原含量会增加，血供会改善。所以部分群体感觉皮肤质地变硬或变白就是这个原因。

（2）部分群体局部组织造成皮下以及皮肤组织缺失比较常见，如鼻小柱线体顶出时间过长，造成感染后的局部组织缺失，建议采用"牛碱性成纤维细胞生长因子"促进真皮的缺失修复，避免瘢痕产生。

（3）真皮组织由于纤维致密，所以越浅组织密度越大，越深组织密度越小。在植入过程中，想要在真皮浅部植入是不可能的，正常植入建议在真皮深下部。

3.皮下组织

在真皮的下部,由疏松结缔组织和脂肪小叶组成,其下紧邻肌膜(SMAS:表浅及肌肉腱膜系统)。皮下组织的厚薄依年龄、性别、部位及营养状态而异,有防止散热、储备能量和抵御外来机械性冲击的功能。同时肌肉运动通过筋膜系统提拉控制肌肤的表情和肌肤运动。在下面的内容中有详细的组织介绍。

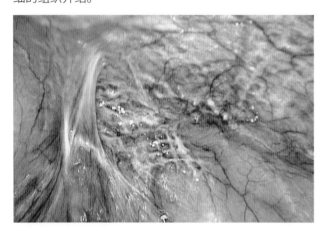

图5-1-4

4.皮肤附属器

(1)汗腺:

①小汗腺:即一般所说的汗腺,位于皮下组织的真皮网状层。除唇部、龟头、包皮内面和阴蒂外,分布全身。而以掌、跖、腋窝、腹股沟等处较多。汗腺可以分泌汗液,调节体温。

②大汗腺:主要位于腋窝、乳晕、脐窝、肛周和外生殖器等部位。青春期后分泌旺盛,其分泌物经细菌分解后产生特殊臭味,是臭汗症的原因之一。

(2)皮脂腺:位于真皮内,靠近毛囊。除掌、跖外,分布全身,以头皮、面部、胸部、肩胛间和阴阜等处较多。唇部、乳头、龟头、小阴唇等处的皮脂腺直接开口于皮肤表面,其余开口于毛囊上1/3处。皮脂腺可以分泌皮脂,润滑皮肤和毛发,防止皮肤干燥,青春期以后分泌旺盛。

①皮脂腺的分布:除掌部外几乎遍及全身,所以到冬季,手部皮肤会特别干燥,需要护手霜的特别护理。皮脂腺在眼周分布也很少,所以眼部也需要特别颐养,更何况,眼部周围的皮肤极薄,很容易产生细纹。

②酸性皮脂膜的形成:皮脂腺分泌的皮脂,会在皮肤上形成一层膜,这层膜呈弱酸性,对皮肤来说是天然的面霜,具

有很好的保护作用。为什么油性肤质的人较干性肤质的人不容易衰老,就是因为这个原因。

③皮脂膜的抗菌作用:弱酸性膜(pH5.2左右)可抑制皮肤上的微生物生长。正常皮肤上常寄生各种细菌等微生物,但不致病。依靠机体的抵抗力及皮肤的完整结构和酸性膜等因素来维持。当这些因素被破坏时,细菌等微生物可侵入机体致病。所以,在我们给皮肤做完清洁工作之后,要使用爽肤水的目的就是要恢复皮肤的pH,让它保持在一个弱酸性的状态。

④酸性皮脂膜防止水分流失:皮脂膜有锁住水分的作用,不使皮肤中水分流失到空气中。而对于皮脂膜不完整的干皮肤来说,要特别给它补充一些油脂,比如晚霜等。

(3)毛发:分长毛、短毛、毫毛3种。毛发在皮肤表面以上的部分称为毛干,在毛囊内部分称为毛根,毛根下段膨大的部分称为毛球,突入毛球底部的部分称为毛乳头。毛乳头含丰富的血管和神经,以维持毛发的营养和生成,如发生萎缩,则发生毛发脱落。毛发呈周期性地生长与休止,但全部毛发并不处在同一周期,故人体的头发是随时脱落和生长的。不同类型毛发的周期长短不一,头发的生长期为5~7年,接着进入退行期,为2~4周,再进入休止期,为数个月,最后毛发脱落。此后再过渡到新的生长期,长出新发。故平时洗头或梳发时,发现有少量头发脱落,乃是正常的生理现象。

(4)指(趾)甲:指甲,是人和猿猴类指(趾)端背面扁平的甲状结构,属于结缔组织。为爪的变形,又称扁爪,其主要成分是角蛋白。与爪同源,爪跖退缩,爪板形成长方形薄片,是指(趾)端表皮角质化的产物,起保护指(趾)端作用。

(5)血管,淋巴管,神经和肌肉。

①血管:表皮无血管,真皮层及以下有血管。动脉进入皮下组织后分支,上行至皮下组织与真皮交界处形成深部血管网,给毛乳头、汗腺、神经和肌肉供给营养。

②淋巴管:起于真皮乳头层内的毛细淋巴管盲端,沿血管走行,在浅部和深部血管网处形成淋巴管网,逐渐汇合成较粗的淋巴管,流入所属的淋巴结。淋巴管是辅助循环系统,可阻止微生物和异物的入侵。

临床提示:

在埋线抗衰术需要考虑的有几个方面。

①痤疮、皮下感染等问题性皮肤，在操作中必须进行规避。避免不必要的感染区加重面积扩大的现象产生。

②皮脂腺病变，或局部皮脂腺瘀堵形成的皮脂腺囊性硬结，建议避开或不要操作局部。

③发际线内修剪头发、备皮，必须彻底，面积尽量加大，方便操作。如果一旦带进去头发进入皮下，感染概率为100%，哪怕是发根的一小部分都要谨慎。

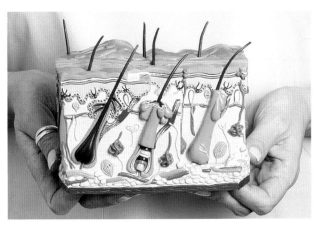

图5-1-5

三、面部脂肪与SMAS筋膜

面部皮下的软组织，由疏松结缔组织层包含深层脂肪及隔室间隙组成，其间有我们埋线抗衰植入非常重要的"脂肪间隔"以及SMAS筋膜下的"组织间隙"。天然的植入空间为我们提供操作环境和安全保障。在埋线抗衰治疗中，脂肪间隔以及组织间隙意义重大。从中医经络穴位的植入以及小针刀剥离的治疗，再到外科应用中的锐性及钝性分离，都离不开对这些结构的了解与应用。

在面颈部解剖过程中，确实无法将脂肪与SMAS筋膜完全区分开。所以本部分就"皮下脂肪"与"脂肪间隔"，"SMAS筋膜"与"组织间隙"进行分类阐述，希望能够让大家更加清晰地掌握。

1.皮下脂肪

皮下脂肪是贮存于皮下的脂肪组织，在真皮层以下、筋膜层以上。与贮存于腹腔的内脏脂肪组织和存在于骨髓的黄色脂肪组织对应，共同组成人体的脂肪组织。

皮脂就是贮存于皮下的脂肪组织，人体的脂肪大约有2/3贮存在皮下组织。通过测量皮下脂肪的厚度，不仅可以了解皮下脂肪的厚度，判断人体的肥瘦情况，而且还可以用所测的皮脂厚度推测全身脂肪的数量，评价人身组成的比例。

身体部位参考标准：

（1）测定皮下脂肪通常采用皮脂厚度计来测量，测定部位选择。

（2）上臂部：左上臂肩峰至桡骨头连线之中点，即肱三头肌肌腹部位。

（3）背部：左肩胛角下方。

（4）腹部：右腹部脐旁1cm。

此外，有时还要测量颈部、胸部、大腿前后侧和小腿腓肠肌部位。应当指出，用皮脂计所测的皮下脂肪厚度是皮肤和皮下脂肪组织双倍的和。

有关皮下脂肪的厚度标准，我国主要引用"日本厚生省国民营养调查资料"对日本儿童和成人肥瘦程度的评定标准作为参考。

我国男性成人的肱三头肌皮肤皱襞厚度大于10.4mm，女性大于17.5mm属于肥胖。

正常男性的腹部皮肤皱襞厚度为5～15mm，大于15mm为肥胖，小于5mm为消瘦；正常成年女性的腹部皮肤皱襞厚度为12～20mm，大于20mm为肥胖，小于12mm为消瘦，尤其对40岁以上妇女测量此部位更有意义。

正常成人肩胛皮肤皱襞厚度的平均值为12.4mm，超过14mm就可诊断为肥胖。

当没有卡尺时，可用拇指和食指捏起皮肤皱襞，再用尺子测量皱襞上下缘的厚度。数据虽不精确，却也可了解大概情况。在埋线植入局部组织时，植入的深浅层次其中可以采用手法测量，了解植入材料的粗细以及深浅，效果与否直接与初期诊断有直接的关系。

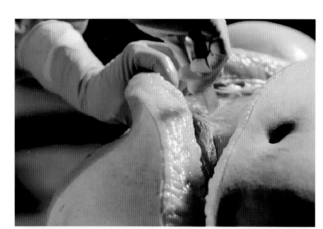

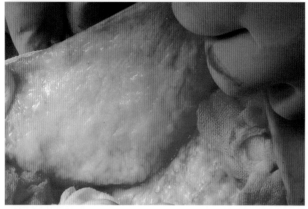

图5-1-6

临床提示：

在埋线抗衰治疗中，植入的层次同样在皮下脂肪层，不同材料却得到不同的结果。

①小线在植入这个层次后，局部皮肤组织可以收紧，减少皮下脂肪的厚度，增加脂肪紧密度。

②比较厚的皮下脂肪则需要用比较粗、长的线体来实现。

③如果双向锯齿线在植入过程中，锯齿在牵拉过程中容易（拉出凹陷）。所以自下向上破皮植入，必须要将线体完全植入到皮下，修剪线则必须修剪掉足够的长度，确保线体能够藏于SMAS筋膜内而非皮下脂肪（原因：皮下脂肪和真皮深部表浅纤维交错致密）。

④腰腹臀部与面部脂肪厚度相差甚远，所以实际用于身体部位脂肪层植入，则需要根据脂肪厚薄选择适合的材料以及最佳植入的深度。

2.面部脂肪间隔概念

面部皮下脂肪存在于不同的解剖间隔内。脂肪间隔的移位、容积变化、离断等，是皮下软组织移位变形最重要的原因。随着年龄的增加，SMAS筋膜移行发生改变，面部逐步呈现老年化特征，如：松弛、下垂、外突、凹陷等现象。在这里简单描述一下关于面部脂肪间隔概念。

根据面部解剖定义，脂肪间隔由上至下大致分为：

①额部脂肪间隔：分为3个脂肪间隔（中央脂肪间隔分割开前额中间脂肪间隔），外侧与颞脂肪间隔相邻。

②颞部脂肪间隔：分为上颞脂肪间隔、下颞脂肪间隔、颞侧前脂肪间隔。位于颊脂肪间隔上界，额脂肪间隔的侧位。颞脂肪间隔与外颊脂肪间隔相连。

③鼻唇脂肪间隔：位于内侧颊脂肪间隔前端，下颌脂肪间隔的上方。鼻唇脂肪间隔上部以眼轮匝肌支持韧带为界。

④眶周脂肪间隔：分为眶上脂肪间室、眶下脂肪间室、眶隔外脂肪间室3个组成部分。位于额部脂肪间隔下缘，颞部脂肪间隔的前部，颊部脂肪间隔的上部。

⑤颊部脂肪间隔：分为外侧颊脂肪间隔、内侧颊脂肪间隔、中间颊脂肪间隔。上部为颞部脂肪间隔，与鼻唇脂肪间隔相邻，位于下颌脂肪间隔上部。

⑥下颌脂肪间隔：位于颊脂肪间隔与鼻唇脂肪间隔的下部，为下面部最底部的脂肪间隔。下颌脂肪间隔上界连着唇周肌，下界与颈阔肌相交融。

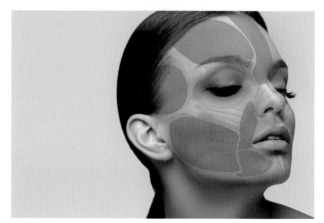

图5-1-7

临床提示:

面部脂肪间隔界定了我们埋线过程中,如何更加精准定位"紧致区"的层次。针对面部不同脂肪间隙,局部收紧的"行线位"设计就是围绕面部脂肪间隔进行的。

(1)自体脂肪材料与PLA、PLLA材料的填充应用也是围绕这个层次进行操作,增加饱满度。

(2)"紧致区"在颊脂肪间隔下部的紧致效果尤为突出,部分群体在植入后15天左右开始逐步凹陷直至45天左右。

(3)面部"紧致区"如需加强紧致效果,则需要在脂肪间隔内配合钝性分离,紧致效果显著加强。包括大面积的腰腹、臀部、腿部等。

(4)提拉则需要对脂肪间隔比较致密的边缘,来界定提拉效果。根据间隔走向,我们可以采用不同的曲线进针方式增加提拉和塑形紧致感。

(5)面部局部光纤溶脂精细抽脂搭配,则需要注意好脂肪间的应用。术后可以即刻搭配锯齿提拉以及小线的局部紧致。

3.表浅肌肉腱膜系统(superficial musculoaponeurotic system, SMAS)

(1)面部SMAS的组织表现:

①SMAS是处于面部皮下脂肪组织中,由肌纤维和腱膜构成的独立组织层,将皮下脂肪分隔为浅、深两层,并发出纤维束止于真皮。

②SMAS在腮腺区较厚,贴于腮腺鞘表面,在颊区较薄且不连续,覆盖表情肌。

③SMAS向下与颈阔肌相连,向上经颞浅筋膜与额肌、眼轮匝肌相连,向前止于鼻唇沟,向后延伸至乳突区与浅面的真皮和深面的胸锁乳突肌包膜融合。

(2)面部SMAS的组织界分:

①SMAS位于皮下脂肪深面,直接与颈阔肌延续,向前连于眼轮匝肌、颧大肌和蜗轴,向上与颞浅筋膜相连,向后与颈深筋膜浅层融合;SMAS分为肌性部和膜性部;SMAS与腮腺咬肌筋膜之间有脂肪组织存在,面神经在腮腺咬肌筋膜中行走。SMAS是面部皮下脂肪和腮腺咬肌筋膜之间的独立组织结构层次;SMAS与颈阔肌、颧大肌、颞浅筋膜-枕额肌相连,构成头面颈部浅筋膜和深筋膜之间的连续而独立的组织结构层次。

②SMAS以下颌角与眉外端连接为界分为两部分:前下部含有肌纤维,称之为肌性部;后上部是一层薄弱的筋膜,不含肌性成分,称之为膜性部。肌性部是颈阔肌纤维的直接延续,其肌纤维表面有薄层筋膜覆盖,也延续于颈阔肌肌膜。肌性部覆盖腮腺下部及咬肌表面,肌纤维向前上方呈扇形展开,逐渐变稀疏,其中部分肌纤维逐渐消失,稀疏的肌纤维之间为筋膜相连。上部肌纤维向颧大肌方向走行,到达其外缘,以筋膜与该肌的肌膜及深面的腮腺咬肌筋膜相融合。

③在SMAS深面有脂肪组织存在,称之为SMAS下脂肪组织。此层脂肪组织分布不恒定,体瘦者常不明显;颊部较稀少,颧弓附近较丰富,并向上延续为颞浅筋膜深面的疏松组织。面神经颞支出腮腺后即走行在SMAS下脂肪组织-疏松组织中,并紧贴颞浅筋膜,最后在额肌外缘深面入肌。

④剥离SMAS下脂肪组织后即为腮腺咬肌筋膜,此筋膜包裹腮腺,在腮腺前缘融合后向前覆盖咬肌。面神经颧支、颊支、下颌缘支及面横动脉、腮腺管均走行在筋膜中。

(3)面部SMAS浅筋膜与深筋膜的界分:

①浅筋膜:从解剖学的观点来说,浅筋膜是位于真皮和深筋膜之间(在无深筋膜的区域,如颜面的中轴部分等,浅筋膜亦可位于真皮和骨膜之间)的一层脂肪膜性结构。一般来说,它由脂肪和结缔组织的纤维共同组成。由于它的组成中往往含有较多的脂肪成分,所以有时浅筋膜也称为皮下脂肪。脂肪成分更多地分布在浅筋膜的浅层,纤维成分除了在脂肪成分之间形成间隔,以固定脂肪及联系真皮和深筋膜之间外,它还往往在浅筋膜的深层形成一层薄厚不等的膜性结构。因此,浅筋膜可以进一步分为浅层的脂质层和深层的膜层。但是在一些文献中可以看到"由浅而深有表皮、真皮、脂肪、浅筋膜等层次描述"。这种描述将脂肪成分从浅筋膜中分离出来,使原有的浅筋膜概念发生变化,这显然是对浅筋膜的解剖学概念不够熟悉。

②深筋膜:在颧大肌外缘和咬肌前缘以前,SMAS下脂肪组织和腮腺咬肌筋膜融合成筋膜脂肪组织,称之为面深筋膜。面深筋膜充填于眶下间隙和颊间隙内,并在颊脂体表面形成薄弱的包膜。面神经颊支在面深筋膜中广泛分支,

并向浅、深面发支支配表情肌。腮腺管经面深筋膜穿入颊肌,面动、静脉也在筋膜中穿行。

临床提示:

SMAS筋膜在埋线抗衰术中的应用非常重要,不同胖瘦程度均影响埋线提拉植入的层次,影响实际提拉的用线规格型号以及所需要支配提拉的重力。具体从以下几个方面体现:

(1)在大V线、提拉王、宽齿线、心形线的提拉上,SMAS筋膜内脂肪较厚的群体,提拉位要适当浅一些,即浅筋膜提拉。但是比较瘦的人需要比较深,建议在SMAS中深部原因是,脂肪比较薄,承载的重力比较少,所以太浅提拉容易产生凹陷。

(2)双向锯齿线在实际应用中,还应该注意的是:SMAS层脂肪厚薄程度,瘦的群体建议使用比较小规格的线体,如1-0、0号锯齿线。SMAS层脂肪稍厚的群体建议采用比较粗规格线体,如1#、2#线体。

(3)临床应用中,SMAS层也是非常好的间隙利用,无论是大V线还是提拉王等各种规格的双向提拉锯齿线,采用钝性植入的层次的深浅直接决定了提拉的效果和维持效果的时间长短。

4.SMAS筋膜下的组织间隙

在面部筋膜(SMAS)深面,大部分是"安全间隙"。这些间隙周围分布着筋膜与固定的韧带组织,在间隙内并无重要的组织结构,面神经与血管分支多不在其内。这个层次空间解剖学称为分离组织的"安全间隙",这类间隙由于缺乏支撑和固定,所以特别容易随着软组织的松弛下垂而产生松、垂、垮的各种衰老迹象。

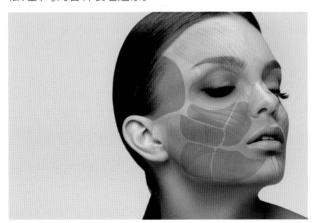

图5-1-8

面部SMAS筋膜下的组织间隙从上至下分为:

(1)上部颞间隙:该组织间隙上界为颞上沟和颞下间隔,上部颞间隙将颞顶筋膜和颞深筋膜分离,颞间隙内无重要结构穿行。

(2)颧前间隙:位于颧骨体上,在颧骨体浅面有一个三角形的间隙,其生面是颧肌的起点。颧前间隙让斜上方提升眼轮匝肌提供方便,利用此间隙两个关键穿刺点,可以使下睑收紧,眶颧沟(印第安纹)变浅。

(3)上颌前间隙:位于上颌骨表面的四边形空间,颧前间隙内侧。基底部由提上唇肌构成。

(4)下部咬肌前间隙:位于咬肌下半部浅层,被覆盖于咀嚼肌筋膜上。顶层由颈阔肌构成,下颌韧带为咬肌前间隙的前下角提供了牢固地附着。

(5)中间咬肌前间隙:位于腮腺凹陷内,基底部是咬肌,顶部是SMAS筋膜(咬肌皮韧带)。

(6)颊间隙:位于咬肌前缘内侧的深筋膜深部,内含下颌下腺。该间隙在年轻人的口角上方。

临床提示:

面部组织间隙是埋线植入非常关键的。如果固定位、提拉位选择于面部组织间隙中,通常提拉和固定均无明显成效。临床应用中详细情况如下:

(1)双向锯齿线的固定,建议选择上部颞间隙处(将线从SMAS筋膜植入穿过肌肉中浅部进行固定),提拉王的操作通常选择这一方式,由于上部颞间隙会感觉有两声突破感。

(2)埋线提拉位、固定位建议锯齿覆盖部分尽量保持入针阻力感、牵拉感,避免针对间隙内的滞线。而小线(即平滑线、螺旋线等)则应尽量避开这个层次,没有必要做到这么深的空间。

四、面部血管分布

头面部的血管和神经多在浅筋膜层内走行并分支,然后再进入皮肤。而针对面部的血管分布了解,更加有利于在植入线体的判断和选择。我们将血管分为动脉、静脉来进行拆解式分析。

1.面动脉

于颈动脉三角内起自颈外动脉,穿经下颌下三角,在咬肌止点前缘处,出现于面部。面动脉行程迂曲。斜向前上行,经口角和鼻翼外侧至内眦,改称内眦动脉。面动脉的搏动在下颌骨下缘与咬肌前缘相交处可以触及。面动脉供血区出血时,压迫此点可有一定的止血作用。面动脉的后方有同名静脉伴行,浅面有部分面肌覆盖,并有面神经的下颌缘支和颈支越过。面动脉的分支有下唇动脉、上唇动脉和鼻外侧动脉。共有5对,耳前3对,耳后2对。

耳前动脉有滑车上动脉、眶上动脉、颞浅动脉。

耳后动脉有耳后动脉、枕动脉。

临床提示:

在埋线操作时的建议:

(1)发际线内颞部破皮、耳屏前给药时,均需把握好层次,切勿粗暴。否则特别容易伤及颞浅动脉。

(2)埋线操作时破皮以及隧道给麻药的时候尽量采用钝性方式,缓慢操作可以有效避免不必要的损伤和出血。

2.面静脉

起自内眦静脉,伴行于面动脉的后方,位置较浅,迂曲也不太明显,至下颌角下方,与下颌后静脉的前汇合,穿深筋膜,注入颈内静脉。面静脉经眼静脉与海绵窦交通。口角平面以上的一段面静脉通常无瓣膜,面肌的收缩可促使血液逆流。因此,在两侧口角至鼻根连线所形成的三角区内,若发生注射性栓塞时,易循上述途径逆行至海绵窦,导致颅内感染,故此区有面部"危险三角"之称。

面静脉多位于浅筋膜内,广泛吻合成静脉网,主干与同名动脉伴行。最后分别汇入内眦静脉、颞浅静脉、耳后静脉、枕静脉。

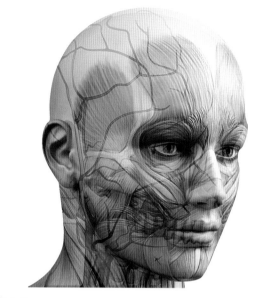

图5-1-9

临床提示:

在埋线操作和应用中,静脉相对比较浅,容易通过视觉来判断,特别是皮肤白皙更加容易发现。同时也可以通过触摸、按压来判断。也可以根据静脉和动脉压差判断入针所触及的是静脉还是动脉。

(1)在破皮时或入针后快速鼓包和快速渗血,部分直接喷溅者一定是动脉。而缓慢渗出者多数是皮下静脉。无论是动、静脉,都应根据血管分布走向进行压迫止血,压力要求适当加大。持续按压2~3分钟。

(2)采用钝性针头植入或剥离时尽量减缓速度,钝性剥离撕裂血管所产生的血肿和瘀青更为严重,所以熟悉血管分布结构非常关键。

(3)小线植入时出现的针头渗血,一定要观察皮下植入方位是否有轻度肿胀,如有这些现象,同样需要加大按压力量,持续几分钟。部分皮下血管损伤,由于针体太细,从针头渗出压力较大,所以只看到少量血渍。

基础篇

五、面部神经分布

熟悉面部神经的分布,无论是对于局部麻醉的阻滞,还是对于通过神经刺激的治疗,都是一项必备的基础。

1.面神经

面神经(facial nerve):是第七对脑神经。由感觉、运动和副交感神经纤维组成,分别管理舌的味觉,面部表情肌运动及支配舌下腺、下颌下腺和泪腺的分泌。一般认为是舌弓的背侧支。介于相当于脊神经节的膝神经节的起始部附近。由茎乳孔出颅,向前穿入腮腺,先分为上、下两干,再各分为数支并相互交织成丛,最后呈扇形分为5组分支,支配面肌。

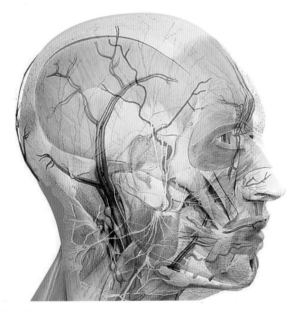

图5-1-10

①颞支:离腮腺上缘,斜越颧弓,支配额肌和眼轮匝肌上部。

②颧支:由腮腺前端穿出,支配眼轮匝肌下部及上唇诸肌。

③颊支:出腮腺前缘,支配颊肌和口裂周围诸肌。

④下颌缘支:从腮腺下端穿出后,行于颈阔肌深面,越过面动、静脉的浅面,沿下颌骨下缘前行,支配下唇诸肌及颏肌。

⑤颈支:由腮腺下端穿出,在下颌角附近至颈部,行于颈阔肌深面,并支配颈扩肌。

功能:

面神经是以运动神经为主的混合神经,主要支配面部表情肌和传导舌前2/3的味觉及支配舌下腺、下颌下腺和泪腺的分泌。面神经核位于脑桥,分为上、下两部分,上部分受双侧大脑皮质运动区的支配,并发出运动纤维支配同侧颜面上半部的肌肉,核的下半部分仅受对侧大脑皮质的支配,并发出运动纤维支配同侧颜面下半部的肌肉。纤维成分面神经为混合性脑神经,含有4种纤维成分:

(1)特殊内脏运动纤维:起于脑桥被盖部的面神经核,主要支配面肌的运动。

(2)一般内脏运动纤维:起于脑桥的上泌涎核,属副交感神经节前纤维,在有关副交感神经节换元后的节后纤维分布于泪腺、下颌下腺、舌下腺及鼻、腭的黏膜腺,控制上述腺体的分泌。

(3)特殊内脏感觉纤维:即味觉纤维,其胞体位于颞骨岩部内,面神经管弯曲处的膝神经节,周围突分布于舌前2/3黏膜的味蕾,中枢突终止于脑干内的孤束核。

(4)一般躯体感觉纤维:传导耳部皮肤的躯体感觉和表情肌的本体感觉。

临床提示:

(1)非手术剥离以及筋膜提拉手术(大V线)提拉,建议通过隧道在耳屏前1.5cm处,自颞部向耳垂方向垂直向下到咬肌皮韧带下缘,直接给药麻醉,就能将颞支、颧支、颊支、下颌缘支直线麻醉,非常有效。

(2)部分耐受比较好的群体,只需要局部破皮点给药麻醉,破皮后采用钝性19G或21G的针体操作,基本上不用再额外给麻药,操作均能耐受,且减少肿胀便于术后评估,减少术后恢复周期。

2.三叉神经

三叉神经(trigeminus nerve)为混合神经,是第5对脑神经,也是面部最粗大的神经,含有一般躯体感觉和特殊内脏运动两种纤维。支配脸部、口腔、鼻腔的感觉和咀嚼肌的运动,并将头部的感觉讯息传送至大脑。三叉神经由眼支(第一支)、上颌支(第二支)和下颌支(第三支)汇合而成,分别支配眼裂以上、眼裂和口裂之间、口裂以下的感觉和咀嚼肌收缩。

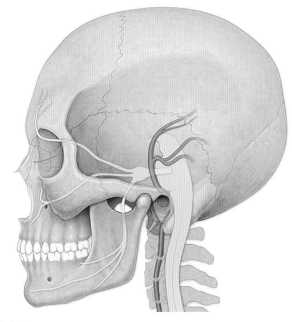

图5-1-11

位置：

三叉神经是面部最粗大的神经，它的运动部分从脑桥与脑桥臂交界处出脑，再并入下颌神经，一同经卵圆孔穿出颅部。而它的感觉部分的胞体组成位于颞骨岩部尖端的三叉神经节。

组成部分：

自三叉神经结向前发出3支由周围突组成的3条大的分支，至内向外依次为眼神经、上颌神经及下颌神经。

(1) 眼神经：眼神经 (ophthalmic nerve) 在3支中最小，只含有一般躯体感觉纤维，眼神经向前进入海绵窦外侧壁，经眶上裂入眶，分布于额顶部、上睑和鼻背皮肤以及眼球、泪腺、结膜和部分鼻腔黏膜。

①泪腺神经细小，沿眶外侧壁、外直肌上缘前行至泪腺分布于泪腺和上睑的皮肤。

②额神经较粗大，位于上睑提肌的上方，分2～3支，其中眶上神经较大，经眶上切迹，分支分布于额顶部皮肤。

③鼻睫神经在上直肌的深面，越过视神经上方达眶内侧壁。此神经分出许多分支，分别分布于眼球、蝶窦、筛窦、下睑、泪囊、鼻腔黏膜和鼻背皮肤。

(2) 上颌神经：上颌神经 (n.maxillaris) 也是一般躯体感觉神经，自三叉神经节发出后，立即进入海绵窦外侧壁，之后经圆孔出颅，进入翼腭窝，再经眶下裂入眶，续为眶下神经。上颌神经分支分布于上颌各牙、牙龈、上颌窦、鼻腔和口腔的黏膜以及睑裂间的面部皮肤以及部分硬脑膜。

①眶下神经为上颌神经的终支，通过眶下沟、眶下管、出眶下孔至面部，分为数支分布于下睑、鼻翼和上唇的皮肤。

②颧神经在翼腭窝内发出，经眶下裂入眶，穿眶外侧壁至面部，分支分布于颧、颞部皮肤。颧神经在行程中发出由副交感节后神经纤维组成的小支与泪腺神经吻合，此支进入泪腺，控制泪腺分泌。

③上牙槽神经分为上牙槽前、中、后支。后支有2～3支，在翼腭窝内自上颌神经发出后，穿上颌骨体后面进入骨质。上牙槽前、中支从眶下神经分出，3支在上颌牙槽骨质内吻合，形成上牙丛，分支分布于上颌窦，上颌各牙和牙龈。

④翼腭神经也称神经节支，为2～3条神经分支，从上颌神经主干行经翼腭窝上方的一段发出，向下连于翼腭神经节，后分布于腭部和鼻腔的黏膜以及腭扁桃体。

(3) 下颌神经：下颌神经 (mandibular nerve) 为混合神经，是3支中最粗大的分支。自三叉神经节发出后，经卵圆孔出颅腔达颞下窝，立即分为许多支。其中特殊内脏运动纤维支配咀嚼肌。一般躯体感觉纤维分布于下颌各牙、牙龈、舌前2/3和口腔底黏膜以及耳颞区和口裂以下的面部皮肤。

①耳颞神经以两根起始，向后包绕脑膜中动脉后合成一干，穿入腮腺实质内，与颞浅动脉伴行，向上分支布于耳郭前面和颞区皮肤以及腮腺。

②颊神经沿颊肌外面前行，穿此肌后分布于颊黏膜以及颊区直至口角的皮肤。

③舌神经在下牙槽神经的前方，经翼外肌深面下行，途中有面神经的鼓索从后方加入此神经。此后越过翼内肌浅面到达下颌下腺的上方，再沿舌骨舌肌的表面行至舌尖。舌神经分支分布于口腔底和舌前2/3的黏膜，接受一般躯体感觉的刺激。

埋线抗衰老综合临床实用指南
Comprehensive Clinical and Practical Application of the PDO/PPDO Implantation Anti-aging Technology

基础篇

④下牙槽神经为混合神经,含一般躯体感觉纤维和特殊内脏运动纤维。下牙槽神经在舌神经的后方,沿翼内肌的外侧面下行,其中的特殊内脏运动纤维分出分支,支配下颌舌骨肌和二腹肌前腹。一般躯体感觉纤维经下颌孔入下颌管。在下颌管内分支构成下牙丛,分支分布于下颌各牙和牙龈。其终支自颏孔穿出称颏神经,分布于颏部及下唇的皮肤和黏膜。

⑤咀嚼肌神经为特殊内脏运动神经,分数支支配所有咀嚼肌。

临床提示:

(1)三叉神经阻滞范围非常广泛,在实际临床应用中,80%均会出现不同程度的,唇部、眼部、面部表情、肌肉运动等受限2~6小时。部分群体会伴随着面部在没有操作前就出现不对称、脸歪的现象。在埋线抗衰术中,这种阻滞会影响实际临床效果的评估,所以操作建议谨慎使用。

(2)笔者建议:采取眶上、眶下、下颌、面神经阻滞的方式更为受用。

(3)注意把握好植入层次,切勿盲目、暴力操作方式,避免损伤神经。

精修线雕
Precise PPDO Implantation
Anti-aging Technology
PAGE/090

六、面颈部淋巴系统分布

淋巴(拉丁文:lymph)分泌的淋巴液是人和动物体内的无色透明液体,内含淋巴细胞,部分由组织液渗入淋巴管后形成。淋巴管是结构与静脉相似的管子,分布在全身各部。淋巴在淋巴管内循环,最后流入静脉,部分组织液经此流入血液往复循环。淋巴存在于人体的各个部位,对于人体的免疫系统有着至关重要的作用。

面部浅层的淋巴管非常丰富,吻合成网。这些淋巴管通常注入下颌淋巴结。此外,面部还有一些不恒定的淋巴结,如位于眶下孔附近的颧淋巴结,颊肌表面的颊淋巴结和位于咬肌前缘处的下颌淋巴结。以上淋巴结的输出管,均注入下颌下淋巴结。

1.面颈部淋巴管的特点

毛细淋巴管—毛细淋巴管网—淋巴管丛—集合淋巴管。

面颈部淋巴系统丰富,可建立侧支循环,位置恒定。区域淋巴结的相应区域有区域淋巴结收集淋巴管;相应淋巴结的病变说明相应区域的病变;淋巴结对炎症、肿瘤的诊断、治疗和预后有重要临床意义。

2.环行和纵行组淋巴结

环行:枕部,耳后,腮腺,面部,下颌下,颏下。

纵行:咽后,颈前(颈外侧:颈浅;颈深:副神经、锁骨上、颈深上、颈深下),颈淋巴干。

3.环组淋巴结群

(1)枕淋巴结:1~5个。位置:斜方肌枕骨起点表面。分区:枕浅、枕深。收集:枕区、颈部上方皮肤和颈部深层肌肉的淋巴。输出:颈浅和副神经淋巴结群。

(2)耳后淋巴结:即乳突淋巴结,2~3个。位置:乳突部及耳郭后方。收集:顶区、颞区、乳突、鼓膜、耳郭后面、外耳道后壁。输出:耳下→颈浅、颈深上、副神经淋巴结。

(3)腮腺淋巴结:①腮腺浅淋巴结3~8个。耳前:耳屏前方、腮腺咬肌筋膜浅面与腮腺之间。耳下:腮腺下端表面。收集:颞区、额区、耳郭、外耳道、上下眼睑外侧、鼻根部淋巴。输出:腮腺深淋巴结。②腮腺深淋巴结5~10个。位置:腮腺内、下颌后静脉和面神经周围。收集:腮腺及相应皮肤、眼睑外侧、外耳道、咽鼓管、鼓室黏膜、腮腺浅淋巴结。输出:颈深上、颈浅、锁骨上。

(4)面淋巴结:数目小而不恒定。颌上淋巴结:咬肌前缘。颊淋巴结:颊肌表面,腮腺导管下1cm。眶下淋巴结:眶下孔。颧淋巴结:眼外眦下方。收集:眼睑内侧、眶内侧、鼻、上唇、颊部。输出:下颌下。

(5)下颌下淋巴结:3~6个。位置:下颌下三角内,前组1~5个,下颌下三角前角内,沿颏下静脉排列。中组:1~4个,面静脉及面动脉附近,下颌骨下缘。后组:1个,下颌下三角后角内。鞘内:0~1个,腺鞘内。收集:颏下、面、下颌下腺、舌下腺、上下唇、颊部、鼻、牙龈、牙、眼睑内侧、软腭、舌前2/3。输出:颈深上的二腹肌淋巴结、颈深上。

(6)颏下淋巴结:1~4个。位置:颏下三角。收集:下唇中部、颏部、口底前部、下切牙、舌尖。输出:同侧及对侧下颌下淋巴结、颈深上(沿舌下神经)。

4.纵行组淋巴结群

(1)咽后群:咽后壁与椎前筋膜之间的咽喉间隙内,咽上部后方多见。

(2)颈前群:两侧颈鞘之间。

(3)颈外侧群:

①颈浅淋巴结:1~2个。位置:胸乳肌前缘与腮腺后缘之间。收集:枕淋巴结、腮腺、耳后。输出:颈深淋巴结。

②颈深淋巴结:颈部最大淋巴结群,15~30个。

a.副神经组:收集枕、耳后、肩胛上区,输出颈深下、右淋巴导管或胸导管。

b.锁骨上组:颈横淋巴结,收集副神经链和锁骨下淋巴结,输出颈深下淋巴结。

c.颈深上淋巴结:颅底至肩胛舌骨肌与颈内静脉交界处。颈二腹肌淋巴结:角淋巴结,收集舌后部、鼻咽部、扁桃体、鼻根。颈肩胛舌骨肌淋巴结:肩胛舌骨肌下腹上方。收集:枕淋巴结、耳后、腮腺、下颌下淋巴结的输出管。输出:颈深下或颈淋巴干。

d.颈深下淋巴结:肩胛舌骨肌下腹下方。数目:10~20个。收集:颈深上、颈前、锁骨上、副神经、下颌下、颏下、腮腺、耳后、枕、咽后等淋巴结。面颈部多个器官可直接汇入。

(4)颈淋巴干:接纳颈深下淋巴结,输出至右淋巴导管或胸导管。

临床提示:

(1)面颈部埋线植入过程中,通常颈部、胸部、大腿内侧、腋下等,比较容易出现比较大的结节性瘀肿,而表皮并没有渗血,通常这种现象和淋巴穿刺破损有关。在数天后会自然恢复。只有少数胸部植入线体后,在腋下、乳沟朝上容易产生结节,且消散时间在10天左右,可以适当使用红花油或云南白药喷涂剂,基本在5天后消失。

(2)中医理论的按摩治疗术中,通过对淋巴的击打、线体植入刺激,反而容易增强人体免疫,减少感冒概率,所以在配穴埋线中就有这样的使用方式。

七、腮腺咬肌区分布

唾液腺有3对,腮腺、舌下腺和颌下腺,其中最大的一对是腮腺。在埋线植入和注射微整形中,腮腺是非常重要的一个组织。

腮腺和咬肌所在的下颌支外面和下颌后窝,该区的前界为咬肌前缘,后界为乳突和胸锁乳突肌上部的前缘,上界为颧弓和外耳道,下界为下颌骨下缘平面。在下颌支后缘以后的部分,称下颌后窝。区内主要结构为腮腺、咬肌以及有关的血管、神经等。

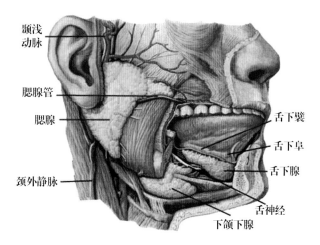

图5-1-12 腮腺、下颌下腺及舌下腺

1.腮腺咬肌筋膜

为颈深筋膜浅层向上的延续,至腮腺后缘分为浅、深两层包绕腮腺,形成腮腺鞘。腮腺鞘的浅层相对较厚而致密,而其深层相对较薄弱且不完整,在茎突和翼内肌之间有一裂迹,经此裂迹与咽旁间隙和翼下颌间隙相通。包裹腮腺的筋膜在茎突和下颌角间的部分增厚,称茎突下颌韧带,该韧带把腮腺下部与下颌下腺分离开来。包绕腮腺的两层筋膜在腮腺前缘处融合,前行覆盖于咬肌表面,称咬肌筋膜。

2.腮腺

腮腺(parotid gland)位于外耳道的下方,插入下颌骨后面三角形窝内,形状不规则,可分为上、下两端,浅、前内侧和后内侧三面。腮腺借腮腺鞘与下列结构毗邻,上端低于外耳道下方及颞下颌关节后面。下端越过下颌骨,覆盖二腹肌后腹和其下的颈动脉鞘上。浅面向前覆盖在咬肌的表面,其表面有皮肤及位于浅筋膜内的耳大神经末梢和腮腺浅淋巴结相邻。前内侧面与咬肌后缘、下颌支和翼内肌下部相贴。后面与乳突、胸锁乳突肌、二腹肌后腹、茎突及茎突诸肌、颈内动脉、颈内静脉和IX、X、XI、XII对脑神经毗邻。其中,位于腮腺深面的茎突及茎突诸肌、颈内动、静脉和后4对脑神经,共同形成腮腺床。

结构:

纵行:①颈外动脉。②下颌后静脉。③颞浅血管。④耳颞神经。

横行:①上颌血管。②面横血管。③面神经的分支。④腮腺导管。

腮腺毗邻:

①上方——外耳道、颞下颌关节的后缘。

②前内侧——咬肌、下颌支、翼内肌的后份。

③后内侧——乳突、胸锁乳突肌、二腹肌后腹、茎突、颈内动脉、颈内静脉和IX、X、XI、XII脑神经。

④腮腺床——颈内动脉、颈内静脉和IX、X、XI、XII脑神经。

精修线雕
Precise PPDO Implantation
Anti-aging Technology
PAGE/092

3.腮腺导管

腮腺导管由许多小管在腺内合成,经腺的前缘穿出,向前越过咬肌,在咬肌的前缘转向内侧,穿颊脂体和颊肌,开口于针对上颌第二磨牙处颊黏膜上。腮腺导管长约5cm,在颧弓下方约一横指处,活体在面部可扪及。自鼻翼与口角的重点到耳垂作一连线,此线的1/3段即为腮腺导管的体表投影。

4.贯穿腮腺的结构

腮腺内有血管、神经的纵横穿行,其中纵行的有外颈动脉、下颌后静脉、颞浅动脉、颞浅静脉、耳颞神经;横行的有上颌动脉、上颌静脉、面横动脉、面横静脉、面神经的分支。上述血管神经由浅入深依次为面神经分支、下颌后静脉、颈外动脉及耳颞神经。

5.腮腺咬肌区生面结构

腮腺咬肌区生面的结构是指位于腮腺咬肌区深面,口腔及

咽的外侧,为颞下窝的范围,呈一顶、一底和四壁围成的腔隙。其顶为蝶骨大翼的颞下面,底平对下颌骨下缘,外侧壁为下颌支,内侧壁为上颌骨体的后面,后壁为腮腺的深部。此区内有翼内、外肌和出入颅底的血管、神经等结构通过。

6.面神经颅外段与腮腺的关系

第一段:面神经主干段,为面神经出茎乳孔后,绕茎突外侧向前至进入腮腺后内侧面之前的一段。此段有两个小支(一支为耳后神经、一支为茎突舌骨肌和二腹肌后腹支)。由于该段尚未进入腮腺实质内,故显露面神经主干可在此段进行。

第二段:即腮腺段,面神经干经腮腺后内侧面进入腮腺,于下颌后静脉和颈外动脉的浅面分为上下两干,自上、下干再发出9～12条分支,彼此交织成丛,最后形成颞支、颧支、颊支、下颌缘支和颈支,并接受由耳大神经和耳颞神经来的交通支。

第三段:为面神经穿离腮腺以后的部分,即面神经的5组分支,呈扇形分别由腮腺浅部的上缘、前缘和下端穿出,分布至各相应区域,支配面部表情。

临床提示:

小线在面颊部的埋线植入,麻醉是非常矛盾的一件事情。用麻膏基本无用,采用浸润则在操作麻醉时的痛感较强面积又比较大,而阻滞麻醉又不太精准。所以了解面神经和腮腺的关系非常重要。

(1)面颊部建议采用面神经阻滞法,配合下颌、眶下神经的阻滞效果还是不错。特别针对小线的应用中。

(2)隧道麻醉的操作中可以搭配面神经腮腺部的阻滞,效果往往更好。

八、面颈部肌肉分布

面颈部肌肉的分布直接与埋线应用息息相关。特别是因为运动产生的脂肪间隔移位、运动性皱纹、肌群发达导致的各种损容性问题和老化,均离不开对每一组肌肉的了解。在本部分详细描述面颈部肌肉的分布。

1.头肌

颌面部肌肉可分为咀嚼肌及表情肌两类。

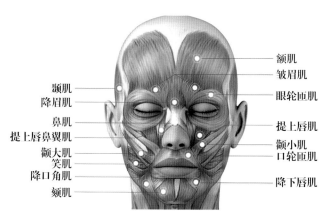

图5-1-13

（1）面肌：又称为表情肌，拉动面部肌肉，能展现喜怒哀乐等各种表情。

面肌（hemifacial）为扁薄的皮肌，位置浅表，大多起自颅骨的不同部位，止于面部皮肤，主要分布于面部孔裂周围，如眼裂、口裂和鼻孔周围，可分为环形肌和辐射肌两种，有闭合或开大上述孔裂的作用；同时，牵动面部皮肤，显示喜怒哀乐等各种表情。人类面肌较其他动物发达，这与人类大脑皮质的高度发展、思维和语言活动有关，人耳周围肌已明显退化。

面肌包括：额肌、枕肌、眼轮匝肌、口轮匝肌、提上唇肌、提口角肌、颧肌、降口角肌、降下唇肌、颊肌、鼻肌等。

（2）咀嚼肌：咀嚼肌包括咬肌、颞肌、翼内肌和翼外肌，均左右成对配布于颞下颌关节周围，是上提下颌骨、使口闭合的一组头肌，参与咀嚼运动。

2.颈肌

颈以斜方肌前缘为界分为前后两部，前部为颈部，后部为项部。根据颈肌的位置，将颈肌分为颈浅肌、颈前肌、颈深肌3群和颈部筋膜。

（1）颈浅肌群：颈阔肌（platysma）位于颈部浅筋膜内，为一皮肌，薄而宽阔，起自胸大肌和三角肌表面的筋膜，向上内止于口角、下颌骨下缘及面部皮肤。

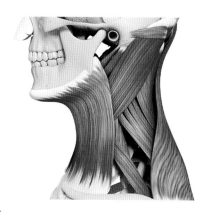

图5-1-14

作用：拉口角及下颌向下，做惊讶、恐怖表情，并使颈部皮肤出现褶皱。颈部手术此肌缝合时应注意将断端对合，以免术后形成较大瘢痕。

胸锁乳突肌（sternocleidomastoid）位于颈部两侧，大部分被颈阔肌所覆盖，为一强有力的肌肉，并在颈部形成明显标志。起自胸骨柄前面和锁骨的胸骨端，二头汇合斜向后上方，止于颞骨的乳突。

作用：一侧肌收缩使头向同侧倾斜，脸转向对侧；两侧收缩可使头后仰，当仰卧时，双侧肌肉收缩可抬头。该肌的主要作用是维持头的正常端正姿势以及使头在水平方向上从一侧到另一侧观察物体运动。一侧病变使肌挛缩时，可引起斜颈。

颈前肌：包括舌骨上肌群和舌骨下肌群。

舌骨上肌群：舌骨上肌群（suprahyoid muscles）在舌骨与下颌骨之间，每侧4块肌肉。

舌骨上肌群的作用：当舌骨固定时，下颌舌骨肌、颏舌骨肌和二腹肌均能拉下颌骨向下而张口。吞咽时，下颌骨固定，舌骨上肌群收缩上提舌骨，使舌升高，推挤食团入咽，并关闭咽峡。

舌骨下肌群（infrahyoid muscles）位于颈前部，在舌骨下方正中线的两旁，居喉、气管、甲状腺的前方，每侧也有4块肌，分浅深两层排列，各肌按照起止点命名。

舌骨下肌群的作用：下降舌骨和喉，甲状舌骨肌在吞咽时可提喉使之靠近舌骨。

（2）颈深肌群：外侧群位于脊柱颈段的两侧，有前斜角肌、

基础篇

中斜角肌、后斜角肌。各肌均起自颈椎横突，其中前、中斜角肌止于第1肋，后斜角肌止于第2肋，前、中斜角肌与第1肋之间的空隙为斜角肌间隙，有锁骨下动脉和臂丛通过。前斜角肌肥厚或者痉挛可压迫这些结构，产生相应的症状，称斜角肌综合征。

内侧群在脊柱颈段的前方，有头长肌和颈长肌等，合称椎前肌。椎前肌能屈头、屈颈。

颈部筋膜：颈部筋膜较为复杂，可分为颈浅筋膜和颈深筋膜。颈浅筋膜与身体其他部位的浅筋膜延续，包绕颈阔肌。其深面的颈深筋膜，称颈筋膜，可分为浅、中、深3层。

临床提示：

在了解颈部肌肉分布，便于更加精准的颈纹的治疗。在埋线中颈部比较常用的材料通常选择PLA/PLLA比较多。相对在植入PDO/PPDO材料需要植入的次数则为6个月/次。颈纹的治疗群体通常和皮肤胶原断裂，皮下软组织压缩变形，所以最佳的治疗手段是促进局部组织的生长，确保其效果。

（1）PPDO颈纹治疗中，通常建议采取井字格全方位覆盖，再在局部填充部分材料。

（2）PLLA材料则建议采用以无针缝线3-0号或2-0号的材料，使用专用工具皮下剥离后填充。

九、面颈部支持韧带

面部支持韧带与手指的Grayson韧带和Creland韧带的功能相似，是皮肤和浅表肌肉腱膜系统（superficial musculoapo-neurotis system，SMAS）、与周围组织结构的固定装置。Fumas1989年首次提出了面部支持韧带并详细描述了颧弓韧带、下颌韧带、颈阔肌韧带-耳韧带和颈阔肌-皮肤前韧带，分为真性韧带和假性韧带两种。真性韧带起于骨膜，假性韧带起于浅筋膜或SMAS，都止于皮肤。面部支持韧带支撑面部的软组织在其正常解剖位置，抵抗重力变化。经过近年来的探索研究，面部支持韧带的概念和理论已经不断完善。

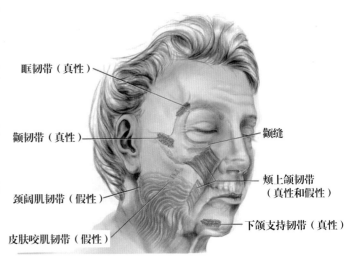

眶韧带（真性）
颧韧带（真性）
颈阔肌韧带（假性）
皮肤咬肌韧带（假性）
颧缝
颊上颌韧带（真性和假性）
下颌支持韧带（真性）

图5-1-15

1.真性韧带

真性韧带起于骨膜止于皮肤，主要包括眼轮匝肌支持韧带（orbicularis retaining ligament，ORL）、颧弓韧带、颊上颌韧带上颌部、下颌骨韧带。颧弓韧带：McGregor最先指出腮腺筋膜的前界与颊部皮肤之间存在纤维黏结，将其命名为"McGregor's Patch"，后被证实为颧弓韧带。Furnas进一步详细描述了颧弓韧带。Mendelson等提出颧弓韧带作为颧弓前隙的下界是非常重要的结构。

颧弓韧带为2～3束腱性致密结缔组织束带，位于耳屏间切迹游离缘前方43mm处，恰好在颧小肌、颧大肌起始部后方，起始于颧弓前端下缘，穿过各个层软组织止于真皮。关于颧弓韧带的厚度、长度等指标各家研究结果不一，但是颧弓韧带的位置基本不变。Furnas的研究指出，颧弓韧带宽为3mm（宽指支持韧带在起点处的水平长度）、厚0.5mm、长6～8mm（长指骨膜或筋膜，SMAS至皮肤的距离），在耳屏前方约4.5cm的白色坚韧纤维束。Lucarelli等观察到颧弓韧带的后界位于耳屏前（44±2.7）mm，水平宽度为（14.6±4）mm。Ozdemir等解剖发现颧弓韧带位于颧小肌后方5～9mm、颧弓下缘，耳屏前4.2～4.8cm，男性中款1.8～3.4cm，厚2.9～3.4mm；在女性位于耳屏前3.9～4.5cm，宽1.6～3.0cm，厚2.7～3.3mm，皮肤与颧骨之间距离在7～10mm之间。Hwang的解剖测量结果为颧弓韧带起点厚（0.8±0.2）mm、宽（8.1±0.7）mm、长（6.5±0.6）mm，颧弓韧带的抗拉强度为（26.8±1.8）N。国内学者测量颧弓韧带在骨膜起点处宽（17.49±1.47）mm、厚度（3.26±0.25）mm。

神经、血管和颧弓韧带毗邻关系密切：①面神经支通过颧弓韧带下方，面神经额支的上支位于韧带的下方深层，到达韧带前方的额大肌、额小肌和眼轮匝肌深面。②面横动脉多数经过颧弓韧带下方，少数穿过韧带中部，如经过下方测距韧带下缘不超过1.0cm。③细小的感觉神经支和面横动脉分支伴随颧弓韧带斜向浅面的皮下、皮肤，面神经额支和面横动脉走行于颧弓韧带附近时位于SMAS的深面。Stuzin等观察到，颧弓韧带和咬肌皮韧带呈倒L形，横臂从颧突向外走向颧弓。颧神经分支的存在使颞部SMAS和颊部SMAS之间的移行区成为除皱术中SMAS最难提升的部分。一旦失去颧弓韧带的支持作用，颊脂肪垫下垂将影响鼻唇沟的形态。除皱术中分离无论是在皮下还是在SMAS下进行，均需在皮下剪断颧弓韧带，才能获得较充分的提紧。

(1) 眼轮匝肌支持韧带：Hargiss等在1963年首先提出了眶缘下方止颊部皮肤的筋膜结构，该结构被Putterman等在1973年认定为眼轮匝肌下筋膜。Loeb在1981年首次在解剖上将该结构描述为区分眶区与鼻颊部的膜状结构，具有保护作用，防止鼻腔感染扩散到眶部及面部。Kikkawa等在1996年称其为眶颧韧带。ORL是Muzaffar等在2002年提出并为大家所公认的，起于上下眶缘，穿过眼轮匝肌，在额颧缝处最厚。在外眦处移行为外眶膜增厚区(lateral orbital thickening, LOT)，LOT起于ORL，与外眦韧带汇合，LOT在底部为7mm×10mm，外眦韧带肌腱止点处上外侧。ORL是位于眶周的环形结构，从内到外是连续的。ORL起于眶隔进入眶缘下点之上2～3mm处，与眶隔在弓缘处融合，外侧ORL较为松弛且长，而内侧的ORL则较紧致且短，可为降眉肌提供支撑力量。ORL环形位于眶周，无论是上眶区还是下眶区都是无渗透性的膜状结构。上眶区ORL在眶缘中份上2～3mm处起源。ORL不仅是上下睑眼轮匝肌的锚定点，而且还可以保护眼球。在面部除皱术中应当松解ORL与LOT以从新塑形眼轮匝肌。在外眦固定术中，松解悬吊ORL可以避免损伤外眦韧带，一旦ORL松解，其上方的眼轮匝肌可自由移动。另外ORL位于下睑脂肪下界，一旦切开，眶隔脂肪可以填充泪沟。

(2) 颊上颌韧带上颌部：颊上颌韧带上颌部分为2～3束纤维束，其间散在脂肪组织。颊上颌韧带上颌部起于颧颌缝，止于鼻唇沟真皮。起始于提上唇肌在上颌骨起点的下缘，斜向外下方走行，似一列间断的纤维束，纤维束之间有层有脂肪组织填充形成条束状，不坚韧。深层有提口角肌穿

过，浅层有颧小肌与颧大肌穿过，向表面穿过颊脂肪垫，以皮支持带宽(1.30±0.11)mm。

(3) 下颌骨韧带：下颌骨韧带起于下颌骨前1/3的下颌骨缘上1.0cm的骨膜，纤维与下颌骨走向平行呈条索状分散止于下颌部的真皮，在骨缘附着处与颈阔肌、口三角肌纵横交错，与皮肤垂直走向，常常有通向皮肤的感觉神经和小动脉与之伴行，距下颌角点5.3cm。下颌骨韧带均由平均12束(8～15束)的结缔组织束带组成，小带呈双排平行并列。Ozdemir的解剖数据显示，男性下颌骨韧带宽2.0～3.2cm、厚2.8～3.4mm，女性宽2.2～3.1cm、厚2.5～3.4mm。

Brandt等对真性韧带的生物力学特性进行了测量，其中颧弓韧带的抗拉力最强，弹性最大，其次为ORL，下颌骨韧带稍差，颊上颌韧带的抗拉力最弱，弹性最小，与眶下区面中部下垂、鼻唇沟明显等早期衰老症状相符合。如欲矫治颌下颈阔肌松垂和"火鸡颈"畸形，需剪短下颌骨韧带。颧弓韧带的刚度最大，其次是ORL，颊上颌韧带稍差，下颌骨韧带最差。下颌骨韧带的伸长率最大，其次为ORL，颧弓韧带稍差，最差为颊上颌韧带。

临床提示：

(1) 真性韧带在埋线治疗术中的应用非常重要，特别是颧弓韧带、眼轮匝肌支持韧带，在做牵拉以及重力改变的过程中，只能轻度针对表浅面积进行修正，切勿过度提拉。

(2) 在采用PPDO材料植入，可以适当在真性韧带中浅部，使用较细7-0、6-0、5-0号线体进行，井字格布线。在PPDO降解过程中刺激局部韧带纤维增粗，增加韧性和弹力。其中部分穴位给线就有韧带增强术。

(3) 中医治疗方式：可以在韧带及周边穴位进行、针灸、艾灸、按摩等方式，均能有效改善血液循环，增加局部血供，增强韧带。

2.假性韧带

假性韧带起于深筋膜止于真皮，主要包括颈阔肌耳前韧带、颈阔肌皮韧带、腮腺筋膜皮韧带、颊上颌韧带颊部、咬肌皮韧带。

(1) 颈阔肌耳前韧带：在颈阔肌后缘，起于SMAS和腮腺咬

肌筋膜, 颈阔肌耳前韧带是颈阔肌后上缘连于耳附近的一层薄但坚韧的结缔组织结构, 有助于手术中分辨颈阔肌后界。该结构在颈阔肌后缘、上缘均与面部SMAS相接, 此处的SMAS愈近耳垂周围皮肤时愈薄且致密。耳垂附近特别是下方、下后方, SMAS及腮腺包膜、胸锁乳突肌腱纤维、颈阔肌悬韧带等组织结构紧密融接, 在耳垂下后方形成一略呈尖向下的三角形致密区。颈阔肌耳前韧带即为链接颈阔肌后上缘与三角形致密区的SMAS。SMAS及颈阔肌耳前韧带等各层组织紧密结合, 需锐性分离。将P-AL离断后, 要把断端重新拉紧固定在三角形致密区, 或乳突区的筋膜、骨膜上, 此即韧带的重建技术, 以保持颈阔肌的弓状后上缘形态, 提紧颈阔肌。

(2) 颊上颌韧带颊部: 颊上颌韧带颊部起于颊黏膜, 穿过颊肌止于鼻唇沟处皮肤。在颊肌表面还有一些纤维束止于颊脂肪垫而不止于皮肤。起于颊肌表面不至于皮肤的韧带长 (6.27±0.82) mm、宽 (2.94±0.57) mm。

(3) 腮腺筋膜皮韧带: 颈阔肌后界为致密筋膜区, 其上方与皮肤紧密相连, 颈阔肌与耳前下方皮肤牢固结合, 耳大神经的皮神经位于韧带浅面或穿插其中为下方的腮腺筋膜提供感觉神经的支配。位于耳周前下方, 耳前垂直方向。Ozdemir等在其研究中指出腮腺筋膜皮韧带位于耳前的前下方, 纵向位于耳前, 在男性长2.7～3.1cm、宽2.3～2.8cm; 在女性长2.4～2.8cm, 宽1.9～2.5cm, 有皮神经伴行, 由腮腺筋膜走向皮肤。

(4) 咬肌皮韧带: 腮腺与皮肤之间的韧带结构为纵向, 与颧支相邻, 与颧弓韧带形成倒L形。咬肌皮韧带在咬肌前缘起于SMAS深层, 该韧带斜向经过腮腺远端和咬肌中部。Ozdemir的解剖数据显示男性中咬肌韧带宽1.8～2.7cm、厚1.2～1.8mm, 女性中宽1.6～2.4cm、厚1.1～1.5mm。咬肌皮韧带由多条致密结缔组织束带组成, 平均6.8束, 粗细不等, 长短各异, 最上和最下两组短而粗韧, 中间的较细长薄弱。最上一组多为1束 (1～2束), 略为偏后, 在耳下基点前4.2cm的咬肌起始部起于咬肌筋膜表面, 斜向前、浅方向, 止于SMAS。最下一组多为2束 (1～3束), 起自下颌体近上缘骨面, 斜向上、浅方向, 止于颈阔肌。中间的几束起于咬肌筋膜前缘或颊咽筋膜, 分别在颊脂肪垫的上、后、下缘走线浅面的SMAS。除咬肌皮韧带最上一组外, 其余均位于下颌角点前3.9cm的垂线上。咬肌皮韧带与神经、血管的关系较密切。最上一组的上方紧邻面神经颧支和面横血管分支。少

数情况下, 血管经过韧带的下方。腮腺管也横行于最上一组的附近。最下一组的上方有面动脉、面前静脉经过, 下方有面神经下颌缘支经过。有时血管、神经、通过韧带的束与束之间, 中间的几束排列于咬肌前缘, 因此面神经颊支由后向前通过这种栅栏样结构达到前方的颊脂肪垫浅面。咬肌皮韧带与面神经颧支、颧大肌、腮腺管、面静脉、颊脂肪垫毗邻。咬肌皮韧带支撑作用丧失后, 面部脂肪向下颌缘下垂, 形成颌下脂肪堆积。

(5) 颈阔肌皮韧带: 颈阔肌皮韧带出现率约为20%, 起于颈阔肌上缘, 斜向上止于颊部浅层真皮。皮下潜行分离时, 颈阔肌皮韧带可能将分离平面导向分离层次过浅, 致使分离层次错误。

临床提示:

面部老化不仅仅表现为表皮皮肤的松弛, 同时也存在着面部软组织解剖位置的下移, 其原因之一是由于支持固定韧带变薄松弛所致。如颧弓韧带变薄松弛后, 颧部软组织下移, 向鼻旁堆积, 形成了深凹陷的鼻唇沟; 下颌骨韧带变薄下颌部软组织下移, 则出现重颌; 咬肌皮韧带松弛, 颊部软组织下沉出现"羊腮"。总之面部支持韧带的作用一旦减弱, 面部脂肪将下降至表浅筋膜和深筋膜中间, 面部老化的特征体征出现。

另外, 在除皱术中, 面部支持韧带不仅提供进入面中部的入路, 其松解还可提升面中部软组织。尽管除皱术方法各不相同, 但是面部支持韧带的松解是其相同点。血管神经与筋膜平面及相应的韧带结构之间的关系总是恒定的, 韧带结构可作为术中辨别神经血管的标记点, 减少除皱术中血管神经的损伤。

面部支持韧带的解剖学意义在面部年轻化手术中的重要性已经得到足够的重视, 基本概念和理论趋于完善, 对于其生物力学的研究也已经展开, 掌握面部支持韧带的解剖不仅可以减少组织损伤、降低术后并发症的发生率, 同时也为各种面部年轻化术式改良带来新启发。在其研究中仍然存在不少难点疑点需要进一步探索。

在假性韧带表浅埋线适用范围非常广泛, 效果也非常迅速。如提拉布线中, 针对假性韧带的牵拉远比真性韧带容易, 且效果更佳明显。如: 咬肌皮韧带的塑形、颊上颌韧带颊部。

第二节　人体衰老进程分析

一、人体衰老时间进程

（1）脸部皮肤：女性19岁半就开始长出第一条皱纹；男性35岁脸部皮肤开始出现干燥、粗糙、松弛、面部轮廓不再清晰。

（2）肺：人体的肺活量从20岁起开始缓慢下降，到了40岁，一些人就出现气喘吁吁的状况。部分原因是控制呼吸的肌肉和胸腔变得僵硬起来，使得肺的运转更困难，同时还意味着呼气之后一些空气会残留在肺里，导致气喘吁吁。

（3）大脑和神经系统：20岁起神经元减少。人在降临人世时，大脑中神经细胞（神经元）的数量达到1000亿个左右，但从20岁起开始逐年下降。到了40岁，神经细胞的数量开始以每天1万个的速度递减，从而对记忆力、协调性及大脑功能造成影响。

（4）头发：男性头发30岁后开始变白，女性则从35岁左右开始。60岁以后毛囊变少，头发变稀。头发乌黑是因为头发里含有一种黑色素，人体没有统一分泌黑色素的腺体，黑色素在每根头发中分别产生，所以头发总是一根一根地变白。

（5）乳房：35岁开始衰老。女人到了35岁，乳房的组织和脂肪开始丧失，大小和丰满度因此下降。从40岁起，女人乳房开始下垂，乳晕（乳头周围区域）急剧收缩。

（6）肌肉：30岁开始衰老。肌肉一直在生长，衰竭；再生长，再衰竭。30岁后，肌肉衰竭速度大于生长速度。过了40岁，人们的肌肉开始以每年0.5%～2%的速度减少。

（7）骨骼：35岁开始衰老。25岁前骨密度一直在增加，但35岁骨质开始流失，进入自然老化过程。80岁时身高可能会降低约5cm。

（8）心脏：40岁开始衰老。随着身体日益变老，心脏向全身输送血液的效率也开始降低。45岁以上的男性和55岁以上的女性心脏病发作的概率较大。

（9）牙齿：40岁开始衰老。40岁以上成年人唾液的分泌量会减少。唾液可冲走细菌，唾液减少，牙齿和牙龈更易腐烂。牙周的牙龈组织流失后，牙龈会萎缩。

（10）眼睛：40岁开始衰老。近距离观察事物逐渐变得费劲，眼睛适应不同强度光的能力降低，对闪耀光更敏感，不适宜夜晚开车。

（11）肾：50岁开始衰老。肾滤过率从50岁开始减少，后果是人失去了夜间憋尿的功能，需要多次跑卫生间。75岁老人的肾滤过率是30岁时的一半。

（12）前列腺：50岁开始衰老。前列腺增生引发了包括尿频在内的一系列问题。困扰着50岁以上的半数男子。正常的前列腺大小有如一个栗子，增生的前列腺有一个橘子那么大。

（13）听力：55岁左右开始衰老。60多岁以上的人半数会因为老化导致听力受损，这叫老年性耳聋。老人的耳道壁变薄、耳膜增厚、听高频度声音变得吃力，所以在人多嘈杂的地方，交流十分困难。

（14）肠：55岁开始老化。健康的肠可以在有害和"友好"细菌之间起到良好的平衡作用。肠内友好细菌的数量在我们步入55岁后开始大幅减少，结果使得人体消化功能下降，肠道疾病风险增大。随着我们年龄增大，胃、肝、胰腺、小肠的消化液流动开始下降。发生便秘的概率便会增大。

（15）舌头和鼻子：60岁开始退化。人初生时舌头上分布有大约1万个味蕾。60岁后这个数可能减半，味觉和嗅觉逐渐衰退。

（16）声带：65岁开始衰老。随着年龄的增长，我们的声音会变得轻声细气，且越来越沙哑。这是因为喉咙里的软组织弱化，影响声音的响亮程度。女人的声音变得越来越沙哑，音质越来越低，而男人的声音越来越弱，音质越来越高。

（17）膀胱：65岁开始衰老。65岁时，我们更有可能丧失对排尿的控制。此时，膀胱会忽然间收缩，即便尿液尚未充满。如果说30岁时膀胱能容纳两杯尿液，那么70岁时只能容纳一杯。膀胱肌肉的伸缩性下降，使得其中的尿液不能彻底排空，反过来导致尿道感染。

（18）肝脏：70岁开始衰老。肝脏似乎是体内唯一能挑战衰老进程的器官。肝细胞的再生能力非常强大，手术切除部分肝后，3个月之内它就会长成一个完整的肝。虽然人体从19岁就开始衰老，但如果一个人不饮酒、不吸毒，没有患过传染病，那么他到70岁时，其肝脏也可以移植给20岁的年

基础篇

轻人。

二、面部老化的组织变化

1.面部骨骼

面部骨骼支撑上覆的软组织,可以视为面部年轻化手术的基础。目前接受的观点是,面部骨骼经历终身和持续的变化,从而影响面部及面部表情的外观。早期研究总结了这些变化,为我们理解面部老化奠定了基础,包括:眼眶横向扩展、眉间突起、眶上缘扩张、脸颊内陷及侧向扩张、鼻的长宽高三维均增加、下颌及咬合区突出。基于这些变化,提出了(从右侧观察)颅面老化呈顺钟向旋转的Lambros理论。最近的一项研究测量了白种人群的各种面部角度参数,结果表明,眉间、眼眶、上颌和梨状孔的角度随年龄增长而变小,上颌骨、梨状孔和下眶缘也随着年龄而吸收退化。另一项针对亚洲人群的研究结果类似,不过,与白种人相比,眼眶和上颌角度变化较小,而梨状孔角度则变化更显著。这种面部骨骼变化不仅对整体面部外形有影响,而且还影响了面部韧带和脂肪室的位置。上颌角变小可能是眶下缘扩张、眶隔前置所致,造成眶内/眶隔后脂肪垫的假性扩张,加重了眼袋的临床症状。此外,眼轮匝肌支持韧带不再处于水平位置,邻近眼轮匝肌的稳定性丧失,后者构成眶孔上方的ROOF以及下方的SOOF的前壁。

(1)眉间水平和垂直纹,为降眉间肌、皱眉肌和眼轮匝肌共同作用的结果。

(2)眼轮匝肌后脂肪垫(ROOF)下垂,源于眼轮匝肌、眼轮匝肌支持韧带和额肌松弛以及骨骼变化。

(3)颧弓韧带和眼轮匝肌支持韧带合并形成泪槽韧带的区域。该区域构成眼轮匝肌下脂肪垫(SOOF)的内界,呈三角区外观。SOOF的下边界是颧弓韧带。颧弓韧带和眼轮匝肌支持韧带松弛、骨性眶缘及相应的脂肪隔室改变是颧骨隆凸的原因之一。

(4)鼻唇沟由鼻唇沟浅脂肪室和下面的面部表情肌的牵引而形成。老化过程中,由于眶缘骨质、眼轮匝肌支持韧带、颧骨韧带、眼轮匝肌和SMAS发生变化,鼻唇沟随之而加深。

(5)下颌韧带将皮肤和相邻结构附着在骨骼上,骨骼变化导致韧带后方结构包括浅层和深层脂肪室松弛下垂,形成

羊腮样老化外观。

2.面部韧带

在已经得到确认的数条韧带中,颧弓韧带在生物力学上最坚韧,其次是眼轮匝肌限制韧带和下颌骨韧带。值得注意的是,颧弓韧带从颧弓由外侧向眶下区延伸到眶缘,并与眼轮匝肌限制韧带相连接,连接处的眼轮匝肌限制韧带更名为泪槽韧带。颧弓韧带(有时在中面部也称为颧皮韧带)形成了SOOF的底床。该韧带走行距离长,位于颧弓下最后一段,称为McGregor patch。面部韧带由胶原蛋白、蛋白聚糖、糖胺聚糖(GAG)和水构成。通过蛋白间相互作用,以及润滑减小纤维束间的摩擦,产生韧带的机械动力。据推测,面部韧带可能不会老化。有一项动物实验研究兔子的膝内侧韧带,结果表明,胶原蛋白、GAG含量和含水量没有出现老龄化改变,而Lubricin(关节软骨细胞的一种标志物)或PRG4基因表达受老化影响。作者推测,后者可能与润滑韧带有关,其老化改变可能导致韧带机械功能退化。由于骨骼老龄化改变了韧带起点位置,韧带对皮肤和其他相邻结构的牵拉作用会受到影响,对应的脂肪室逐渐下垂。比如老年人可以观察到松弛的羊腮畸形。

3.面部肌肉

随着年龄的增长,面部肌肉会拉长,肌肉张力增加,运动幅度更小,静息时肌肉张力接近最大收缩时。而面部肌肉收紧、表情动作幅度受限、永久性肌挛缩致脂肪移行等变化,将增加面部皮肤皱纹,动力纹也会转化为永久性静态纹。最近有一项研究结果显示,为了恢复面部肌肉功能,面部肌肉锻炼的效果有限,而神经肌肉电刺激结果良好。面部肌肉的这些老化改变,源于肌肉本身的生理特征变化,或是面部骨骼和韧带老化的后续结果。所以,如要获得自然效果,面部年轻化手术应该将所有的面部组织纳入改善范畴。

4.面部脂肪

面部脂肪组织可分为浅层脂肪(第2层)和深层脂肪(第4层),由SMAS(第3层)分隔开。浅层脂肪和深层脂肪容纳于脂肪隔室中,后者为隔膜、筋膜、韧带或肌肉所构成。隔间内脂肪维系着面部轮廓容积外观。已有研究表明,与浅层脂肪相比,深层脂肪细胞直径较小,形态各异。一些学者认为,面部肌肉之所以能平滑移动,是因为周围包裹着深层

脂肪(例如颧肌)。然而,这种解释似乎有问题。众所周知,大多数面部肌肉会在各层面移行,从第5层至第2层,为浅层脂肪包围。此外,面部肌肉的收缩运动会带动上覆的皮肤或SMAS层,而包裹肌肉层脂肪会影响这种附带运动。之前有学者报道,一些浅层脂肪室,例如浅层鼻唇沟脂肪室,在老化过程中会发生肥大,隔室体积增加。临床上可见鼻唇沟浅层脂肪室显著突出。鼻唇沟是1型皮下结构(存在大量脂肪细胞,即隔室)与2型(存在少量或单一脂肪细胞,是由胶原蛋白复合网络交织而成)之间的过渡线。由于面骨老化、韧带和皮肤松弛、肌肉生理学改变和重力性原因,鼻唇沟上方的皮下脂肪室具有下移倾向。不过,由于面部表情肌与鼻唇沟联系紧密,鼻唇沟脂肪室下移程度受限,因此在鼻唇沟上覆的脂肪隆起可见于临床。以前的一些研究存在差异,大概是因为没有精确划定该脂肪隔室深层边界,或者没有考虑面部骨骼变化所带来的影响,又或者是研究方法有所不同。

结论

面部为5层层次结构,每一层都由特殊结构组成,并参与面部老化进程。年轻化手术时必须考虑骨骼、韧带、肌肉和脂肪之间的相互作用,以实现安全、自然和持久效果。面部年轻化手术方案多样,但人们必须记住,在某些情况下,最小

侵袭性手术的结果可能不能令人满意。因此,手术方案的制订要综合考虑,诸如深层脂肪室复原、肌肉起源点再复位,或骨膜下植入性骨扩张等,特别是在面部的中心椭圆区。必须意识到,了解面部复杂的解剖结构及其对老龄化的影响,有助于制订最合适的年轻化方案。

三、埋线抗衰在人体老化中的应用

综合面部组织结构解剖学以及人体衰老进程。不难看出,人体衰老是人体整体机能的表现,而非局部特征的改变。所以在年轻化治疗的道路上,必须因人而异,采用不同的治疗方案。以满足客户不同阶段的需求。但是埋线抗衰同样也不是返老还童药,只能做局部修正或让人体面容、体态更加年轻化。而严重的则需要其他的手术方案来代替。所以必须让受术者明白,埋线是"抗衰老",而非逆天还童。

目前针对以上情况分析:①针对骨性的治疗埋线还是没有办法改变,只能用于骨膜上的长效贴片技术(如PCL/PLLA材料仿生替代品),而PPDO材料的应用只能做特殊部位的治疗,如鼻背隆鼻使用。其他轮廓性的暂时无特殊材料。②面部皮肤、筋膜、脂肪的衰老化的应用就比较多,不仅适合PPDO、PGLA、PLLA等,也适合长效的牵拉线材。改变重力方向,实现皮肤状态改善。

基础篇

≫ 第六章　适应埋线的麻醉应用方式

第六章 适应埋线的麻醉应用方式

第一节 适应埋线的麻醉方式概述

在埋线抗衰术中，一次完美的麻醉技术是为了达到以下3个目的：①为所有切口破皮部位提供预先镇痛和足够的血管收缩。②为所有的解剖和分离层次提供麻醉及血管收缩。③促进外科手术层次所有的血管床的血管收缩。达到第三个目标，需要牢固的肌皮和筋膜血管解剖知识。在大多数情况下，血管与感觉神经伴行，但有很多时候，二者处于不同的解剖区域。局部麻醉应在手术消毒前完成，使其有足够的时间发挥其镇痛和血管收缩的作用。而当今社会人们不仅追求美，更加追求安全舒适美。让变美的过程更加舒适，更加完美。麻醉在埋线抗衰中的应用就尤为重要。本章节将阐述埋线抗衰中的常见麻醉分类和麻醉方式。

一、美容外科常见麻醉方式

美容外科临床应用的麻醉方式有很多种，大致归纳为两大类：①局部麻醉。②全身麻醉，详细参考表6-1-1。

表6-1-1 临床麻醉基本方法分类

分类	麻醉方法	麻醉给药方式	麻醉药作用部位
全身麻醉	吸入式全麻	经呼吸道吸入	中枢神经系统
	静脉注射全麻	静脉注射	
		肌内注射	
		直肠灌注	
局部（区域）麻醉	蛛网膜下隙阻滞	局麻药注入蛛网膜下隙	蛛网膜下脊神经
	硬膜外阻滞	局麻药注入硬脊膜外隙	硬脊膜外神经
	神经干（丛）阻滞	局麻药注入神经干（丛）	神经干（丛）
	局部浸润麻醉	局麻药局部浸润	皮肤、黏膜神经末梢

目前在美容外科，已经较少使用单一的药物和一种麻醉方式了。临床上使用较多的是复合麻醉（也称平衡麻醉，balanced anesthesia）和联合麻醉（combined anesthesia）。联合麻醉就是指用两种或两种以上的方法以达到最佳的麻醉效果，以取长补短、综合发挥各种方法的优越性。例如：在面部全脸抗衰治疗中，小切口分离术配合埋线，就用到了全麻配合肿胀液。

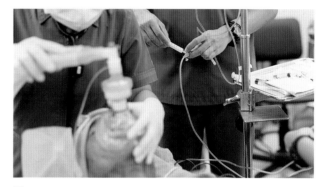

图6-1-1

二、适应埋线的抗衰麻醉应用

埋线抗衰术发展到今天，已经不再是单纯的几根线来实现患者的美容需求。而是根据求美者更高的要求来进行设计，实现更加高效、持久、安全、舒适的蝶变过程。其中就已经融合了美容外科、无创科、皮肤科、针灸等多个科室的技术内涵。所以在埋线抗衰治疗中的麻醉应用，也随之发生改变，而不再是单纯的麻膏和局部阻滞或者浸润，而是有更加复杂的搭配。在这部分我们将详细阐述关于适应埋线抗衰老治疗过程中的几种麻醉方式。全麻和比较复杂的技术性麻醉，建议大家交给专业的麻醉医生去操作。

目前埋线最常用的麻醉大概有以下几种。

（1）局部表皮麻醉：多采用10.56%浓度的利多卡因局麻膏，敷涂时间相对较长，建议在50~60分钟。

（2）局部区域浸润麻醉：①专用工具皮下隧道麻醉。②表皮放射浸润麻醉。③局部肿胀麻醉。

（3）阻滞麻醉：在面颈部、胸部、私密处比较常用。

（4）全身麻醉：主要针对全面部以及身体大面积部位，需要配合其他辅助治疗手段者，基本采用这种方式。

埋线抗衰术中麻醉的临床应用：采用复合麻醉方式，其中配合局部抽脂、皮下分离者通常会全麻配合局部肿胀麻醉，便于操作节约时间。而面颈部基本采用阻滞配合局部

基础篇

浸润。埋小线我们则采用表皮麻膏配合局部浸润或阻滞。总之,尽一切可能在减少客户痛苦、减少瘀青肿胀和客户恢复周期的基础上,实现客户效果需求。

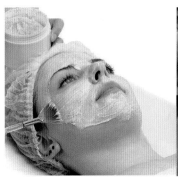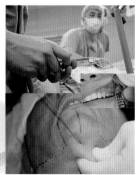

图6-1-2

三、患者术前评估流程分析

埋线麻醉和治疗前我们必须对受术者进行全方位评估,再严格按照标准流程进行操作。分别从:①复习病历(史)。②分析各项术前检查指标和化验结果。③术前访视和检查。④进行麻醉手术风险判断评估。⑤知情同意等。按照程序流程严格执行。

精修线雕
Precise PP00 Implantation
Anti-aging Technology
PAGE/102

表6-1-2　手术患者术前进行的特殊检查（最低标准）

必须检查项目	1.血常规　包括血小板计数,有条件加做血细胞比容(Hct)
	2.尿常规　包括镜检及尿比重
	3.肝功能　包括血浆蛋白、胆色素、转氨酶测定
	4.肾功能　包括血尿素氮(BUN)和血肌酐(Cr)测定
	5.感染疾病方面的检查　主要包括HBV、HIV等的相应检查
	6.凝血机制　包括凝血酶原时间(PT)、部分凝血活酶时间(APTT)和纤维蛋白的含量
备选项目及适应对象	1.心电图(ECG)　所有45岁以上者、心脏病患者、高血压患者、糖尿病患者、病态肥胖者、有明显肺部疾病者、可卡因滥用者等
	2.X线胸片　肺疾患、气道梗阻、心脏病、癌肿患者、吸烟久或量大者、所有60岁以上者
	3.水、电解质酸碱平衡、血糖测定　高血压患者、糖尿病患者、心脏病患者、可能有体液、电解质失调者;应用强心苷类药、利尿药、激素、血管紧张素转换酶(ACE)抑制药者
	4.妊娠试验　已婚育龄妇女无法确定怀孕者

身体各项指标的检查,是为了更好地规避不必要的责任和风险,特别是部分患者在接受全麻的过程中,各项指标非常关键。我们埋线抗衰术同样将这些指标作为治疗的参照。以上图表仅供参照。

四、麻醉前准备与用药

针对目前使用的常见用药,简单罗列出具体操作用量和浓度比以及实际临床中的效时进行对比,大家可以在实际应用中根据需要来进行选择。

表6-1-3　局部浸润麻醉常用局麻药

药品	配比	普通溶液		含肾上腺素溶液	
名称	浓度(%)	最大剂量(mg)	持续时间(min)	最大剂量(mg)	持续时间(min)
短时效					
普鲁卡因	0.5～1.0	800	15～30	1000	30～60
氯普鲁卡因	1.0～2.0	800	15～30	1000	30～90
中时效					
利多卡因	0.5～1.0	400	30～60	500	120～360
甲哌卡因	0.5～1.0	300	45～90	500	120～360
丙胺卡因	0.5～1.0	500	30～90	600	120～360
长时效					
丁哌卡因	0.25～0.5	150	120～240	225	180～420
罗哌卡因	0.1～1.0	200	120～360	225	180～420

最大剂量标准基于体重为70kg的成人。每位执业医师的用药标准和习惯因人而异,各有习惯。以上表格为参考标准。

第二节　表面麻醉在埋线中的应用

表面麻醉(surface anesthesia)是将渗透作用强的局麻药与局部皮肤、黏膜表面接触,使其透过皮肤、黏膜而阻滞皮肤、黏膜下的浅表神经末梢产生无痛的方法。多用于面部、眼、鼻腔、咽喉、气管、尿道、阴道等处的表浅部位或内镜检查。

目前市面上有多种麻药可用于表面麻醉,如利多卡因、丁卡因、布鲁卡因、苯佐卡因、丙胺卡因等,可制成溶液、软膏、气雾剂,单独或与其他药物合用于皮肤、黏膜、口咽部、气管、直肠等部位。表面麻醉前可静脉给予阿托品,使黏膜干燥,避免分泌物妨碍局麻药与黏膜的接触。不同部位的组织吸收局麻药的速度不同,气管及支气管应用气雾剂时,局麻药吸收最快。大面积皮肤使用高浓度及大剂量时,容易出现毒性反应以及过敏反应,使用时应该严格控制剂量和适用群体。

常用药物为1%～2%丁卡因或2%～4%利多卡因。因眼结膜和角膜组织柔嫩,故滴眼需用0.5%～1%丁卡因。气管和尿道黏膜吸收较快,应减少剂量。而皮肤表面麻醉渗透比较慢,使用最多的是浓度从5.6%到10.56%不等,膏状麻药(麻膏)比较多,且敷涂时间比较长。

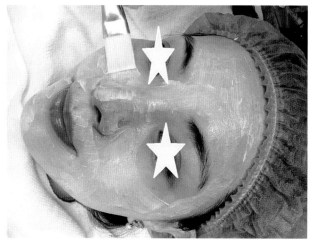

图6-2-1

临床提示:

(1)我个人不太建议使用表面敷涂速效麻膏,速度越快过敏概率越高。所以在进行敷涂前一定要选择过敏率极低的药品。避免不必要的人为过敏现象产生。

(2)现在参与美容的群体多数都有激素、铅汞、剥脱、漂白皮肤的历史。在操作前的面诊和体质了解是非常必要的。正处于红肿热痛、过敏、感染、痤疮等就不建议操作。

(3)麻膏敷涂后的前15分钟必须留人观察,避免过敏的发生。

(4)采用红外线加热敷涂的方式,切记不能温度太高,可以适当延长时间。

第三节　浸润麻醉在埋线中的应用

将局部麻药沿手术切口或埋线植入区域，分层注射于手术区的组织内，阻滞组织中的神经末梢，成为局部浸润麻醉（local infiltration anesthesia）。操作时，在拟定的手术切口或植入范围一端进针，针头斜面贴紧皮肤，进入皮内以后推注局麻药液，形成橘皮样皮丘，自此皮丘继续向前推进同时浸润注射至切口全长或植入区域范围，再向皮下组织逐层注入局麻药液。从皮面、膜面、肌膜下及骨膜等处神经末梢分布较多，可适当加大局麻药液量。注入组织后的局麻药液需要一定容积，使其在组织中形成张力性浸润，与神经末梢广泛接触，以增强麻醉效果。感染及癌瘤部位不宜使用局部浸润麻醉。

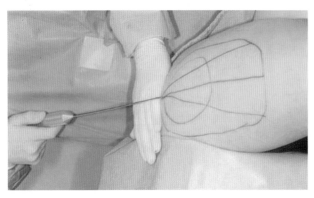

图6-3-1

可以根据需要来选择不同浓度的麻药，药液中加入适量肾上腺素可延长局麻药的持续时间。浸润面积较大时，为防止局麻毒性反应，可降低局麻用药浓度，以免用药量超过限量。

局部浸润麻醉范围非常广泛：植入某个部位就在某个部位分层给药，在安全剂量下小范围操作还是非常安全的。局部浸润麻醉的操作要求如下：

①给药前一定要求回抽，查看回血情况。

②把握好设计线路的剂量，宁少勿多。

③"肾上腺素"的配比，建议按照要求：1∶200000配比方案，切勿多加。

④必须排查过敏人群以及特殊疾病状态或特殊体质群体。

⑤浸润麻醉层次要求：行针位层次，根据线体粗细选择皮下还是组织的其他层次结构。

第四节　阻滞麻醉在埋线中的应用

阻滞麻醉（block anesthesia）是将局部麻醉药物注射于神经干或主要分支周围，以阻断神经末梢的传入刺激，使该神经分布区域产生麻醉效果。此法能麻醉比较广泛的区域，可以避免多次注射带来的疼痛。使用药物剂量少，麻醉效果完全，麻醉作用深，维持时间长。在本章节中我们重点围绕面颈部埋线抗衰术的治疗，进行具体阻滞阐述。

一、额顶部皮肤局部阻滞

（1）眶上神经：通常距离眉中2.7cm左右处的眶上缘处出颅，有经验的医生可以通过以触摸的方式触及具体的点位。在按压时会有明显的肿胀和疼痛感。眶上神经横穿皱眉肌后分为内侧支（分布于头皮）和外侧支（分布于额角）。

（2）滑车上神经：距离眉中心点约1.7cm处出颅细孔。分布在前额中间部向上，而滑车下神经则经出孔向下分布于眼睑内侧、眼内眦、鼻内侧皮肤、结膜和泪腺等。

局部阻滞眶上神经时需要触诊眶上缘，以防入针伤及眼球。可以采取中心点向两侧旁开或者直接针对神经出孔点周边滑入孔位进行阻滞（1%～0.5%的利多卡因1～2mL，配比1∶200000肾上腺素）。

眶上神经、滑车神经的阻滞，通常围绕以额部抬头纹以及川字纹、提眉、眉型修正等，治疗前进行的局部阻滞。

主要有：眶上神经、滑车上神经、颧颞支上行神经分布于前头皮。

单点阻滞：1～2mL1.0%利多卡因（1∶200000）。

注意事项：回抽与入针深度防止误入血管与伤及眼球。

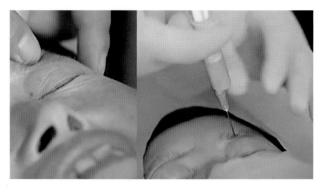

图6-4-1

二、眶下神经阻滞的局部麻醉

眶下孔出颅的神经我们常称之为眶下神经,眶下出孔位于眶下缘0.5～0.8cm,通常在瞳孔中线下,也可能因人有个体差异。同样也可以通过触诊找到出孔点。通常眶下神经支向下入上牙槽以及鼻外侧以及脸颊面部、下眼睑、上唇等处。所以在进行阻滞麻醉时偶尔出现牙龈与比外侧、上唇的麻醉。

眶下麻醉可以选择直接针对出孔局部阻滞,也可以采取口内通路进行眶下神经阻滞。在操作眶下阻滞麻醉同样需要手指必须抵在眶下出孔处,避免入针太深或误入眶内注射。成功的眶下神经阻滞不需要一定得将针头插入孔内,而是只需要将足够的剂量将周围神经组织进行阻滞即可(1%的利多卡因2～3mL,配比1：200000肾上腺素)。

主要应用有:眶下部神经、下眼睑、鼻外侧额、面颊、上唇。其中面颊部以及提拉辅助阻滞点。

单点阻滞:1～2mL1.0%利多卡因(1：200000)。

注意事项:回抽与入针深度防止误入血管与伤及眼球。

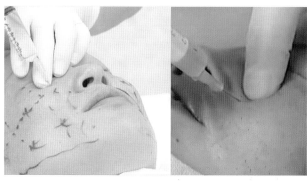

图6-4-2

三、鼻部神经阻滞

在操作鼻梁、鼻翼、鼻小柱等塑形和校正时,鼻部的神经阻滞麻醉非常重要。

鼻部神经接受多个神经的支配,其中包括滑车上神经、滑车下神经、眶下神经、前神经支、鼻外支(鼻背神经)、上颌神经、鼻骨下神经等。

单点阻滞:1～2mL1.0%利多卡因(1：200000)。

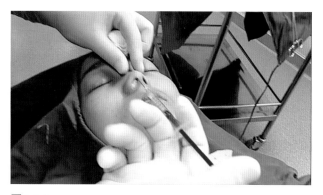

图6-4-3

注意事项:回抽与入针深度防止误入腔内和血管内注射。

在麻醉鼻外侧的皮肤后,还需要对鼻中央部的皮肤进行麻醉。麻醉鼻背神经则需要在鼻骨下缘与鼻软骨交界处旁开两侧0.5～1.0cm,鼻背神经(在鼻睫神经筛前分支)自下鼻甲骨软骨交界处(鼻骨末端)。

鼻部埋线应用中,建议采用局部浸润的方式,在鼻尖做一个皮丘点给药,然后再破皮采用27G/60mm钝头针隧道给药的方式,既可扩开植入空间,又可使麻醉更加精准,针对植入线条进行鼻背、鼻小柱的给药。如山根部位则需要配合滑车下行部分搭配应用。鼻综合手术则建议对鼻部同时进行浸润配合眶下神经、滑车神经、鼻背神经双侧阻滞。

埋线齐颜老综合临床实用指南

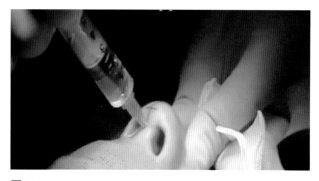

图6-4-4

四、颧颞神经阻滞

颧神经在翼腭窝发出,经眶下裂入眶,在眶内分为两小支,即颧颞支和颧面支。颧颞支沿眶外侧壁的颧骨沟走行,穿颧骨小孔进入颞窝,颧骨与颞肌之间上升,在颧弓上约2.5cm处穿颞筋膜,被分配到同侧额部皮肤上。

颧部支沿眼眶的下外侧壁走行,经颧骨小孔到达面部,穿过眼轮匝肌,分布于面颊部皮肤。在做完颧神经在翼腭窝神经阻滞后,再在皮下向颧部以及颞部方向分别皮下行针给药。

颧颞神经的阻滞主要是针对在操作双头线(提拉王)以及锯齿线(大V线),在提拉面部时经常采用的一种麻醉方式。而小线的操作只有颧面分支会比较常用。

颧神经主要分为:颧面神经、颧颞神经。通过颞窝前壁一个孔出颅,此孔位于颧骨后方眶外缘的后部,与外眼角大致平齐。颧颞神经的阻滞时,要在眶外缘凹陷处用13mm/30G针头完全刺入。因此该技术操作非常简单。通常在面部神经的阻滞中这两个神经的分支往往容易被忽略。在操作之前应先熟悉和了解头骨模型结构。

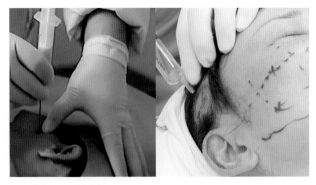

图6-4-5

温馨提示:麻醉前需要医生将手指触及颧缝眶外缘,将穿刺针体贴紧手指(从凹陷处由外向颧顶缝下方),穿针沿着凹陷壁向外眦的方向向下刺入。回抽无血注入1.0%的利多卡因1～2mL,配比1∶200000肾上腺素确保麻药能够在出孔处附近。阻滞区域为:外眦、颧弓、颧骨以及此区域以下的皮肤范围。

五、口唇神经阻滞

埋线抗衰中的口唇神经阻滞也比较常见,而最多的是微创注射美容填充应用最多。埋线主要是应用在口周的法令纹、木偶纹以及口周的皱纹以及口唇的矫正。皮下分离使用的频率比较高。

最常用的方式是采用眶下神经阻滞以及下颌神经阻滞,但是这两种双侧阻滞的方式也存在缺陷,就是给客户带来不适,且比较长时间客户运动表情没有知觉。甚至在埋线后由于麻醉剂量或注射位的差异,容易导致左右不对称或高低不平。但是这种现象为即时性现象,通常在2～6小时内自动恢复正常。

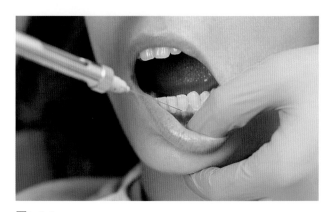

图6-4-6

如果在上颌骨和下颌骨前庭处注射(1%的利多卡因0.5mL配比1∶200000肾上腺素)即可实现上下唇的麻醉效果。

六、耳前神经阻滞

耳前神经主要有:耳大神经前支(分布于腮腺上)并在腮腺表面与神经相交通。耳后支分布于乳突和耳郭后面的皮肤(其上部除外)有一细支穿过耳朵达到其侧表面,分布于外耳小叶及下部。后支与枕小神经,迷走神经的耳分支及面神经经耳后支相交通。

这种阻滞方式在埋线的应用中十分常见,由于这个部位多数出于埋线的行线位上,所以操作所有的大线前都习惯性地进行耳前神经的阻滞。

耳部神经有4条神经分支支配耳部感觉,埋线的应用主要是前半部耳颞神经,位于下颌神经的分支;后半部为耳大神经和枕小神经,为颈丛的两条分支,外耳和外耳道则由迷走神经的听神经支配,埋线几乎用不上阻滞。耳前局部神经的阻滞,一定要习惯性地回抽防止注射入血管(单侧1%的利多卡因2～3mL,配比1∶200000肾上腺素)。

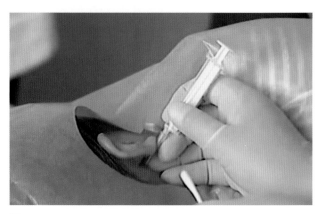

图6-4-7

温馨提示:建议采用颞部发际线内,破皮分别向下进行隧道麻醉,剂量适当加大,在埋线抗衰治疗中,特别是针对大V线效果确实非常不错。

七、下颌神经阻滞

埋线使用下颌神经阻滞比较常用,通常还搭配其他面神经阻滞。

下颌神经是三叉神经的第三大分支,分布于下颌骨、牙齿部、颞区、耳周、下嘴唇、口角之下的面部皮肤,同时支配咀嚼和舌部黏膜,包含运动和感觉神经。下颌神经出孔于下颌孔与下牙槽动脉随行,分两条末支(下牙神经和颏神经)。颏神经在颏孔处分为3支(1支到颏部皮肤,另1支分布到下唇皮肤和黏膜,还有1分支颊神经支配颊部皮肤感觉)。

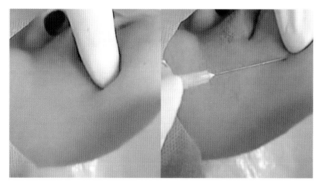

图6-4-8

八、颏神经阻滞技术

颏神经自下颌骨上第二前磨牙基底部出颏孔(很多患者为了正畸而拔除前磨牙)。颏孔平均位于牙龈缘下11mm,如椎间孔一样,颏孔也有变异。通常在牙龈缘下10mm或第二前磨牙冠顶前15mm处注射2~4mL局部麻醉药,即可成功阻滞颏神经。在无牙的患者中,颏孔的位置往往较高,有时可以摸到,特别是佩戴假牙的患者。如前文所述,局麻药无须注入颏孔内,仅注射至颏孔附近区域即有效,牵拉口唇,将下颌向下拉,有时可透过薄薄的口唇黏膜看到颏神经的唇支,唇支分布至口唇和下颏。

颏神经麻醉区域为一侧唇缘向下支颏唇沟,但有时也会导致颏前部和面颊的麻木,这取决于患者神经解剖的个体差异。下牙槽神经有分支分布至颏垫,而下颌舌骨神经也可分布至此。为了扩大颏部局部麻醉的区域,可实施下牙槽神经(下颌牙阻滞)阻滞,代替或联合颏神经阻滞,此外也可辅以局部皮肤浸润麻醉。

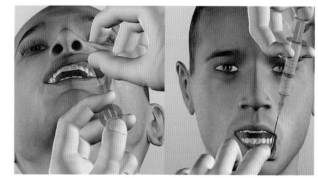

图6-4-9

基础篇

第五节　肿胀麻醉在埋线中的应用

肿胀麻醉(tumescent anesthesia)，又称肿胀技术(tumescent technique)，是一种局部麻醉方法。应用范围主要是局部抽脂后的线体植入所采取一种常用的麻醉方式，也是搭配面部SMAS筋膜分离时比较常用的。

一、肿胀麻醉液的成分

肿胀麻醉液的基本成分：肾上腺素、利多卡因、生理盐水，有时还加入碳酸氢钠、地塞米松等。肿胀麻醉液配方中，加入肾上腺素的目的是使皮下小血管收缩，减少出血，减慢局部麻醉药的吸收，延长麻醉时效，减少渗出等；加入碳酸氢钠是为了中和肿胀液的pH，减轻酸性物质注射时的不适，缓冲利多卡因的酸度，可减轻局部麻醉溶液的刺痛感，增加利多卡因的作用时间；加入糖皮质激素(如地塞米松)是为了增加皮肤耐受缺血的能力，降低组织基础代谢或增加代谢产物利用率，抗炎，调理中性粒细胞功能状态，防止白细胞在组织中过度浸润。

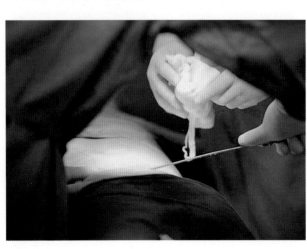

图6-5-1

二、肿胀麻醉液配制方法

在1000mL生理盐水中加入2%利多卡因20～50mL、肾上腺素1mg、5%碳酸氢钠5～20mL。最后利多卡因的浓度是0.05%～0.1%，肾上腺素液的浓度是1∶200万～1∶100万。有人把此量作为一个单位看待，一般认为最大用量可达4个单位。

三、优缺点评价

1.肿胀麻醉的优点

(1)安全性高，组织损伤轻；失血少，术中一般无须输血。

(2)止痛效果好，术中基本无痛，麻醉时效长。

(3)术后感觉良好，恢复快。

(4)可以单独作为一种麻醉使用而不需要全麻或阻滞麻醉，从而可避免全身麻醉或其他麻醉的风险。

(5)不需要由专业麻醉师来实施，可完全由手术医生独立完成，尤其适合在中小型的美容整形专业机构应用。

2.肿胀麻醉的缺点

应用大量的局麻药仍存在产生毒副作用的潜在危险，以及手术部位间断性疼痛和各种操作诱发受术者产生应激反应等弊端。

四、肿胀麻醉适用部位

肿胀麻醉适用于腰腹、臀部、大腿(内外侧)、手臂、面颊部、额部等，主要用于埋线综合治疗方案中的抽脂以及局部分离术中。

第六节　全身麻醉在埋线中的应用

全身麻醉 (general anesthesia) 简称全麻,是指麻醉药经呼吸道吸入、静脉或肌肉注射进入体内,产生中枢神经系统的暂时抑制,临床表现为神志消失、全身痛觉消失、遗忘、反射抑制和骨骼肌松弛。对中枢神经系统抑制的程度与血液内药物浓度有关,并且可以控制和调节。这种抑制是完全可逆的,当药物被代谢或从体内排出后,患者的神志及各种反射逐渐恢复。

一、常用麻醉药物

(1) 吸入性麻醉药物:氧化亚氮、氟烷、蒽氟烷、异氟烷、七氟烷、地氟烷等。

(2) 静脉麻醉药物:巴比妥类 (硫喷妥钠、苯巴比妥等)、阿片类 (吗啡、芬太尼、阿芬太尼、苏芬太尼、雷米芬太尼等)、异丙酚、氟哌利多、苯二氮䓬类 (地西泮、咪达唑仑等)、氯胺酮、依托咪酯等。

(3) 肌肉松弛药:非去极化肌松药 (管箭毒、泮库溴铵、阿曲库铵、维库溴铵等)、去极化肌松药 (如琥珀胆碱)。

二、麻醉方法

临床上常用的全身麻醉方法有吸入麻醉、静脉麻醉和复合麻醉。全身麻醉的实施主要可分为麻醉前处理、麻醉诱导、麻醉维持和麻醉恢复等几个步骤。

1.吸入麻醉

(1) 吸入麻醉:是指挥发性麻醉药或麻醉气体由麻醉机经呼吸系统吸收入血,抑制中枢神经系统而产生的全身麻醉的方法。在麻醉史上吸入麻醉是应用最早的麻醉方法,乙醚是广为知晓的吸入麻醉剂,但是由于其不稳定和易燃易爆等特性,现代手术室内多需要电刀等设备,由此乙醚可能导致爆炸,现在临床已弃用。吸入麻醉已经发展成为实施全身麻醉的主要方法。吸入麻醉药在体内代谢、分解少,大部分以原形从肺排出体外,因此吸入麻醉具有较高的可控性、安全性及有效性。

根据呼吸气体与空气接触方式、重复吸入程度以及有无二氧化碳吸收装置,吸入麻醉可以分为开放法、半开放法、半紧闭法及紧闭法4种。按照新鲜气流量的大小分为低流量麻醉、最低流量麻醉和紧闭回路麻醉。

(2) 吸入全麻的实施

①麻醉前处理:主要包括患者身体与心理的准备,麻醉前评估、麻醉方法的选择、相应设备的准备和检查以及合理的麻醉前用药。此外还应根据吸入麻醉诱导本身特点向患者做好解释工作及呼吸道上的准备。

②麻醉诱导:分为浓度递增慢诱导法和高浓度快诱导法。单纯的吸入麻醉诱导适用于不宜用静脉麻醉及不易保持静脉开放的小儿、困难气道和喉罩插管等,对嗜酒者、体格强壮者不宜采用。慢诱导法是用左手将面罩固定于患者的口鼻部,右手轻握呼吸囊,吸氧去氮后打开挥发罐开始予以低浓度的吸入麻醉药。麻醉药的选择以氟烷为最佳,也可选用其他吸入性麻醉药。如果需要可以插入口咽或鼻咽通气导管,以维持呼吸道通畅,同时检测患者对刺激的反应,如果反应消失,可通知手术医生准备手术。麻醉开始后静脉扩张,应尽可能早地建立静脉通道。这种浓度递增的慢诱导方法可以使麻醉诱导较平稳,但诱导时间的延长增加了兴奋期出现意外的可能,患者也容易产生不配合的情况。

高浓度快诱导法是先用面罩吸纯氧6L/分钟,去氮3分钟,然后吸入高浓度麻醉药,让患者深呼吸多次,意识消失后改吸中等浓度麻醉药,直至外科麻醉期。可行气管插管,实施辅助或控制呼吸。

在临床上,有很多患者会询问吸入诱导是否像影视作品中纱布捂住口鼻导致意识消失那样,其实临床应用的吸入麻醉剂不会那么快起效,而且需要专用的密闭仪器才能储存,在开放的环境中易挥发。

③麻醉维持阶段:麻醉诱导完成后即进入麻醉维持阶段,此期间应满足手术要求,维持患者无痛、无意识、肌肉松弛及器官功能正常,应激反应得到抑制,水、电解质及酸碱保持平衡,血液丢失得到及时补充。目前低流量吸入麻醉是维持麻醉的主要方法。术中应根据手术特点、术前用药情况以及患者对麻醉和手术刺激的反应来调节麻醉深度。在不改变患者的分钟通气量时,改变麻醉深度主要是通过调节挥发罐开启浓度和增加新鲜气流量来实现。吸入麻醉药本身能产生微弱的肌松作用,为了获得满足重大手术的完善肌松,往往需要静脉给予肌松剂,以避免为增强肌松作用而单纯增加吸入浓度引起的循环抑制。挥发性麻醉药可明显增强非去极化肌松药的神经阻滞作用,二者合用时可以减少肌松药的用量。

④麻醉苏醒及恢复:吸入麻醉患者的苏醒过程与诱导过程

埋线抗衰老综合临床实用指南 Comprehensive Guidance of Clinical Application of thread PDO Integration Anti-aging Technology

相反,可以看作是吸入麻醉药的洗出过程。由于回路内气体的低流量,无法迅速把麻醉药洗出,因此在手术结束时应比高流量麻醉更早关闭挥发罐。整个手术操作结束后,用高流量纯氧来快速冲洗患者及回路里的残余麻醉药。当肺泡内吸入麻醉药浓度降到0.4MAC(最低肺泡气有效浓度)时,约95%的患者能够按医生指令睁眼。吸入麻醉药洗出越干净越有利于苏醒过程的平稳和患者的恢复,过多的残余不仅可能导致患者烦躁、呕吐,甚至抑制清醒状况和呼吸。在洗出吸入性麻醉药时,静脉可给予一定的止痛药来增加患者对气管导管的耐受,以有利于吸入药的尽早排出,同时还可减轻拔管时的应激反应。

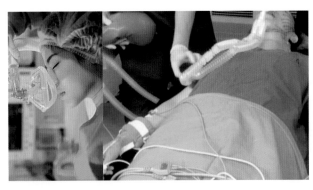

图6-6-1

2.静脉麻醉

(1)静脉全身麻醉:是指将一种或几种药物经静脉注入,通过血液循环作用于中枢神经系统而产生全身麻醉的方法。按照给药方式的不同,静脉麻醉可分为单次给药法、分次给药法和持续给药法。由于受到自身一些局限性的影响,静脉全身麻醉的使用一度受到限制。但是20世纪80年代以来,随着临床药理学研究方法的不断改进,新的强效、短效静脉麻醉药的开发以及计算机化的静脉自动给药系统的问世,使静脉麻醉得到极大的改善和发展。

(2)静脉全麻的实施:

①麻醉前处理:与其他全身麻醉相同,主要包括患者身体与心理的准备,麻醉前评估、麻醉方法的选择及相应设备的准备和检查,以及合理的麻醉前用药。

②麻醉诱导:静脉麻醉诱导更为舒适,适合多数常规麻醉情况(包括吸入性全身麻醉),这特别适合需要快速诱导的患者。可以利用单次静脉注射麻醉药物来实现,也可利用TCI技术来完成静脉麻醉的诱导。在手术麻醉所产生的各种刺激中,气管插管要高于普通的外科手术,因而麻醉诱

导所需要的血药浓度可能会大于术中麻醉维持所需的血药浓度。静注的首剂量可以根据负荷剂量公式峰效应计算,同时还应兼顾患者的实际情况。麻醉医生还应熟悉所用药物的峰效时间,这对于麻醉诱导非常重要。利用TCI技术实施静脉诱导时应注意根据患者的个体情况选择合适的靶浓度。诱导时患者意识消失所需时间随着所选择的靶浓度的增高而减少。

利用静脉麻醉来实施麻醉诱导时还应注意到静脉麻醉本身的一些特点。

①应强调个体化原则:药物的选择和剂量应根据患者的具体情况调整,如体重、年龄、循环状况、术前用药等。

②对于老年患者或循环时间较慢的患者(如休克、低血容量及心血管疾病等)用药量应减少,且注射速度应缓慢,同时密切监测心血管系统的变化。最后,诱导时一些麻醉药的注射可能会引起局部疼痛,术前或诱导前给予阿片类药或所注射的静脉全麻药里混入利多卡因可以减少疼痛的发生。

③麻醉维持利用:麻醉药静脉连续滴入或泵入来维持患者的麻醉,需要包括两方面的剂量,即从中央室消除的药物剂量,加上向外周室转运的药物剂量。根据手术刺激强度及每个患者具体情况来调节静脉麻醉药的输注速率,也可以提供相对合理的麻醉维持血药浓度。利用TCI技术,通过靶浓度的设定,可以更加精确和方便地达到上述目的。但应注意,由于伤害刺激在术中并非一成不变,因此应根据具体情况(手术的大小、刺激的程度及患者的反应等)选择合适的靶浓度。此外还应强调,预先的主动调节靶浓度以适应即将出现的强刺激比等到出现伤害刺激后才去被动调节其效果要好得多。

④麻醉维持时应强调联合用药:完善的麻醉在确保患者生命体征稳定前提下,至少应该做到的意识消失、镇痛完全、肌肉松弛以及自主神经反射的抑制。为了实现这4个目的,显然只靠某一类麻醉药是行不通的,这就需要麻醉药的联合使用。完善的静脉全身麻醉主要涉及三大类药:一是静脉全麻药,如异丙酚、咪达唑仑等,这类药物可以使患者入睡,意识消失,对手术过程无记忆;二是麻醉性镇痛药,如芬太尼、哌替啶等阿片类药物,可以减少疼痛,抑制应激反应;三是骨骼肌松弛药,如去极化肌松药琥珀胆碱及非去极化肌松药维库溴铵、泮库溴铵等,可以松弛肌肉,提供良好的手术视野,但是需要呼吸机控制呼吸。

⑤麻醉恢复：静脉麻醉后，患者苏醒时间与中央室（血浆）麻醉药的浓度密切相关。对于单次注入的药物，其血药浓度的降低主要取决于药物的分布半衰期和清除半衰期。按等效剂量单次注入给药，恢复快慢的顺序为：异丙酚、依托咪酯、硫喷妥钠、咪达唑仑、氯胺酮。对于较长时间持续输注麻醉药物，其血药浓度下降的快慢则不仅取决于分布半衰期和清除半衰期，还与其外周室是否迟钝有关。良好的恢复除了迅速，还应没有副作用，并尚存足够的镇痛作用。异丙酚恢复期副作用最少。氯胺酮及依托咪酯麻醉后，苏醒期常出现躁动，咪达唑仑可以较好地减少这些副作用，但使得恢复延迟。氟哌利多可能会增加噩梦的发生率。患者在恢复期出现躁动首先应该排除缺氧、二氧化碳蓄积、伤口痛及肌松药残余；如果使用了吸入麻醉药还应考虑其吸出是否彻底。

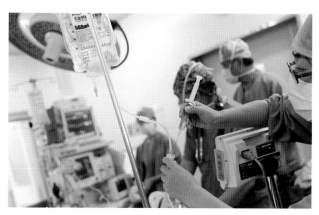

图6-6-2

3.复合麻醉

目前临床麻醉中都是同时或先后使用几种不同的麻醉药物或技术来获得全身麻醉状态。这种同时或先后应用两种以上的全身麻醉药物或麻醉技术，达到镇痛、遗忘、肌松、自主反射抑制并维持生命体征稳定的麻醉方法，称之为平衡麻醉。平衡麻醉强调联合用药，联合用药不仅可以最大限度地体现每类药物的药理作用，而且还可减少各药物的用量及副作用。这种方法在提高麻醉质量、保证患者的安全和降低医疗费用等诸多方面都发挥出了十分重要的作用，是符合中国国情的麻醉理念。

静吸复合麻醉是平衡麻醉的典型代表，对患者同时或先后实施静脉全麻技术和吸入全麻技术的麻醉方法称之为静脉-吸入复合麻醉技术，简称静吸复合麻醉。其方法多种多样，如静脉麻醉诱导，吸入麻醉维持；吸入麻醉诱导，静脉麻醉维持；静吸复合诱导，静吸复合维持。由于静脉麻醉

起效快，诱导平稳，而吸入麻醉易于管理，麻醉深浅易于控制，因此静脉麻醉诱导后采取吸入麻醉或静脉复合麻醉维持在临床麻醉工作中占主要地位。静脉麻醉诱导和吸入麻醉维持充分展现了静脉麻醉与吸入麻醉各自的优点，是麻醉技术向麻醉艺术的升华。

除以上3种全身麻醉外，还有基础麻醉、监护性麻醉等全麻技术，它们的麻醉程度不同，但本质上并无明显区别。现在临床上开展的无痛检查/治疗技术越来越多，例如无痛胃镜、无痛人流等，这其实也是一种全身麻醉技术，给予静脉麻醉剂（丙泊酚常用）和镇痛药物，达到患者入睡和无痛的状态，但是多为短小操作，大多不需要插管控制呼吸，但是有呼吸抑制、误吸性肺炎等风险。

三、全身麻醉期间严重并发症

临床手术过程中，麻醉医生的思维方式介于外科和内科医生之间，最终目的是最大程度地消除或减少患者面临手术的恐惧和围术期的疼痛和安全。麻醉科医生是手术过程中患者生命安危的保护者。

麻醉医生需要利用各种药物维持一定的麻醉状态，还要在整个手术过程中保障患者安全，提供安全无痛的手术条件。但患者、手术和其余情况千差万别，仍然有可能出现一些意料之外的情况，而其中有部分情况很可能危及生命安全。

1.反流、误吸和吸入性肺炎

麻醉下患者发生呕吐或反流有可能导致严重的后果。胃内容物的误吸是目前全麻患者死亡的重要原因之一。误吸的临床表现包括急性呼吸道梗阻、Mendelson综合征、吸入性肺不张、吸入性肺炎等。患者发生误吸导致急性肺损伤的程度，与误吸的胃内容物理化性质（如pH、含脂碎块及其大小）和容量以及细菌的污染直接相关。

预防误吸主要是针对构成误吸和肺损害的原因采取措施：

（1）减少胃内容量和提高胃液pH。

（2）降低胃内压，使其低于食管下端括约肌阻力。

（3）保护气道，尤当气道保护性反射消失或减弱时，更具有重要意义。误吸的处理关键在于及时发现和采取有效的措施，以免发生气道梗阻窒息和减轻急性肺损伤。具体措施包括重建通气道、支气管冲洗、纠正低氧血症、激素、气

基础篇

管镜检查、抗生素及其他支持疗法。

为了减少反流和误吸的可能性，手术患者常需要术前禁食水，通常禁食6~8小时，禁饮4小时，小儿可以控制在2小时。

2.躁动

全麻恢复期，大多数患者呈嗜睡、安静或有轻度定向障碍和脑功能逐渐恢复趋于正常，但仍有部分患者出现较大的情感波动，表现为不能控制的哭泣和躁动（烦躁）不安。躁动的出现除了与术前、术中用药有关外，术后疼痛等可能是引起躁动的重要因素。

3.全麻后苏醒延迟

全身麻醉停止给药后，患者一般在60~90分钟当可获得清醒，对指令动作、定向能力和术前的记忆得以恢复。若超过此时限神志仍不十分清晰，可认为全麻后苏醒延迟。引起全麻后苏醒延迟的常见原因有药物作用时间的延长、高龄、患者全身代谢性疾病、中枢神经系统的损伤等。

4.术后恶心与呕吐

术后恶心与呕吐（PONV）是全麻后很常见的问题，造成患者的不适而影响休息，其发生率为20%~30%，既往有相关病史、女性和吸入麻醉相对发生率高。引发因素有：

（1）倾向性因素，如早期妊娠、糖尿病和焦虑的患者。

（2）胃容量增加。

（3）麻醉用药与方法全麻比区域性麻醉多见；用药以氧化亚氮、氯胺酮以及新斯的明为多见。

（4）手术部位与方式牵拉卵巢和宫颈扩张术，腹腔镜手术，斜视纠正术以及中耳的手术等为多见。

（5）手术后疼痛应用阿片类药、低血压和大量饮水等。胃肠减压导管刺激也常引起呕吐。

对有明显发生PONV倾向的患者才考虑使用药物，一般不需预防性用药。主要药物有丁酰苯类、吩噻嗪类、胃动力性药、抗胆碱能药、抗组胺药、5-羟色胺拮抗剂等。

5.支气管痉挛

在麻醉过程和手术后均可发生急性支气管痉挛，表现为支气管平滑肌痉挛性收缩，气道变窄，气道阻力骤然增加，呼气性呼吸困难，引起严重缺氧和二氧化碳蓄积。若不及时予以解除，患者因不能进行有效通气，不仅发生血流动力学的变化，甚至发生心律失常和心跳骤停。

发生支气管痉挛的原因有气道高反应性、与麻醉手术有关的神经反射、气管插管等局部刺激、应用了具有兴奋性迷走神经、增加气道分泌物促使组胺释放的麻醉药、肌松药或其他药物等。其中，气管插管等局部刺激是麻醉诱导期间发生气道痉挛最常见的原因。既往有呼吸道慢性炎症、抽烟或支气管哮喘史的患者发生率较高，麻醉期间避免应用可诱发支气管痉挛的药物。选用局麻药进行完善的咽喉部和气管表面的麻醉，阻断气道的反射，可防止因刺激气道而诱发支气管痉挛。

支气管痉挛的处理包括：明确诱因、消除刺激因素；如因麻醉过浅所致，则应加深麻醉；面罩吸氧，必要时施行辅助或控制呼吸；静脉输注皮质类固醇类药、氨茶碱等，两药同时应用可能收效更好。

6.低氧血症和通气不足

呼吸系统的并发症，仍是全身麻醉后延缓术后康复、威胁患者生命安危的主要原因之一。全麻后气道阻塞最常见的原因，是因神志未完全恢复，舌后坠而发生咽部的阻塞；喉阻塞则可因喉痉挛或气道直接损伤所致。对舌后坠采用最有效的手法，是患者头后仰的同时，前提下颌骨，下门齿反咬于上门齿。据患者不同的体位进行适当的调整，以达到气道完全畅通。如果上述手法处理未能解除阻塞，则应置入鼻咽或口咽气道。但在置入口咽气道时，有可能诱发患者恶心、呕吐，甚至喉痉挛，故应需密切观察。极少数患者才需重行气管内插管。

（1）低氧血症不仅是全身麻醉后常见的并发症，而且可导致严重的后果，甚至昏迷、死亡。易于引起麻醉后低氧血症的因素有：①患者的年龄＞65岁。②体重超重的患者，如＞100kg。③施行全身麻醉的患者要比区域性麻醉更易于发生。④麻醉时间＞4小时。⑤施行腹部手术者对呼吸的影响显著于胸部，以肢体手术的影响较为轻微。⑥麻醉用药：如苯二氮䓬类与阿片类药物并用，用硫喷妥钠诱导麻醉对呼吸的影响要显著于异丙酚。

（2）通气不足系指因肺泡通气的降低引起$PaCO_2$的增高。手术后通气不足的原因有：①中枢性呼吸驱动的削弱。②呼吸肌功能恢复的不足。③体内产生CO_2增多。④由于呼吸系统急性或慢性疾病所影响。

7.急性肺不张

急性肺不张是指患者骤然出现肺段、肺叶或一侧肺的萎陷，从而丧失通气的功能。急性肺不张是手术后严重的并发症之一，尤其多见于全身麻醉之后。大面积急性肺不张，可因呼吸功能代偿不足，使患者因严重缺氧而致死。

发生急性肺不张的危险因素：围手术期患者存在有急性呼吸道感染，呼吸道急性或慢性梗阻，术后最常见的原因是气道被黏稠的分泌物所堵塞，慢性气管炎，吸烟，肥胖，老年患者肺容量小，如非阻塞性肺病、胸廓畸形、或因肌肉、神经肌肉和神经疾病所致的呼吸肌障碍或受限。

8.通气不足综合征

中枢性或梗阻性睡眠－呼吸暂停综合征患者。

手术后发生肺不张的危险因素包括：

(1) 呼吸道分泌物多，且引流或排出不畅。

(2) 胸部或上腹部大手术患者。

(3) 外科手术切口疼痛。

(4) 镇痛药应用不当。

(5) 应用具抑制中枢神经系统的药物。

9.高血压

全身麻醉恢复期，随着麻醉药作用的消退、疼痛不适，以及吸痰、拔除气管内导管的刺激等原因极易引起高血压的发生。尤其先前有高血压病史者，且多始于手术结束后30分钟内。如果在术前突然停用抗高血压药物，则发生高血压情况更呈严重。发生高血压的原因包括：疼痛、低氧血症与高碳酸血症、术中补充液体超荷 (volumeoverload) 和升压药应用不当、吸痰的刺激和其他如术后寒战、尿潴留、膀胱高度膨胀等。

10.脑血管意外

患者先前多存在有脑血管病，而在麻醉手术过程 (围手术期) 中，意外地发生了脑卒中，其中约有80%是因脑血管供血不足 (或血流太少)，称为缺血性卒中，另外20%则属于出血性卒中 (如脑实质性出血和蛛网膜下腔出血)。卒中所涉及的范围，可以是局灶性、多灶性，也可以是弥散性，反映出因单一或多个血管的病理改变而引起脑功能急速的障碍。高龄 (超过65岁)、高血压、糖尿病、外展血管病变、心脏疾病 (冠心病和房颤等) 等都是围术期发生脑血管意外的高危因素。

全身麻醉期间因为患者处于睡眠状态，对患者意识和肌力的监测受到影响，可能不能及时发现脑卒中的发生。

11.恶性高热

恶性高热 (MH) 是由吸入强效的挥发性麻醉药和琥珀胆碱诱发的骨骼肌异常高代谢状态，呼出 CO_2 和体温骤然增高、心动过速，并出现肌红蛋白尿等。MH以白种人多发，但在不同种族中均有报道，说明MH并非种族特异性。儿童MH发病率 (1/15000) 明显高于成人 (1/50000)。儿童好发年龄多在10岁以下，男性多于女性。MH以先天性疾病如特发性脊柱侧弯、斜视、上睑下垂、脐疝、腹股沟疝等多见，在其他外科疾病中也有散在报道。目前认为MH是一种具有家族遗传性的亚临床肌肉病。MH的临床表现可分为爆发型 (22%)、咬肌痉挛型 (22%) 和流产型 (57%)。暴发型最严重，表现为突然发生的高碳酸血症和高钾血症、快速心律失常、严重缺氧和酸中毒、体温急剧升高，可达45~46℃。多数患者在数小时内死于顽固性心律失常和循环衰竭。

麻醉应用结语：

在实际临床应用中，如果采用针灸穴位埋线以及经络埋线时，通常是不建议使用任何麻醉的方式。但是在大面积治疗或者面部身体部位比较难以耐受的部位建议采用以下规律和措施。

(1) 能够不用麻醉尽量不用麻醉 (即能够耐受范围内且为局部小范围操作，含穴位和经络)。

(2) 能够用表面麻醉的尽量不要使用局部浸润或肿胀麻醉，需要根据手术来进行评估和选择。

(3) 能够用局部浸润的尽量减少阻滞麻醉的应用。

(4) 能够用阻滞或浸润解决的尽量不使用全麻，一是避免药物对人体的损伤，二是避免不必要的风险。

(5) 全麻通常适用于疼痛特别敏感且有一定焦虑的对象。

基础篇

第七章　埋线操作标准服务程序

第七章　埋线操作标准服务程序

大部分接受埋线抗衰老或埋线治疗的群体,相对来说身体素质以及知识水平,都比其他治疗科室病患要高。虽然在医疗纠纷上要少得多,但是对于服务意识要求却要高得多。良好的服务意识、标准的服务流程、规范化的技术操作,是每个医美人的必备基础。之所以拟定埋线操作标准服务程序,不仅是为了规范操作者自身的操作程序,规避掉一些不必要的风险和责任,同时也为规范自身服务习惯和意识水平提出一个参照。

第一节　客户咨询管理

客户咨询管理的目的是为了更好地规范医患之间的关系,保障双方的权益。在客户咨询管理上必须采用标准规范的运作程序,避免不必要的纠纷以及问题的产生。

咨询即对客户诉求的了解,同时可提前掌握患者有关详细的情况以及制订适合的手术方案。

一、客户需求咨询

很多爱美人士对消费后的期望值都非常的高,都希望花最少的钱一下子变成大明星。每个人都有美好的憧憬和愿望,然而事实每个人的自身条件的限制,很多都在术后会大失所望,愤慨万分。其原因是对客户的诉求没有进行深入的了解,并且也没有给予很好的心理疏导和提前打压其期望值。把术后真实的场景呈现给到客户,同时也需要提前做好心理防范和意识灌输。

1.客户基本需求

(1)安全:不仅是客户的需求,也是我们职业人最基本的就业保障。所以没有安全就没有了后续的一切。

(2)效果:是术中、术后每个客户所期盼的,如果没有效果的治疗就是再实惠也同样会惹来纠纷。

(3)舒适:是留给客户的初步印象,所以治疗前后尽量保持客户的舒适性,减少客户心理压力,增加客户回头率。

(4)尊重:求美就是为了获得社会和他人的尊重,所以没

有了尊重的基础,一切皆是浮云。

(5)实惠:追求物美价廉是每个人的天性,所以适当的优惠设定不仅给予客户实在,更是机构发展的基础。

2.客户自身条件

(1)年龄:是否适合这种治疗方案(年龄低于18岁或大于65岁都不建议做)。

(2)体质:健康状况是否合适,是否有其他慢性疾病等,药物是否适应。

(3)习惯:运动、生活、起居、饮食、工作环境等必须了解是否适合操作。

(4)消费:有没有足够的消费能力,没有经济条件或比较差的群体也不建议操作,避免不必要的纠纷。

(5)观念:生活层次决定了对美容的观念,价值观不符者不建议操作。

二、效果评估预测

效果评估预测是直接给予客户最真实的效果显照。我们通常采用的方式是,直接用手将现有客户的肌肤进行即时性地向上或理想位置的提拉,让客户感受改变后的效果。局部收紧则采用收的弧度进行遮盖一小点儿的轮廓曲线,让人整体看上去更加消瘦、紧致,轮廓上有一些变化。

三、问题排查

主要针对客户身体状况是否适应PPDO埋线的操作,是否适合进行阻滞或局部浸润麻醉。其中必须对客户健康状况做一个详细的了解。以防范不必要的风险。通常检查标准参考第102页表6-1-2,根据需要选项做相关的检查,在确定相关数据指标符合要求后再进行操作。特别是部分有不良嗜好以及血液疾病高发地区,建议采取强制性的检测。

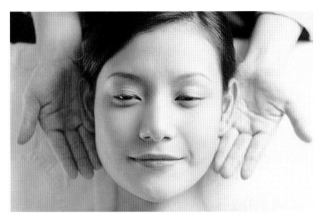

图7-1-1

四、咨询登记表

根据体检提供相关的数据,详细记录各项指标并提出治疗操作的建议,目的是为了更加详细地记录有关操作客户的真实身体健康状况,同时也方便日后的随访工作,把握后期的售后服务。详细内容请参考第255页附录二"埋线抗衰老咨询登记表"。

第二节　档案记录管理

在所有的客户操作中必须进行档案的记录和管理,以方便客户以及后来的医生查阅和校对。客户档案的记录和管理必须遵照章程严格执行,做到每个客户操作前、中、后、恢复过程,不同角度、表情的摄影摄像。恢复后的1~3个月的随访不同角度的拍摄。客户心理动态以及效果评估均需要做详细的记录。具体客户档案记录管理包含以下几个方面。

一、医学摄影管理

1.医学摄影的基本原则

医学摄影不同于其他领域摄影,它不允许有任何形式的虚构与夸张,医学摄影要求真实再现。医学摄影是以摄影作品内容本身的真实来表现事物的,必须真实地再现被摄物体,所记录的影像必须还原于真实。这是所有档案记录管理最重要的环节,也是所有医疗纠纷或责任最关键的一部分。

2.医学摄影的意义

(1)原始资料库的建立,利于临床数据研究及案例对比。以图文的方式表达往往比文字表达更加生动。

(2)医学效果评价与手术评价的重要依据,也能体现术前术后的改变过程与程度。

(3)学术交流、教学、科研的珍贵素材,为后续的学术论证提供参考依据,真实案例数据。

(4)客户服务病例对比参照的原始依据,可以作为纠纷中的对比与法律依据。

3.医学摄影的要求

(1)规范标准:按照要求标准进行不同角度、表情的前、中、后的统一拍摄。

(2)真实拍摄:医学用途的拍摄不需要修图,要求采用最原始的照片进行记录,才能反映前后对比。

(3)突出重点:治疗部位重点拍摄、标注、档案备注说明,部分采用卡尺精准测量,近拍特写等。

埋线抗衰老综合临床实用指南
Comprehensive Guidance of Clinical Application of the PDO/PPDO Implantation Anti-aging Technology

(4)对比反差：拍摄、对比均需要为不上妆，且深层清洁后的对比。术前、术后、恢复后的过程反差。

(5)肖像权益：无论是普通客户还是大明星，均需提前申明用途，有可能用于学术、教育、期刊、杂志、书籍等用途。但是绝对尊重个人隐私保护，确定肖像权益与责任后获得客户签字许可。

4.医学摄影拍摄规范

所有拍摄的部位无论男女，均需要在无遮盖、无遮挡、无上妆的情况下进行。并且确定拍摄环境：灯光、镜头、拍摄支架、背景幕布、环境、室温、相机像素等，确保整个过程拍摄的舒适性、隐私保护性等，让医学拍摄在比较舒适自然环境下进行拍摄，避免因为气温或私密性不强而导致拍摄表达不准确。

(1)正面规范：标准与特写部位成水平位，方向为正面平衡拍摄。

(2)斜角规范：以镜头为标准和正面成45°和/或90°，正反面，表情和非表情拍摄。

(3)向上规范：头部朝上30°表情和非表情拍摄。

(4)时间规范：手持时间或机构署名指示牌，或者非体现部位（额部）时间标签。

二、登记标准档案

很多客户在特定的情况下求美心切，往往会对健康状况以及用药进行一定的隐瞒，为了避免不必要的纠纷和问题的产生，我们必须提前对客户进行标准的档案设计。提前做好咨询登记，务必详细记录。

档案正面大概分为：客户通信记录、健康状况记录、药物使用过敏记录、整形注射记录、客户皮肤状况记录、心理因素记录、建议治疗方案记录等。背面通常为"受术者知情同意书"。

咨询师在登记客户档案的过程中，对登记客户家庭背景以及社会工作状况，务必要详细，以备后续在推广项目和拓展新客源的时候进行精准推广。同时以电子客户档案与纸质客户档案，方便查询和存储。日常管理过程中还可以远程查看相关数据，确保整个服务过程中的精细化。

三、客户档案表

详细内容参考第253页附录二"埋线抗衰老客户档案"。

四、受术者知情同意书

在整理所有的档案数据后，操作前必须让客户了解手术前、中、后的整个情况，可能性术后现象。包括恢复过程以及术后的效果展望，获得客户知情同意并许可操作。这个环节既可以加强客户对手术风险，可能引发问题的了解，同时也告知相关术后注意事项等。详细情况参考第254页附录二"埋线抗衰老知情同意书"。

第三节 术前操作准备

术前操作准备工作的医务助理或助理医生,必须经过主治医生的在职岗位工作的培训和考核。只有熟悉主治医生的操作风格和具体的程序流程,才能非常默契娴熟地配合。工作有要求、细节有标准,对于医务助理来说这项工作是非常细致而又专业的。不仅对材料规格要有详细清晰的认识,还要对工具的名称材料非常熟悉。懂得检查材质的好坏,还要懂得无菌严格控制程序。在长期的搭配合作的过程中,医助其实已经是一个非常专业的主治医生。

一、医助术前配置准备

根据PPDO埋线技术操作要求,医助必须提前准备好主治医生要求标准的各种规格的PPDO线材、操作工具、消毒好的器械、一次性无菌用品(手套、口罩、帽子、纱布)、麻醉药品、注射器具、消毒用品、医用废料回收桶、无影灯、医用小推车、专用凳子等。分门别类按照要求进行摆放。避免在操作的过程中因为某些准备不齐而四处寻找。

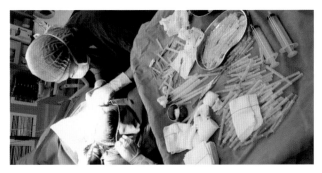

图7-3-1

1.PPDO线体检查

开封前检查所有的产品有效期。开封后重点针对针体和线体进行逐一清点、检查,尽量排查如线体松动、针体氧化、线材变质、针线折损、灭菌与潮湿度标签等各种问题。任何厂家的标准产品,随着时间和空间地域的运输改变,再好的产品,也会有潜在隐患。而这些问题必须在操作之前进行排查。PPDO线体在应用中非常讲究,一旦出现质量问题,操作后将面临很多售后和客户纠纷。其中还有一部分产品本身存在一定设计或生产缺陷。这种情况下检查材料则显得非常关键。

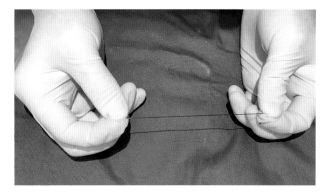

图7-3-2

2.器械消毒

在埋线器械中,特别是金银龙凤针、小金钩针等专用器械,由于特殊的管状结构和针体穿刺内外结合,如果消毒不当必然引发不必要的感染。所以必须先用酒精提前进行反复内外清洗、浸泡。清洁干净后再用高温高压消毒。特别是术后操作后,所有的器械进行消毒清洁处理,由护士长负责检查。通常器械有专门的处理程序。

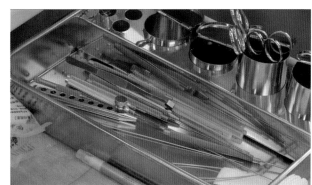

图7-3-3

3.手术包消毒标准

一般情况下排气式高压灭菌器所需时间为:115℃需要30分钟、121℃需要15分钟、126℃需要10分钟。115℃常用于制药工业上的灭菌。在微生物实验室内,有些含糖培养基亦用115℃/30分钟灭菌,因为在更高温度下糖会分解。121～126℃常用于医疗卫生和防疫工作中的灭菌。

　　以上所述只是灭菌时间的概数,1次灭菌中具体使用多少时间,需要根据物品的种类、包装的大小、安放情况和灭菌器的性能来确定。也可以根据平时的手术量来制作不同的埋线专用手术包。确保整个操作的合理性和持续性。通常小规模的机构直接采用平时使用的手术器械来代替,但如果埋线植入的手术比较多而复杂的情况下,很多专用工具不足,则很多高难度手术无法操作。通常用消毒手术包和使用一次性使用穴位埋线专用品。

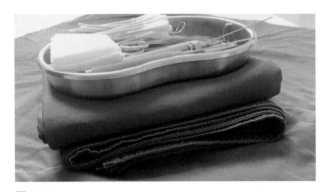

图7-3-4

二、埋线术前准备

PPDO埋线操作前必须做好客户沟通,提前铺垫好主治医师的简易操作程序,并安抚客户的恐惧心理。

所以经常会听到医助说"这只是一个非常小的微创美容、只是在局部浸润麻醉的时候有感觉,操作时根本就不会疼痛,而且时间也比较快,45分钟就可以找回10年前的青春光彩"。

三、埋线术前麻醉

在PPDO埋线的应用中,通常采取小线尽量外敷麻膏,锯齿线(大线)可以采取浸润麻醉或阻滞麻醉。客户痛感比较强烈或者心理恐惧手术者,通常我们可以采取在麻醉之前可以采取局部冰敷减缓客户疼痛的传导,然后再进行麻醉。或者可以先用局部表面麻膏进行涂抹敷贴50~60分钟,再进行阻滞或浸润局部麻醉。在全脸或者身体范围比较大、植入线体比较多、材料比较粗的情况下,建议采用复合麻醉(全麻配合其他方式)进行局部操作。确保客户在操作过程中的舒适性,也可以采用物理冰和表麻结合进行局部小线的操作。

温馨提示:部分群体可以在手术1小时前口服止痛片,也有使用芬必得或克感敏等。但是通常笔者不建议这种方式,必须要根据客户实际的情况来选择搭配。详细情况参考第六章节中有关麻醉的应用。

如果单个客户又要做平滑线、螺旋线、麻绳线等小的线体,且网状布局者,可以提前敷贴50~60分钟表面麻膏。敷完后配合冰敷效果更好。其目的是让客户放松,表面麻膏可以有效地减缓小针的入针疼痛感。所以先做小线则先敷麻膏(术前1小时口服用药,临床最常用的有二氢埃托菲含片、盐酸曲马朵胶囊、去痛片、高乌甲素片、双氯灭痛、双氯芬酸钠等),同时配合阻滞麻醉。基本操作时间在60分钟内客户的都能接受,但是口服用药需按患者身体情况进行适当搭配选择,注意禁忌证群体。

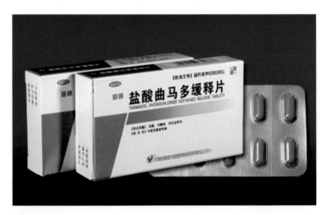

图7-3-5

四、操作前材料清点

主治医生在PPDO埋线的操作中,需要对操作的材料、工具、麻醉药品等所需用到的器械材料进行核对和检查。再次确认是否齐全。操作所需要用到的线材是否有经过检查,是否摆放在规定的位置。确认无误后才开始进行PPDO埋线的操作。

第四节 埋线设计操作

PPDO埋线的效果好与坏,第一步取决于主治医生的设计。设计师必须根据客户实际的情况来选择设计、修正、矫正的方案。不能一概而论地根据客户的表达去随意改变设计方案以及设计初衷。设计的目的是为了让客户整体看上去更加完美,更加自然。

一、术前告知

设计时要反复强调客户真实存在的不对称和缺陷内容,目的是让客户再次在医助告知的情况下,加强对自身缺陷的认识。所有的人就没有一个是完全的对称。因为生活习惯和咀嚼习惯、睡眠习惯、工作习惯、运动习惯等,一定会造就不对称的轮廓和体型。但是在这个过程中,主治医生必须再次明确地强调。避免客户术前对自己观察不细致,术后却反复观察。发现各种问题的时候,容易误认为是医师的操作失误。一旦出现这种情况,医生就百口莫辩了。

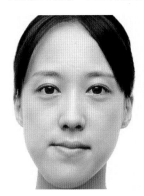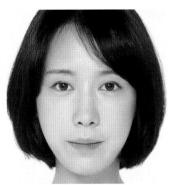

图7-4-1

二、设计要求

所有的设计要考虑3方面的因素:

1.设计布线的合理性

设计的合理性综合考量的大概分为几个方面:①组织下垂提拉重力评估。②提拉材料规格性能评估。③轮廓设计方案评估。④客户自身情况评估:工作习惯、生活习惯、病理因素等。

紧致区、提拉位、固定位必须要在设计前就思考清楚,尽量避免杂乱无章的设计,既浪费材料,又达不到效果。

2.设计线路的局限性

针对凹凸不平的局部组织:如颧部突出、脸颊凹陷、法令纹凹陷、腮腺肥大等,在设计时的入线位和止线位、曲线位等必须考虑清楚,操作时是否方便等。

3.设计线是否方便清洁

通常我的建议是采取以点的方式来进行设计,连成即线,整片则面。特别不建议没有设计笔时用紫药水或牙签设计绘画。使有些设计画线需要患者5～7天才能淡化洁净面部,这样是非常恐怖的。客户心理是绝对接受不了的,特别是在现在高压、高强工作的社会工薪族,这方面更加讲究。

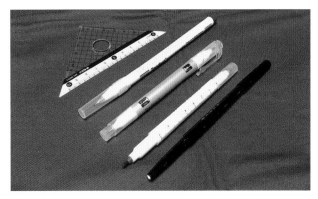

图7-4-2

三、局部设计

建议采取专用手术无菌设计笔对客户所需求的部位进行设计。局部设计者通常需要具备一定的素描绘画功底,确保在设计中一次性成型,而避免反复涂抹和修改。直接影响客户的信赖感以及不专业等。所以无论是面部还是身体都可以采用精度比较高的尺子进行绘制测量好,需要调整的尺寸与高度。设计好后由专人拍摄好照片存档,以备在日后作为查询依据。

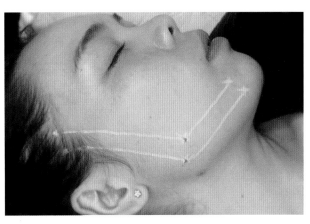

图7-4-3

埋线抗衰老综合临床应用指南
Comprehensive Guidance of Clinical Application of the PPDO/PPDO implants(Anti-aging technology)

四、材料配置核对

操作医生再次核对所有操作中所需要的PPDO材料和药品，检查核对是否存在过期以及品质问题的产品。再次核对完毕开始正式操作。特别是针对比较大的线体如锯齿线，部分氧化后的线体容易出现断裂，或者针体氧化后直接拔不出来线。检查线体脆化度与曲张耐受，确保线体质量能够正常使用。

五、医助配合

医助配合主要是在操作过程中PPDO线体的呈递，应迅速将针体和针管进行松开以方便医生取用和操作。在不同的情况下选用不同的规格的材料。如果整个过程中所需要用到肉毒毒素和填充用的玻尿酸，则需在术前准备的时候提前配好并置放在明显方便医生取用的位置。根据医生操作进程，随时呈递所需的剪刀、镊子、手术刀以及金银龙凤针等。

温馨提示：松开针体和外在的套管时，必须要注意减少线体松脱。如果线体松脱最好恢复原位，否则操作中会出现露线以及需要重新剪线的过程。特别容易引发破皮难度增加、穿刺困难、疼痛加剧的现象。

在操作完毕后，医助及时配合清理客户创面，对创面血渍与碘伏氧化后的颜色等，进行清洁。术后上红霉素软膏以及其他防感染类药膏，封口创面防止感染的发生，并交代好客户在术后的详细注意事项。

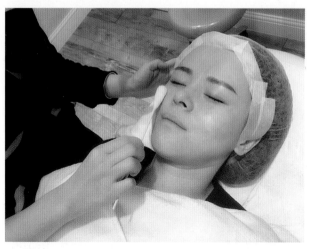

图7-4-4

第五节　埋线术后护理

埋线术后护理非常关键，它能有效地减少感染概率，减少瘀青以及术后的疼痛。加速修复的速度，并且能有效地排查线体外露等各种问题。良好的术后修复可以让整个埋线过程更加完美。

一、清创与消炎修复

1.清创

术后最关键的是清创，可让客户在术后有焕然一新的感觉，能够马上感受这种提拉紧致年轻化的效果。所以清创要求必须彻底，聚光灯下检查线头，并挤压搓揉皮肤，如有外露线头，应马上修剪或拔掉，避免长时间外漏感染。

2.消炎修复

（1）通常收口最直接的方法是采用云南白药粉进行止血和收口。24小时后即可恢复，且创面不易留色素印。

（2）采用红霉素软膏对创面局部少量涂抹，连续2天，早晚各1次即可。

（3）消炎敷贴：针对水光注射后使用效果较好，埋线不建议先使用消炎敷贴。在搭配水光注射联合操作时则必须使用。切记如切口或破皮孔较大，则在确保无污染的情况下进行。通常建议采用九立德冰膜和华桑保利等各类无菌消炎面膜贴。

（4）用药：根据客户的情况，特别针对腰腹、手臂、大腿、臀部、胸部等面积比较大且瘀青比较明显的客户群体。可以适当地配合止痛片以及消肿化瘀的药物，3～5天剂量。

3.塑形带压迫止血与冰敷镇静

通常好的压迫止血，配合术后的塑形带固定，不仅能巩固效果，还能更加有效地减少局部肿胀与瘀青的形成。

第一步：医用无盐冰袋局部压迫持续30～40分钟。操作后即刻冰敷，术后操作6小时内尽量多敷，多压，基本上第二天看不到肿胀和瘀青。建议术后第2～3天，早晚各1次即可。

第二步：无菌纱布加厚按压部位（操作时肿胀部位或容易渗血部位）。

第三步：塑形带固定塑形（将皮肤向上收紧局部抚平后再固定），建议持续使用7天最佳。

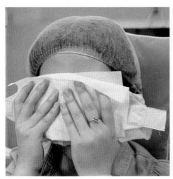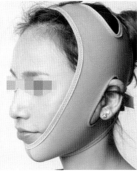

图7-5-1

二、活血化瘀与止痛

该操作针对部分使用比较大规格的针体，如：针体在25G-18G，或麻醉操作中出现血管性损伤形成肿胀者。操作完后容易产生长时间的瘀青以及肿胀，部分群体也容易产生疼痛。

术后：建议即刻采取冰敷、按压局部20～30分钟，反复4～5次。可以有效消除肿痛，减少瘀青的形成。

用药：①对于部分特别瘀青的群体，建议口服云南白药3～5天。5天后依然瘀青发黄则需要使用云南白药喷涂剂涂抹散瘀活血。②术后止痛，则可以适当使用去痛片、布洛芬、双氯灭痛（双氯芬酸钠）等。使用3天即可。在能够忍受的基础上，建议不使用。

三、短信服务提示

在客户手术后，根据档案，售后服务人员需要按照要求标准，将客户受术者的恢复过程、术后注意事项和禁忌发送到客户手中，以避免客户的疑虑以及遗忘有关注意事项，并且提示客户随时注意查阅信息。信息内容可以参阅第259页附录二"埋线抗衰老售后服务信息范本"。

第六节　埋线术后随访跟进

PPDO埋线术后修复医生或医助的跟进非常关键，一方面可以有效地减少客户心理压力，另一方面客户在操作后必然会有疼痛以及疑问。与其让客户打电话来咨询，还不如主动设置好对客户的回访跟进工作。既可以体现专业，又可以了解有关客户的恢复状况，提醒客户的预防以及恢复过程。

一、13721服务法则

根据实际的操作情况，通常建议采取13721法则进行跟进，即术后第1天、第3天、第7天准时主动地给客户电话进行回访，术后21天返回复查拍摄照片对比。详细内容请查阅第260页附录二"埋线抗衰老服务记录表"。

术后第1天：术后第1天是疼痛感最强烈也是最明显的一天，很多瘀青以及疼痛恐惧的客户在这个时间段会主动来电。因此，我们术后第1天必须主动给予客户电话，告知客户第1天的瘀青和疼痛现象为正常现象，而且在第2天和第3天同样会持续疼痛，在第3天左右疼痛会基本消失，瘀青也在5～7天逐步散去。并交代客户必须严格按照要求忌口、用药、禁止沾水、禁止熏蒸桑拿等注意事项。

术后第2天：询问客户是否肿胀，疼痛是否减轻，瘀青是否逐步好转，是否有不良的现象等。主要目的是预防有局部感染的可能，如果有客户不按照要求护理，出现感染者通常第3天是非常好的预防节点。要求客户随时保持微信畅通，获取3天后的恢复状况，这样就能防患于未然。如果肿胀、局部感染也可以马上有效地进行处理。

术后第7天：最主要的目的是为了了解客户的心理，为后续的项目推进做好铺垫。一是展示我们的服务意识和态度，二是展示我们的服务专业。通过3次电话或多次短信息的跟进，基本确定客户心理状况是稳定而又良好的状态。术后恢复很好，基本没有感染的可能了。此时可以与客户一起看一下有关的售后服务表格。

术后第21天：主要是采集术后的效果图片。通常我们会要求客户第21天复查，并拍摄好照片作为原始材料存档。部分客户效果不明显者，则需要做好对接，以备后期的跟进。

基础篇

二、随访存档管理

每一次客户回访和记录,客户提出的问题,都务必小心翼翼地记录,保存在档案回访中的记录。如有不详细可以明确在空白处进行补充记录。当数据和档案比较多的时候,建议采取电子档案表来进行管理,这样就更加详细,而且通过云盘存储基本上所有的信息都不会丢失,如果有需要随时可以调取,随时可以更新和打印。打印版的档案建议采取医院档案管理的模式进行,直接采用电子档案管理系统,既准确又详细。

三、新项目铺垫推广

在客户操作第一个项目的时候,通常咨询顾问会将其所需要操作的部位一并记录,列明先后治疗顺序。并在操作前同时进行问题部位的铺垫,那么在后续的服务过程中,咨询顾问就可以非常准确地进行客户治疗项目铺垫的定位,通过短信息以及微信等各种渠道通知客户不同期间的活动优惠政策。

(1) 以客拓客:针对现有老客户以感恩回馈的方式来操作。只要老客户带其他新客户来进行操作者,通常都采取特别优惠或者额外赠送部位的方式来吸引客户协助。成交概率非常高,而且客户几乎是零投诉。这种以客拓客的方式延续性非常长久。但是客户档案必须详细。

(2) 股权众筹模式:①缴纳原始会费(每个机构不等,模式自己设计)成为不同级别的会员。②成为会员后可享受双倍价值的项目。③可以享受原始众筹的分红好处,每个月获得利润,根据投资比例分配。④还可以成为经营者,后期

所有带客人都可以获得高达40%～50%的利润空间。⑤在享受每次带来的客户产生利润的基础上还可以获得更多的项目套餐(黏性项目可以消费可以持久使用的项目),在这里不做详细介绍,如有需要咨询和了解相关运作者,可以直接联系我们索取细节。

(3) 馅饼模式:是一种3进制的拓展模式,可以无限增加客户资源。主要通过主打特色项目,效果好,服务时间短,且满意度高的,提炼出来3～5个。标注价值,而且持续做1个疗程,3～4次。只要带来3名成交客户,即可返还原有所有的现金。同时免费做服务和疗程,超出3名以上的每3个为1组,按照50%利润折现或者直接参与投资的一种方式。

(4) 社交软件营销:几乎成了跨时代的产物,是营销最方便快捷的工具。通过关注、分享、点赞、附近圈子的营销着实有效。通过一个圈子的不断好的分享的方式,不断建立客户分享群和疑难问题解决群,这个时候客户的累积速度相当之快。当同时建立在好几百个500人的群体的时候,营销几乎就不用进行也能实现销售。无论是微整形的项目还是附带的附属产品,推广非常精准。覆盖范围之大、成交之快、影响之大,毋庸置疑是目前当下最有效的营销方式。

四、埋线抗衰服务登记表

客户回访登记表不仅可以规范客服人员的工作程序,而且能更加深入地了解客户每个阶段的恢复状况,同时也是营销铺垫的一种手段。所以客户回访登记表建议随时进行抽查。

基础篇

》第八章　埋线抗衰咨询服务话术

第八章　埋线抗衰咨询服务话术

在众多医疗机构培训过程中,很多咨询师、客服以及专业技术人员,都会反映一些问题。除去专业技术问题,多数为消费者提出的各种疑问。由于消费者知识水平相差甚远,各种各样稀奇古怪的问题也越来越多。对此,我们对所有服务机构进行了疑问调查,并记录下服务过程中遇到的各种疑难问题。

作为医美从业者,与其被动询问,不如主动做好咨询话术的训练,以方便在埋线抗衰老(年轻化)服务过程中提供更为专业的服务,更加精准地回复解答。根据这些年我们经验总结,将所有客户、咨询师所有的疑问进行了记录、解答,并草拟了以下相关疑难答复,希望通过这些内容,能够给予咨询工作者提供更加专业权威的回复。

第一节　常见咨询埋线问题解答

咨询师是埋线成交的核心要素,所以如何针对客户做好沟通,提前对所有的客户问题、心中疑虑做好解答,直接关系到成交。同时也关系到一所机构的专业和权威形象。所以以下内容可以为咨询师提供一些参照性的建议。咨询师可结合这些话术,再提炼出更加精粹的术语。

一、咨询师埋线疑问

1.埋线适用范围相关提问

(1)埋线可以做哪些项目?

答:埋线可以做的项目非常广泛,从面部、身体、私密处、腰腹臀等部位的抗衰老,再到慢性病调理治疗以及调节女性内分泌等,均可适用。但是我建议您先做某个项目,以后再看其他类。

(2)哪些项目可以与埋线一起做?

答:可以和埋线搭配的项目比较多,如肉毒毒素、童颜针、自体脂肪、PRP、光学设备、水光等都可以,注意时间分开都不影响。

(3)为什么你这边埋线抗衰同时还可以做治疗?

答:埋线抗衰老本身就是中医基础理论的延伸,所以用作与治疗效果也比较不错。都是经过精选的治疗项目,操作简单,效果神奇,比方说:一针改善睡眠、内分泌,一针止痛、一针提升气血,改变面部气血环境等。

(4)哪些类型的项目用埋线做比较适合?

答:鼻子、法令纹、下垂(面部、胸部)、私密处收紧、妩媚眼提升等我都建议采用埋线的方式操作。简单方便,效果迅速马上看得到,维持时间久,创面也几乎可以忽略。

(5)有些人说埋线可以做祛斑美白,到底是真的是假的?

答:是的,埋线确实有这方面的辅助疗效,但是你不能把它作为治疗手段。祛斑美白我们有专门的皮肤管理项目,完全可以满足你的需求。

(6)埋线在全脸应用中可以做哪些部位?

答:埋线在面部的应用基本涵盖了川字纹、抬头纹、提眉、提眼角、法令纹提升、面颊部提升、下颌缘收紧、双下巴收紧、鼻背增高、鼻小柱增高、鼻型矫正等,实在太多了,主要看你有哪方面的需求。

(7)哪些类型的人是不适合埋线的呢?

答:不适合埋线的群体,主要来源于身体健康状态不容许,如血液类感染、面部局部感染、心理排斥或其他不适应的群体。

(8)最适合埋线的人是哪些类型的人?

答:最适合埋线的群体主要体现在:松、垂、垮这类群体,治疗不仅可以紧致,改变皮肤重力走向,还能实现逆龄改变,非常神奇的一种技术项目。

(9)正在接受其他治疗的人是否适合埋线?

答:可以的,只要不是正在接受生长因子、填充类治疗的群体,其他群体的治疗基本上都能与埋线相互搭配,性能互补效果更好。

(10)有些人身体健康状况不好,又想做埋线,是否适合?

答:如果客户确实有这样的需求,是可以在结合治疗、情况稳定下进行,不影响治疗。只是相对这类群体治疗效果,相应来说没有健康人的治疗效果来得快,也没有那么好。

2.埋线效果与持久性相关提问

(1)埋线真实效果到底能持续多久?

答:埋线的效果取决于多方面因素,不能把埋线作为返老还童药,吃一次就能管一辈子。需要多方面的配合,如睡眠、健康状态、运动、生活习惯等。正常治疗1次能持续1~2年,如果连续3~4次治疗者,基本上可以实现5年甚至更长时间,还能实现逆龄效果。

(2)埋线要多长时间才能看到最佳的效果?

答:隆鼻、鼻小柱增高、面颊提升、法令纹等做完即可看到效果,但是小线的收紧则需要在消肿后的1个月逐步体现出来,皮肤会随着时间增加越来越紧致。

(3)埋线抗衰老的效果到底好不好?

答:非常好!埋线不仅仅是抗衰老,通常我们的治疗方案会搭配部分治疗一起帮你做了。所以受术者不仅获得的是年轻美貌,还能获得一份意外的健康。

(4)为什么有些客户埋线后一点儿效果都没有?

答:埋线没有效果的非常罕见,通常和植入的剂量不够或者人群不适应有关。不过在我们的治疗下,就没有见过埋线没有效果的人。

(5)埋线中效果最快的是什么项目?

答:埋线显效最快的是鼻子提拉、校正等,马上做马上起来,效果非常不错。

(6)埋线效果体现最慢的是哪些项目?

答:埋线效果体现最慢的是亚健康和慢性病的调理和治疗,由于健康状态也是常年形成,调理也需要一个过程,所以基本需要2~3个月才能看到实质性效果。

(7)为什么有些人提拉效果非常好,而有些人拉不上去?

答:这和个体差异有关,但是90%以上的群体效果都非常满意,还有10%左右的群体,本身就不适应埋线的方式,做出来有效果,但是未必好看,就是这个原因。如果拉不上去,只有一种可能,就是操作不到位。提拉是不可能没有效果的。

(8)为什么有些人说埋线可以持续3~5年的时间,是真的还是假的?

答:是真实的,埋线实现3~5年的疗效是比较保守的说法,如果按照疗程坚持操作,不仅可以延缓3~5年的衰老,还可以实现逆龄,部分群体通过1~2年的努力可以实现20岁以上的年龄反差。

(9)一次性植入到底能持续多久?

答:一次性埋线主要是看植入量的多少,才能判断效果。如果只植入1根基本上可以忽略疗效。但是如果植入足够量,一次植入基本1~2年新生胶原含量都是非常高的,效果也非常不错。

(10)小线多久可以加一次线?

答:小线治疗通常我们建议3~6个月叠加1次,4次为一个疗程。

(11)如果使用提拉王或大V线多久可以加线?

答:比较粗的线体植入通常建议6个月以上进行叠加,持续2~3次效果基本稳定在5年以上。

(12)混合搭配用线最快多久能出效果?

答:马上做马上出效果,主要是因为大线的提拉能即刻显效,而小线复合应用中,则需要1个月以后,效果逐步加强。而两者叠加应用则效果是最佳的,时间也维持得久,我通常建议操作就采用这样的方式。

(13)埋线最好的效果能好到什么程度?

答:最好的效果可以实现20岁以上的年龄逆生长,比原来看上去要年轻20岁以上。

(14)埋线最差的效果是怎样的?

答:埋线最差的是没有效果,这个和个体操作与受术者体质有关。

(15) 如果埋线疗程结束后,不埋线了会不会比原来更糟糕?下垂得更厉害?

答:这是谬论,是不了解埋线才会这样认为。当新胶原体形成之后,就是不做它依然存在,只是强度没有那么强,密度没有那么高了。所以就算不做,原来的胶原依然会存在,不存在不做就会松弛下垂的现象。

(16) 小线埋线为什么感觉半年就没有效果了呢?

答:部分群体不注意生活习惯以及工作环境等因素,会出现这种现象。但是这类群体建议在这个基础上只要加补1次就可以了。

(17) 很多人埋线通常只有前面20多天有效果,1个月后就又塌下来了呢?

答:这种类型通常是大V线的提拉,这个和操作技术有关。1个月就坍塌下来主要是因为没有固定好,所以在消肿后容易产生。这类现象是完全可以避免的。

(18) 有些人说埋线可持续终生,有没有这种类型的线和技术?

答:目前没有这种技术。衰老是大自然的规律,全世界没有任何人可以打破这个规律,上帝都不行。

(19) 埋不可吸收线是否就可以维持很长时间?

答:不可吸收线有它的优势,也有缺陷,时间长了需要取出。维持效果与材料的可不可吸收没有直接的关系,取决于操作医生的操作与设计的理念。

(20) 线材6个月都降解了怎么还会有效呢?

答:线体降解不代表包膜就不存在了,所以线体只是一个载体,让人体自行产生包膜"胶原新生",这个才是我们的目的,所以当线体降解了,效果依然会持续。

3. 埋线术后并发症相关提问

(1) 埋线后具体有哪些隐藏并发症?

答:埋线术后并发症还是比较多的,只要按照要求操作,基本上不存在并发症。并发症的产生通常与医生的技术水平以及材料有关。

并发症通常有:①鼻子线体顶出,这种概率很高。②局部皮下感染。③头发带入皮下感染。④面部左右不对称。⑤术后肿胀和瘀青时间长。⑥术后疼痛等现象。基本上就这些问题,其他的基本上可以忽略。

(2) 一旦客户出现感染或露线等并发症,我们该如何处理?

答:这个太正常了,也非常简单,处理一下创面和取出线体就好了,只需要几分钟就能处理好。

(3) 为什么埋线有些人的脸会歪?

答:分为3种情况:①麻醉后的表现,通常2~6小时自然恢复过来,这类不用担心。②还有一类是提拉力量不均匀所导致的,这种类型需要在消肿后修复一下就可以了,也就是加几根线的事情。③还有一种情况是拉伸了神经,这类只需要将线体取出或松解即可缓解。

(4) 为什么埋线和玻尿酸同时使用隆鼻后容易感染?

答:是的,这和埋线本身没有关系,而是材料的因素。玻尿酸市面上太多、太杂,很多产品根本不是玻尿酸。所以在不同材料混搭后经降解产生炎性反应。这是感染的根源,但是只要分开操作,间隔2个月基本上不需要担心。

(5) 为什么有些人在鼻子上埋线特别容易顶出来?

答:鼻子顶线的概率是非常高的,一方面和医生的技术有关,有没有评估线体长度和鼻子的高度比。另一方面是线体本身的缺陷,线材针体里面长外面短,这种类型谁做谁顶出。

(6) 埋线并发症最严重的后果是什么?

答:最严重的的后果是感染。当然人为因素要排除在外。

(7) 手术1个多月了,为什么切口处的疤痕还是很明显?

答:所有外科切口的恢复是在3~6个月,第1个月切口是最明显的,再观察几个月自然会软化并平整。

(8) 为什么鼻子埋线后,这个破皮点2个多月还存在?

答:破皮点的损伤护理不当,特别容易形成色素沉着,通常色素沉着不用管它,3～6个月自然会淡化的。如果你平时使用些美白护理类产品,色素沉着会很快消失。

(9)为什么埋线也会形成瘢痕疙瘩?

答:埋线形成瘢痕疙瘩通常是没有排查患者体质,如果患者是瘢痕体质,我们通常不会碰。这种类型的群体,针眼都会冒出小疙瘩。所以必须排查,不建议操作。

(10)为什么埋线1个多月还会疼痛?

答:通常和大线的牵拉有关,偶尔的疼痛是正常的,特别是有表情、咬食的时候。如果持续性一直疼痛就得注意了,必须回来复查。

(11)埋线2个月后出现肿胀正常吗?而且越来越大,有点儿疼?

答:不正常,通常有两种情况,一种是牵拉性损伤形成血肿,一种是内路感染。

(12)为什么埋线后一吃东西就会痛?怎么办?

答:正常,植入进入肌肉或者神经牵拉部分,会偶发性出现。通常松解一下,也可不用管,过些时间自然恢复。

(13)为什么埋完线后眉毛一边高一边低?

答:这种现象是麻醉后出现的,可以忽略,如果持续几天还这样,建议回来复查一下,纠正一下就可以了。

(14)为什么埋线后嘴巴会歪?

答:嘴巴歪通常分为上歪或下歪,麻醉后最常见,无须担心。牵拉导致的嘴歪目前我还没有见到。

(15)为什么埋线后一笑脸上就有一个顶出来的鼓包?

答:这是线体修剪的问题,是线头硬度较大,有表情的时候出现的顶出现象。有两种方式处理,一个小切口直接修剪掉。还有一种方式不严重,不用处理,3～4个月自然恢复。

(16)做完线后15天了,洗脸的时候发现脸上有条索状的硬条?正常吗?

答:正常,线体初期植入,出于自体生长和线体膨大会出现这种现象,基本所有大线植入者在15～25天最为明显。1个月后自然消失不用担心。

(17)鼻子做完了为什么眼睛都会肿起来了?

答:鼻子上部连接着鼻横动脉和其他血管分支,操作时损伤形成了肿胀很正常。术后只需要加强冰敷压迫,这种概率可以大大降低。

(18)为什么鼻子埋线后3～4个月还能摸到硬的线?

答:正常鼻背埋线后4～5个月还能摸到线体,原因是线体采用比较粗的规格。但是在6～7个月后这种现象会自动消失,无须担心。

(19)为什么有些人材料在鼻子里面1年还顶出来?是还没有吸收吗?

答:只能说明一个问题,这个使用的不是可吸收材料,才会有这种现象。PE塑料植入价格便宜,但是不吸收,很多人以为时间能够维持更长。

4.埋线推广销售相关提问

(1)埋线抗衰老到底有什么优势?

答:埋线抗衰老的优势有:

①治疗简单方便,恢复迅速。

②痛感轻创面小,基本觉察不到。

③技术操作简单,持效时间长久。

④可吸收材料完全降解,安全放心。

⑤即做即走不影响工作。

⑥持续操作逆龄效果明显,而且反差巨大。

⑦经济实惠,适合广大消费群体。

⑧搭配应用广泛(无论是手术还是无创都可以有效联合应用)。

⑨适用范围非常广泛:从面部到身体、到躯干、私密等均可

基础篇

操作。

⑩最关键的是还可以进行部分身体亚健康调理和慢性病的治疗。

⑪安全性能极高：完全规避了肉毒毒素中毒风险、玻尿酸栓塞的并发症等。

（2）埋线到底是属于无创科还是属于美容外科？

答：其实没有明确的界定，因为无创科、美容外科、针灸科、中医外科都在用，而且得到广泛的认可。所以无创科使用，可以说是无创科治疗。美容外科应用可以说是美容外科联合。中医针灸科应用自然是更加得心应手，更加偏重于慢性病治疗和亚健康调理。

（3）客人为什么要选择埋线抗衰老而不是其他治疗方案？

答：安全高效是客户选择埋线抗衰的最好理由，操作前后反差极大，所以换成是我自己也会选择埋线。

（4）全脸埋线可以有多少个项目做？

答：全脸可以实现30多个项目操作，主要看操作的客户要求和消费水平。

（5）埋线后影不影响我们做其他项目的推广？

答：完全不影响，埋线本身百搭。无论是水光注射、超声刀、玻尿酸、童颜针、光纤溶脂、溶脂针等，只要合适搭配疗程，做好时间间隔规划。项目治疗之间毫无影响。

（6）以前在其他地方做过埋线，还可以在这里接着做吗？

答：可以的，注意了解使用的材料和操作的部位，提前和客户说明清楚。如果是可吸收材料，持续操作效果会事半功倍。

（7）其他地方的植入材料会不会和我们这边的材料起冲突？

答：基本不存在，主要取决于植入时间，只要时间间隔在3个月以上，随便怎么植入都不影响效果。材料之间也不用担心起冲突。

（8）埋线能不能和水光注射一起推广？

答：很多整形机构都是连着水光注射一起搭配疗程推广，搭配进行治疗和操作。只要把握好层次和先后，同时操作并无冲突。

（9）我们的埋线方式和其他埋线抗衰老有什么差异？

答：我们的埋线抗衰老方式基本相同，治疗结构有所不同。我们不仅仅是面部埋线抗衰老，更是应用中医基础理论搭配了治疗项目，不仅让人变美，还能让人更加健康。这个是其他美容抗衰老做不到的。

（10）怎样才能让客户持续性地来我们这里埋线？

答：最佳的方式是黏性销售，比方说操作1次可以再赠送1次以及1个疗程其他亚健康相关的治疗项目，这种治疗项目本身成本比较低。操作简单方便，只需要几分钟。后期和客户接触越多销售概率越高。

（11）埋线能不能和玻尿酸一起搭配使用？

答：完全可以搭配使用，但是要分开时间段和部位区分开。通常我们不建议在做鼻子埋线的同时注入玻尿酸，这样会增加感染和炎性反应概率。

（12）很多人说埋线效果维持时间很短，你的看法是怎样的？

答：埋线维持时间长短是由主治医生所决定的，通常我们常用的埋线方式，1次维持1年左右是绝对没有问题的。如果按照疗程实现3～5年是非常真实的效果，没有夸张成分。

（13）埋线抗衰治疗大概是怎么样的一个过程，怎么跟客户说？

答：埋线抗衰就是让人变年轻的过程，让人年龄倒着走的过程。需要倒着走多少年，就需要做多少次的过程。主要看客户的要求，我们就有不同疗程搭配。

（14）为什么有的机构埋线那么便宜，我们这么贵？

答：埋线抗衰价格取决于材料的用量，使用越多效果越好，自然价格也就越贵。还有就是医疗技术手段不一，越是有经验的执业医师操作价格自然不一样。读过一本书的医生和读书过万本医生的价格自然不一样，知识水平和临床操作自然也不一样。定价也不一样。

(15)很多人都去工作室埋线,而不愿意到我们这里来埋线,为什么?

答:物以类聚,人以群分,这些客户群体不是我们需要的群体,这些人追求的是实惠而不考虑安全因素。我们没有必要去思考这类问题。在这些群体受了伤害后还是会回来找我们。

(16)埋线可以和童颜针搭配应用吗?

答:是的,这是绝配!很多人做完埋线抗衰后的绝技就在其中。

(17)埋线的客户总是投诉怎么办?

答:少数的客户投诉比较正常,但是总是投诉就是有问题的。要么就是技术操作不到位,要不就是经营方式有问题。所以需要认真对待。

(18)埋线技术推广有没有什么诀窍?

答:埋线抗衰技术最好的推广诀窍,只有一个,那就是疗效。让客户看到效果,比任何推广都有用。当然附加配合很多黏性项目的赠送,增加客户到店率也非常不错。同时也让主治医生适当配合亚健康治疗赠送是目前最主要的手段,因为健康为必需品,而美丽则为奢侈品。

(19)埋线抗衰老如何才能更加富有黏性?

答:做好亚健康、治疗项目的匹配推广,基本不用考虑客户,自然会有很多人上门。哪怕不是美容需求的都会找上来。

(20)市面上埋线一张脸最高可以收多少钱?

答:这和客户价值观有关,有些人觉得价值百万元,有些人觉得只值几千元,所以,收费也不同。由于推广手段各异,最高的一张脸收费可以达到200多万元,最低的也基本上不会低于1.98万元,看每个机构的运作模式和手段。通常我个人建议收费在3.98万~9.8万元之间即可。除非是特殊要求的群体。

(21)哺乳期、备孕者是否适合做埋线抗衰老?

答:哺乳期的女性要注意麻醉方式,只是表面麻醉基本不

受影响。而备孕期女性非常适合埋线操作,还可以通过调理气血实现更好的备孕。

(22)生产后多久可以开始做埋线抗衰老?

答:面部治疗建议产后在8个月后,有些人在断奶后即可接受埋线治疗。但是腹部收紧则建议在3~6个月就开始操作,避免错过最佳治疗周期。如果采用全麻大面积操作则需要考虑婴幼儿因素。

5.埋线材料相关提问

(1)埋线通常使用什么类型材料?

答:我们通常使用PPDO材质比较多,当然根据需要也可以采用PLA、PDO、PGLA、PLLA、PCL等各种不同类型的材料。这些需要根据患者因素决定治疗方案和材料。

(2)埋线材料到底能不能被吸收?要多久才能吸收?

答:PPDO材料的植入正常需要6个月左右才能被完全吸收,比较粗大的线体则在8个月以上,比方说2#材料。而小线比较快,基本上在6个月内完全降解吸收。

(3)最长效果的埋线材料是什么材料?

答:最长效、最好用的是PCL材料,但是这种材料目前国家没有给予正式认可,只在临床实验阶段应用。所以当下最好的还是PPDO,安全放心。

(4)为什么取出来的材料是白色的,而植入进去的是深蓝色的?

答:PPDO材质进入皮肤后,被组织所吸收包裹部分,线体吸收组织液后变粗呈现乳白色或透明。

(5)目前市面上埋线有哪些品牌?

答:国内最先获得批文的是恒生,再是微拉美,进口的有韩国美迪塑、美丽线和美国快翎线等。而其他没有获批的品牌比较杂乱,安全隐患太多,价格也参差不齐。

(6)我看到那些线拉都拉不断,而且还那么硬,会不会不吸收?

答:PPDO线体降解是材质本身的特性规律,通常6个月左

右基本降解完,但是硬正是PPDO线和锯齿具有的物理特性,所以无须担心吸收问题。

(7)为什么隆鼻材料感染后取线时,2个月线就找不到了或断了呢?

答:不是找不到,而是感染后局部白细胞增加,导致材料降解加速,只要出现感染1个月基本线条开始断裂。2个月逐步变成碎片,是无法取出的,只有没有切齿的部分还能完整取出。

(8)这种蓝色的材料会不会让组织染色变成蓝色?

答:不会,这种生物材料最大的特色是将材料本身转换成了二氧化碳和水代谢掉了。本身不存在色素成分,所以不存在细胞颜色的浸润。

(9)植入这种类型的材料是否安全?有没有安全比例?

答:目前这种PPDO材质植入,已经是相当成熟和安全的,不存在安全比例的说法。就算产生不安全的因素都是因为品质或人为操作的本身。合格的产品不存在安全隐患。

(10)这种材料会不会引发感染?或者致敏概率?

答:基本上没有这种可能,这种材料有一定炎性反应机制,但是不可能形成感染,除非操作不当或材质变性。导致过敏的概率非常低,如果按照要求排查过敏体质人群,基本上像中六合彩一样的概率。

6.埋线术后护理相关提问

(1)埋线后有哪些禁忌?

答:常见禁忌有:

①15天内禁止剧烈运动或过热环境。

②1周内禁止辛辣刺激和烟酒类食物刺激。

③3天内禁止清洁化妆,创面较大者则需1周内禁止沾水化妆。

④术后禁止熬夜和不良生活嗜好。

⑤提拉线体2个月内禁止搓揉和牵拉复位。

⑥3个月内禁止其他光热类头皮凝固治疗。

⑦1个月内禁止去熏蒸桑拿、汗蒸等过热环境。

(2)对于健身的客户,埋线后有什么特殊注意事项?

答:健身能够有效加强身体免疫功能以及局部胶原再生能力。所以术后恢复1个月后正常健身反而更加有利于皮肤弹性。术后注意事项:1个月后正常健身。

(3)埋线后多久可以洗头和化妆?

答:通常建议在7天后可以正常洗漱和护理化妆,只有针对局部破皮穿刺部位则需要待结痂掉后才能进行。避免不必要结痂脱落造成凹陷。

(4)埋线多久可以去做面部护理?

答:1个月后可以进行正常面部护理,但是需要交代操作者,不能大力按压以及推拿拨筋等行为。3个月内只要正常清洁护理即可。

(5)做完线马上去旅行有没有关系?

答:通常建议恢复15天以上,避免不必要的色素沉着以及因环境变化引发其他的不适。

二、客户咨询埋线常见问题

1.关于价格提问

(1)你们做埋线怎么这么贵?

答:价格和疗效永远都是成正比的,天下没有平白无故的实惠。足够的疗效和维持的时间是需要足够的材料保障,所以便宜有便宜的蹊跷,贵有贵的道理。

(2)你能不能给我们便宜些,价格太贵了?

答:我们能够给你的是疗效和安全的保障,价格上,我们确实已经是最低的了,没有办法便宜了。

(3)再便宜些,实在太贵了,便宜些我就做了。

答:确实能便宜的我一定给你便宜,这个已经是我们内部员工操作的价格了,再便宜我们也做不了。其实我相信你要的是效果,而不是便宜,因为价格背后是材料的品质和用量。我能确保你使用的材料用量和品质,同时还有你想要的效果。这些是不能打折的,所以我相信你能够理解。

(4)能不能给我们打个折,打个折我们所有人都一起做?

答:实在抱歉,我们这个是特价了,没有办法给你再打折,就是再多的朋友我们也是这个价格了。如果你有朋友做,我建议你先做一个最好、最美的模特,相信你的朋友一定会跟着你过来的。

(5)别的机构埋线还送了很多的项目和卡,你们什么赠送都没有,价格还这么贵。

答:赠送的目的是为了吸引更多的人去体验和感受。而治疗效果不是靠赠送和价格,靠的是效果、安全、持久性的保障。只有新型机构才会使用大量的促销手段吸引客户,因为本身客户就不多。而我们医院是老牌机构,经营了多年,有足够的医疗资源和客户,同时也已经具备了足够多的临床经验的医生,这个不是靠赠送和促销能够换得来的。

2.关于效果、时间的顾虑

(1)你这里没有某整形医院的埋线效果好。

答:你都没有体验,怎么能这样下结论?而且机构不一样每个治疗特色效果自然会有差异,我们有我们埋线的强项,它们有它们的经营之道。

(2)你们这里埋线抗衰到底效果怎么样?

答:非常好,毋庸置疑,我们是这里埋线抗衰治疗案例最多,时间最久的,医生在埋线治疗方面经验是最丰富的,你亲自感受和体验一下就可以知道了。

(3)如果效果不好或者没有效果怎么办?

答:好的治疗方案,好的医生操作,好的材料就一定会有好的结果,这个是规律。不存在效果不好的元素。所以你放心做就是了。

(4)你们这埋线抗衰到底能维持多长时间的效果?

答:可以根据你的要求标准来进行设计,所以你需要维持多长时间,我们就采取相应的治疗方案和疗程。

(5)如果没有达到这么长时间怎么办呢?

答:如果没有达到想要的时间疗效,我们机构是承诺无条件免费帮你补线,这个其他机构是不会这么做的。而正常情况下,我们通常不存在这种概率。

(6)做埋线后会不会反弹?

答:不会,因为植入材料会刺激周边胶原的再生,再生的组织是不会凭空消失的,所以不用担心反弹。

(7)埋线以后过一段时间不做埋线,会不会更加衰老下垂?

答:不存在这种现象,埋线只会延缓你衰老的产生,而不会让你不做衰老更快。

(8)埋线有什么副作用?

答:唯一的副作用就是让你悄悄地变美。

3.关于手术前后的疼痛

(1)做埋线到底疼不疼?

答:可以根据你的要求来设计麻醉的方式,所以这个不需要担心。

(2)是做前疼还是做后疼?

答:前后都会有这种过程,不过我们可以根据需要选择不同修复治疗方案,减少术后疼痛的担忧。

(3)能不能操作没有痛感,可以用全麻来做吗?

答:可以的,通常我们会根据需要选择相对应的麻醉方式,这个你不需要担心。

(4)我特别怕疼,肯定受不了疼痛,我不做了。

答:我们有不痛的方式,让你一点儿感觉都没有。

(5)恢复周期会不会有疼痛感?

答:在术后恢复过程中会有轻微的疼痛,但是基本能够接受,如果怕痛可以适当配点儿药,加压塑形,基本可以耐受。

(6)你不是说不痛的吗?怎么做的时候痛死了?

答:疼痛在埋线治疗中,医生会根据你的情况来选择麻醉方式。通常会选择对身体损伤最小的方式,所以还是能够接受的。有一定痛感的操作术后恢复会更加好一些。

(7)我这么怕痛,你为什么不建议我用麻药?

答:针灸穴位或经络,很少有人会建议使用麻药,其理论就是为了增加神经的刺激,干扰神经介质的传导实现治疗。所以适度的疼痛有利于身体健康和功能恢复。

(8)我朋友在别家做怎么一点儿都不痛,我在你家做都快痛死了?

答:埋线方式和材料不一样,疼痛感是不一样的,如果只做1根线植入,我们也可以做到完全无痛。但是你有你的适合治疗方案,所以你不能用别人的治疗方案和你来对比。因为没有可比性。

4.关于部位治疗问答

(1)妊娠纹可以埋线治疗吗?

答:可以的。非常不错的轻度妊娠纹辅助治疗手段。显效性非常快而且好,如果搭配PRP就更完美了。

(2)产后女性阴道比较松弛可以适当用线收紧吗?

答:轻度的收紧效果满意度非常高。但是过度松弛下垂者则不建议采用这种治疗方案。

(3)我一脸的斑,做完埋线会不会好一些?有没有帮助?

答:埋线本身会促进血液循环,改变胶原结构。所以对斑的淡化非常好。甚至颧部褐青色痣都是采用埋线作为辅助治疗方式。

(4)我面部只有一小点儿部位需要收紧可以用线吗?

答:可以小范围收紧,操作便捷简单,而且效果迅速。

(5)我太阳穴处比较凹陷,可以埋线吗?

答:可以采用特制线种填充PLCA或者PLLA材料,而且维持的时间可以长达5年以上甚至更久。

(6)我咬肌比较大,可以埋线变小一点儿吗?

答:咬肌的收紧小范围可以,但是如果咬肌比较发达,建议配合肉毒毒素一起使用,效果更加明显。

(7)你看面部下垂到这个程度了还能埋线吗?

答:可以的,你这种类型是非常适合埋线操作,你来看一下提升后的效果将会是这样的(演示),这种反差是不是相差近10岁以上?

(8)木偶纹可以埋线收紧吗?

答:木偶纹埋线效果是非常理想的,植入后皮肤不仅紧致,而且后期很难再形成木偶纹。

(9)羊腮可以埋线吗?

答:羊腮治疗效果非常满意,最佳的治疗方案就是采用埋线治疗。

(10)川字纹埋线多久能看到效果?

答:马上做马上没有了,但是川字纹可以根据深度做不同治疗。

5.术后修复性问题

(1)术后塑形带要带多长时间?

答:术后的塑形带固定,建议做7天左右。特别是做过分离和悬吊者,前期3天非常关键,建议每天24小时配戴。

(2)埋完线后需要按摩吗?

答:根据埋线的类型来判断,通常提拉线是坚决杜绝按摩的,但是针对腰腹部、面颊部的小线收紧、胸部收紧等治疗方案,建议持续按摩1个月左右,没有事的时候就按摩,加强术后的紧致效果。

(3)肿得太厉害了,我该怎么办?

答:肿胀是术后必然发生的现象,所以我们只要加强按压以及冰敷的强度自然在3天内就可以缓解。特别是术后6小时是冰敷按压的黄金周期不能错过。

(4)太疼了,疼得睡不着怎么办?

答:如果能够接受疼痛,过两天就好了,如果不能接受适当可以使用些止痛药物即可安眠入睡。

(5)我一笑就听到"咯噔一声",是不是断线了?怎么办?

答:不是断线,是松弛的一种反应,不用担心。

(6)为什么做了两三天了凹坑还在?

答:正常凹陷的修复需要15天到1个月,因人而异,但是太过于夸张的凹陷则需要复查进行松解。

(7)鼻子为什么现在还在痛,而且连着上唇都很疼痛?

答:鼻子恢复相对较慢,正常疼痛前1周会比较明显,而1周后都是轻微疼痛都可以耐受,基本20天后完全恢复,不用担心。

(8)为什么侧睡压迫头部就会痛(颞部)?

答:这个是由于压迫线体和组织所致,由于没有完全愈合和产生包膜,前2个月会偶尔有这种现象,之后就会自行恢复正常,无须担心。

(9)为什么头部破口的地方会有一个硬块(硬点)?

答:这个是皮下打结硬结,在3～6个月才能自然恢复。但是在头皮内看不见,不影响美观和效果。

(10)做完大V线后可以去美容按摩吗?

答:身体部位按摩不影响,面部做过大V线的则在3个月后再做比较好。

(11)埋线后(经络埋线、穴位埋线)多久可以去按摩和推拿?

答:通常建议7天后,我们需要对局部埋线组织部位进行按摩,以加强术后持续性的疗效。

(12)为什么做了后我有点儿接受不了现在的脸?

答:太过于关注自己的面容,发生一点儿改变通常很难接受,但是只需过几个月,不要过度关注,自然会喜欢变美的自己。

第二节　术后疑问或异议处理

一、客户受外界干扰提问

这类现象在当今医美服务中,是非常常见的一种现象。这种类型的人通常有几个特征分类:①非经济来源人,用钱受人支配者。②性格向来无主见,容易受他人影响。③身边羡慕嫉妒恨的意见。④长者观念陈旧,不愿意接受晚辈的改变事实。⑤还有一种是在做完埋线后,同时又去咨询其他机构,受到恐吓。在这些特征中,以第①、⑤种最常见。

1.家庭因素影响疑问

(1)做完埋线能否不要让家人发现我做过?

答:可以根据你的要求尽量做到不被发现,但是如果大面积的治疗和提拉肯定还是会有一些肿胀。操作时我们尽量加强冰敷按压,争取不被发现。

(2)我老公(婆婆、公公、姐姐等)问你们这个线埋进去了,可不可以取出来?

答:刚刚植入的材料,又再次增加创面取出。这种是不理智的做法,我们也不建议这么做。这些材料不仅安全有效,还能自然降解和吸收,如果你实在不喜欢或者家人不乐意,你可以通过自然降解即可,无须强行取出的。

(3)我老公(婆婆、公公、姐姐等)不让我做,如果做了有太明显的瘀青,我就不做了。

答:瘀青是可以避免的,也是可以设计的。如果你太过担心,我们可以想办法让你减少瘀青。

2.其他机构咨询恐吓后疑问

(1)太恐怖了,你们怎么能把我的脸做得肿成这样子?

答:这种类型的肿胀,在外科手术中已经是非常轻微的表现了,你加强冰敷3天后自然消肿,如果不消肿你过来找我。

(2)你们为什么要让我埋线?而不让我做手术?

答:埋线是最小创面实现最大的紧致提拉,能够无创方式解决为什么要去多挨一刀呢?

(3) 为什么某整形医院(某医生)说我根本不适合埋线，你们为什么还要给我埋线？

答：每个机构都有不同的利益，你在我这边做了然后去咨询其他的机构，你觉得合适?更何况适不适合埋线你要等恢复，效果出来自然你就知道。为什么要去听别人说，而且你已经接受了埋线治疗。所以你需要的只是恢复等待，其他的你一概不需要询问。

(4) 其他机构埋线都不像这样，为什么你们埋线把我埋成了这样子？

答：每个机构由于技术手段不一样，埋线方式自然也不一样。每个人的治疗方式也不一样，肯定不能用相同的方式和相同的材料。你现在都是术后的恢复周期中，只需要静待术后15天消肿，恢复后你再来评价会比较恰当。

二、客户投诉与申诉建议

客户投诉与申告，通常是确实效果不理想，或者是其他并发症的影响。同时也有少部分客户群体因为个人原因，而导致投诉。如：个人精神因素、近期经济状况、服务处理不当等。如果是前两者出现导致的投诉，应该及早处理或者予以兑现签约承诺。如果是后者，则需要更加细致观察，并处理得当，基本上无太大影响。因为埋线抗衰治疗最糟糕的结果就是效果不明显。

所以这对这类型问题我们进行了总结分析。从客户的角度来处理相关问题就变得简单得多了，比方说：在治疗后最主要的是效果不理想，不会有更糟糕的损容性事件的发生，或者不可逆转的损伤(当然指非人为因素，如不按章程操作，非专业操作除外)。那么客户通常会有以下几种心理：

(1) 处理现有的投诉和不满意，并得到相应的重视和关注。

(2) 效果不满意退款或者退还相应付出的部分款项。

(3) 修复现有术后产生的并发症，并给予相对应的效果兑现。

(4) 通过争议获得更多的好处和更多项目服务，或者调整其他需求项目等。

从以上几个现象不难看出，处理问题的方式就变得更加简单。无非是以下几种处理方式：退款、修复治疗、给予好处、给予尊重、处理问题。这也是我们必须要做的工作，所以一切非常清晰，通过简单的预案设计，如出现不满意投诉的这几种类型客户，我们定好4套不同的方案，给予足够的尊重和好处。拟定好相对应的话术，一切就变得圆满了。

三、并发症接待处理话术

切记对所有并发症操作者都应采取预防措施，相对接待处理的会非常之少。但是在这个过程中，遇到这种案例千万不可惊慌，同时所有的人都必须接受统一话术的培训，避免对客户形成心理压力而造成沟通障碍。

(1) 你看都红了(肿了、感染)，怎么会这样？

答：不用太过于紧张，这类现象不多见，但是处理很快，几分钟，不影响效果的，你放心好了，我安排医生先帮你检查一下。

(2) 为什么会形成这种现象(皮下感染)，里面鼓了个大包?还有点儿痛？

答：不用紧张，没事的，几分钟处理一下就好了。个体差异，少数人会有这种现象。我帮你安排医生先检查一下。

(3) 为什么这个地方这么痛，而且好长时间了？

答：不用紧张，只是疼痛，处理一下就好了。很快，不影响效果和恢复。

(4) 你看鼻尖都有点儿化脓了，怎么办？

答：不用紧张，处理一下就好了，几分钟，有点儿小感染，就像长了颗痘痘，挤掉就好了。我给你安排医生。

(5) 你看怎么有根线跑出来了？

答：来，我看一下，这个没事，修一下就好了，只要几分钟。我给你安排医生。

(6) 为什么一点儿都没有提拉上去还比原来更难看了？

答：来看一下，松解一下只要几秒钟，不影响效果。我给你安排医生。

(7)怎么做完后恢复这么久还是凹凸不平?

答:不用紧张,这种凹凸不平7～15天自然平整,不管它,也会自己恢复。要不我给你安排医生看一下。

(8)脸都歪成这样了,你看怎么办?

答:不用紧张,麻醉后都这样,睡一觉就好了。

(9)把我脸都做坏了,你看怎么赔吧?

答:来看一下,你觉得哪里你不满意的,你跟我说一下。放心,做线不会有做坏的,只有做得你喜欢不喜欢,满意不满意。我相信你也不是为了赔偿而来,肯定也是希望做得更加漂亮一些,自己更加喜欢一些的感觉,对吗?

四、处理并发症特别方案

为了更好地增加与客户之间的客情关系。在遇到这些问题的时候,以特殊申请的方式,为客户争取更多的利益,而获得客户再次回头的概率,增加客户信任感。这些方案仅供参考,每个机构都可以根据自己的情况来进行设计。设计的规则是:①成本可以很好控制。②产品相关性和连带性。③让客户确实可以受益且效果明显。④采用真材实料而非以次充好。

案例参照:

(1)美白水光注射

推广名称:白玉无瑕极致水光。

作用功能:通透、美白、补水一步到位,让你的肌肤白玉无瑕,晶莹剔透。

项目定价:19800.00元/次,2次:39600.00元。

赠送目的:①解决客户尊重和心理问题。②让客户肯定治

疗效果。③推广后续的水光注射疗程卡。

项目包装:红色精美信封(配合精美卡片),一本小型项目手册,介绍项目内涵。一份终生会员申请表等。

切入话术:这个项目是我们"终生会员",钻石VIP卡每年才享有1次的福利。我这里只有1份,本来想送给自己最好的朋友,今天刚好碰到你过来。我就送给你吧!感谢您一直以来对我的照顾,对我们医院的支持。但是,千万不能告诉别人,这张卡你拿过来就可以用,而且不用付费。

(2)光子嫩肤疗程(OTP)

推广名称:闪电美(闪电般的变美)。

作用功能:美白、嫩肤、退黄,长效健康美,由内到外透,全新一代脉冲王,变美就是这么简单"闪电美"。

项目定价:2980.00元/次,4次:11920.00元。

赠送目的:①解决客户尊重和心理问题。②让客户肯定治疗效果。③推广后续的皮肤管理疗程卡。

项目包装:一本小型专用项目手册,一份专享小卡。一份皮肤管理项目单等,配合一份精美小封套。

切入话术:某姐/老师,我刚才去某办公室,刚好碰到他们在发员工福利。我就抢了一份,而且我看你刚好用得着。这份福利太难得,不仅效果好,而且不收费。只对我们内部员工开放,你拿着这份卡直接就可以用。什么时候有空什么时候来都可以,不用排队不用预约。

(3)当然还有:肉毒毒素除皱治疗、超声刀治疗、玻尿酸赠送、穴位治疗、经络走线等设计成各种类型的治疗方案。在处理的时候予以包装,加以应用。不仅能快速缓解客户心理压力,同时还能推广其他附加项目。

中级篇

第九章　常见埋线基础抗衰老布线方案

第九章　常见埋线基础抗衰老布线方案

第一节　埋线抗衰老设计概念

面部年轻化是人类永恒的追求,而埋线抗衰技术的应用恰逢其时发挥着其重要作用与价值。埋线只是其中一种手段和技术方案。要想获得比较好的效果和维持的时间,需要根据个人的具体衰老程度、体质以及生活状态,确定适当的设计方案和健康管理方面的建议。让人真正懂得衰老进程与身体素质相关,从而从根本上让求美者去改变和完善。所以针对适合埋线抗衰老的客户群体,根据衰老严重程度进行了3级分类。不同分类我们采用不同的治疗方案。而"埋线基础抗衰老布线方案"则是针对初期阶段的群体而设计的。所以在治疗中我们需要因人而异,根据衰老程度选择相互匹配的治疗,切勿一概而论。

一、皮肤衰老现象主要有两个方面

(1)皮肤组织衰退:皮肤的厚度随着年龄的增加而有明显改变。人的表皮20岁时最厚,以后逐渐变薄,到老年期颗粒层可萎缩至消失,棘细胞生存期缩短。表皮细胞核分裂增加,故黑色素亦增多,以致老年人的肤色多为棕黑色。由于老化细胞附着于表皮角质层,使皮肤表面变硬,失去光泽。真皮在30岁时最厚,以后渐变薄并伴有萎缩。皮下脂肪减少,并由于弹力纤维与胶原纤维发生变化而渐失皮肤弹性和张力,更进一步导致皮肤松弛与皱纹产生。

(2)生理功能低下:皮脂腺、汗腺功能衰退,汗液与皮脂排除减少,皮肤逐渐失去昔日光泽而变得干燥,血液循环功能减退,应补充皮肤必要的营养,因此老年人皮肤伤口难愈合,新陈代谢减缓恢复愈合放慢。

二、适应埋线抗衰术的老化分型

1. I 型:预防轻度衰老迹象者

这部分群体相对比较年轻,多呈横向弧形,与生理性皮肤纹理一致。自然性皱纹与皮下脂肪规程有关,伴随年龄增大,皱纹逐渐加深,纹间皮肤松垂。如颈部的皱纹,为了颈部能自由活动,此处的皮肤会较为充裕,自然形成一些皱纹,甚至刚出生就有。早期的体位性皱纹不表示老化,只有逐渐加深、加重的皱纹才是皮肤老化的象征。主要用于预防和细小皱纹的调节。这部分群体只需要采用基础埋线抗衰治疗方案,即可实现预防和局部组织的调节收紧。

年龄区间:25～35岁。

组织表现:表皮轻度细纹或幼小表情纹,真皮内胶原纤维和弹力纤维相对结构完整,皮下组织充盈。

2. II 型:治疗中度衰老迹象者

第二类群体在步入中年阶段,面部表情肌与皮肤相附着,表情肌收缩,皮肤在与表情肌垂直的方向上就会形成皱纹,即动性皱纹。动力性皱纹是由于表情肌的长期收缩所致。早期只有表情收缩,皱纹才出现,以后表情不收缩,动力性皱纹也不减少。如长期额肌收缩产生前额横纹,在青年即可出现;而鱼尾纹是由于眼轮匝肌的收缩作用所致,笑时尤甚,也称笑纹。随着年龄增加,出现不同程度胶原组织和上皮组织的断裂、褶皱、轻度组织萎缩或坍塌的现象。这个时候必须接受埋线治疗的第二种类型。需要采用加强设计埋线抗衰治疗方案,才能实现抗衰老治疗。

年龄区间:35～45岁。

组织表现:表皮、真皮组织出现不同程度的皱纹,局部皮下组织萎缩,并出现胶原断裂、上皮褶皱等现象。面部静态、动态均出现不同程度的衰老。

3. III 型:治疗重度衰老迹象者

最严重的一种类型,是因为组织缺失、重力下垂、组织断裂等综合性问题的产生,是在皮肤表面及其深面软组织松弛的基础上,再由于重力的作用而形成皱襞和皱纹,重性皱纹多分布在眶周、颧弓、下颌区和颈部。由多种原因引起,机制较复杂,如鼻唇沟、口周的皱纹,胸部下垂,臀部、腰腹等组织结构出现一系列的松弛下垂且坍塌的现象。这种类型治疗比较复杂,治疗方案必须采用综合治疗方案才能使衰老真正得到改善。

年龄区间:45～55岁。

组织表现：表皮、真皮组织变薄，缺失或断裂。皮下组织萎缩，筋膜固定组织重力下垂，骨性组织萎缩等。形成面部严重的松、垂、垮。断裂型深度皱纹，面部形态变形呈重力衰老状态。

前面描述的这3种类型的皮肤状态，均可以采用治疗方案进行治疗。再严重到皮肤组织过度松弛下垂，且呈现多余赘皮、赘肉者，则需要通过其他手术途径来进行治疗。或者搭配外科手术配合埋线进行治疗。本章节重点对 I 型衰老防治方案进行描述。

第二节 头面部埋线抗衰治疗方案

头面部基础埋线抗衰治疗方案，主要适用于面部轻度细纹以及初期不明显的衰老迹象群体（适应 I 型、II 型），也适合于正处于（年轻态）抗衰老预防作用。适当填充和收紧就能进行局部修正和预防，加速局部胶原再生。微调或改善局部细纹和松弛度，从而实现基础埋线治疗方案的目的。具体头面部基础抗衰治疗方案参考如下。

一、抬头纹

1.描述

抬头纹的产生与面部表情有关，额肌的动态收缩作用是形成抬头纹的主要因素。额肌中央纤维和降眉间肌相连，其边缘与皱眉肌和眼轮匝肌相混合，这些肌肉的纤维牵拉均会使额肌收缩，久而久之，在纤维的垂直方向就会出现额部组织的褶皱或皱纹。随年龄增长，皮肤弹性下降，抬头纹的形成由动态变成静态。在我们普通的面部表情中，会不由自主地将双眉扬起，长此以往，就会降低和损伤额部肌肉的恢复能力，皮下纤维组织的弹性也会逐渐降低，而扬眉挤压到额部皮肤则会习惯性地留下痕迹，次数多了以后便成为顽固的真性皱纹。

2.治疗方案

使用材料：平滑线、螺旋线，特别凹陷处采用麻绳线。

入针层次：真皮深部与皮下，额中脂肪间隔与前额脂肪间隔内。

剂量标准：平滑线、螺旋线：29G/38mm；密度3mm×3mm，横竖搭配使用，覆盖细纹区域。

布线方案：井字布线或交叉结网，覆盖于细纹之上，可以先填充井字格。

麻醉方式：建议眶上阻滞麻醉，不建议表面麻醉。

中级篇

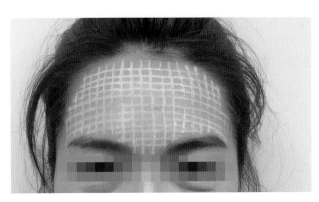

图9-2-1

3.注意事项

(1)额部如有：毛孔粗大、粉刺、痤疮史者，建议植入较深层组织，避免不必要的感染。

(2)肌肉运动表达过于丰富者，可以适当将PPDO线体横跨额肌层，交织布线，可有效阻止肌肉运动。

(3)局部细纹或褶皱横纹，可适当给予小线25mm规格平滑线，浅表植入（真皮深部），促生长使用PLA、PLLA材质，配合PRP局部注射填充效果更佳。

二、川字纹

1.描述

川字纹是面部的一种正常的表情纹，随着年龄的增长，面部的皱纹会逐渐加深，双眉之间逐渐形成了较深的皱折，呈现为川字，也称为眉间纹。川字纹一旦形成，会使人看起来总是愁眉不展。形成原因主要是：皱眉肌的过多收缩产生挤压性纹理，降眉肌的过多收缩形成的组织牵拉，导致皮下组织凹陷等形成。

2.治疗方案

使用材料：平滑线、螺旋线、麻绳线、网管线等，特别凹陷处采用液态填充线。

入针层次：真皮深部与真皮皮下，额中脂肪间隔下部。

剂量标准：平滑线、螺旋线：29G/38mm；密度3mm×3mm。

布线方案：井字布线搭配鱼尾交叉布线填充或液态直线填充。

麻醉方式：建议阻滞或浸润麻醉，不建议表面麻醉。

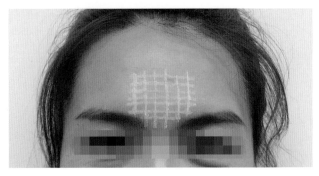

图9-2-2

3.注意事项

(1)运动型挤压造成的川字纹，可以适当根据皱眉肌的垂直角，适当配合平滑线紧密交织可以有效阻止肌肉运动和牵拉。

(2)使用液态填充线、网管线等应用，建议使用在皮下组织，适当搭配真皮深部的网格交叉收紧效果会更加明显。

(3)轻度细纹可以适当在浅部配合二氧化碳点阵激光做一次剥脱性重建，也可搭配针刀加PRP治疗。

三、鱼尾纹

1.描述

鱼尾纹是在人眼角和鬓角之间出现的皱纹，其纹路与鱼尾巴上的纹路很相似，故被形象地称为鱼尾纹。鱼尾纹是氧化纹的一种表现形式，通常发生在30岁以上的人群中，中老年女性更为明显。组织学表现为因弹性纤维退行性变而导致的结构变化，主要是眼轮匝肌运动促其产生，另外嘴角提肌、笑肌、颧肌也参与了其产生的过程。皮肤会显得得暗淡、松弛、干燥，一道一道的皱纹呈放射状排列，长短、深浅、数量、形态因人而异。

2.治疗方案

使用材料：平滑线、单螺旋线、童颜平滑线等。

入针层次：真皮底层或筋膜浅层。

剂量标准：平滑线或螺旋线：29G/38mm或25mm；密度3mm×3mm横竖搭配使用。

布线方案：井字布线搭配鱼尾交叉布线填充。

麻醉方式：建议阻滞麻醉或局部浸润麻醉。

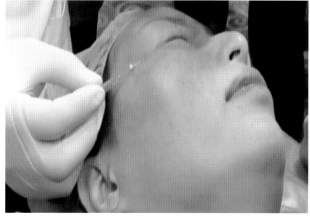

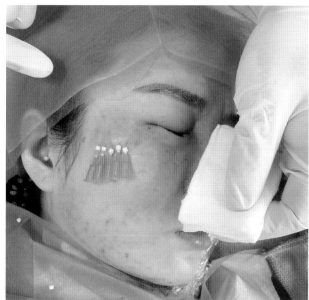

部轮廓选择适合操作人群。对眼角适当提拉形成狐狸的眼角形态，也称之为"狐媚眼"。这种设计不适合中老年人，特别是松、垂、垮比较严重者，提拉后非常古怪。

2.治疗方案

使用材料：平滑线、单螺旋线、双线锯齿线（大V线、提拉王）等。

入针层次：小线（真皮底层），颞下间隔与颊肌间隔上部，锯齿线：筋膜中深或与眼轮匝肌下交错。

剂量标准：平滑线、螺旋线：29G/38mm；密度3mm×3mm横竖搭配使用，大V线单侧3～5根，1～3根提拉线，2根衔接减张线，入线位1～3个。

布线方案：小线井字布线搭配鱼尾交叉布线填充，大线V形布线，衔接平衡提拉。

麻醉方式：建议局部浸润麻醉或浸润隧道麻醉。

图9-2-3

3.注意事项

（1）单螺旋局部定位填充时注意螺旋退针规律，退松进紧逐步聚线。

（2）入线建议自下向上排列加密，止线位螺旋收紧后拔针。

（3）可适当加强眶上韧带以小平滑25mm适当给予增强效果更佳。

（4）配合PRP局部凹陷皱折处填充。

四、眼角提拉

1.描述

主要适合年轻态人群，希望眼睛更加妩媚动人者。根据面

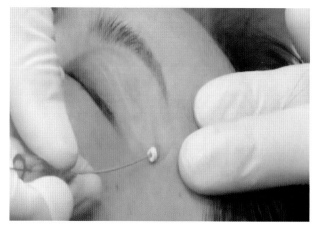

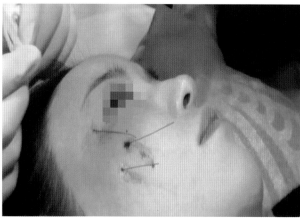

图9-2-4

3.注意事项

(1)选择单个入线位一定要把握好藏线的力度,避免拉伤眼轮匝肌。

(2)使用线体不能太粗,如2#线适当深一些,避免线体太粗而能触摸或突出皮肤表面。

(3)搭配收紧设计方案时,尽量采用比较浅的方式7-0、6-0号比较合适的线体,不能太粗,否则容易形成皮肤凹凸。

五、提眉(眉尾)

1.描述

眉尾过于下垂会形成囧态或病态憔悴感。所以适度增加眉尾高度,不仅可以调节面容协调性,还能增加面部整体气质,感觉更加富有活力。所以提眉也是年轻态以及中年女性比较常用的一种手段。但是做提眉通常需要进行合理设计,"固定位"和"提拉位"是成功的关键,往往有些人拉上去不到半个月又自然坍塌。这就是"固定位"和"提拉位"没有设计好的缘故。

2.治疗方案

使用材料:平滑线、单螺旋线、双线锯齿线(大V线、铃铛线、提拉王)等。

入针层次:小线(真皮底层),锯齿线埋入筋膜中深或与眼轮匝肌下交错。

剂量标准:平滑线、螺旋线:29G/38mm;密度3mm×3mm横竖搭配使用,大V线单侧2~4根,2根提拉线,2根衔接减张线,入线位2~4个,提拉王、双针线单侧各1根即可。

布线方案:小线井字布线搭配鱼尾交叉布线填充,大线V形布线,衔接平衡提拉。

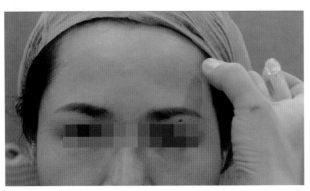

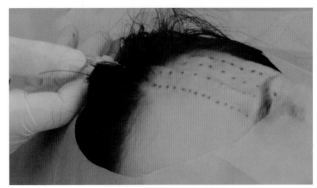

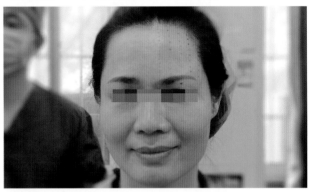

图9-2-5

麻醉方式:建议局部阻滞麻醉配合局部浸润。

3.注意事项

(1)回路闭合式设计是最佳的固定和提拉方案,建议熟练的可以采取这样的设计方案。

(2)V形提拉则需要找到适合的固定位,即颞区深筋膜以及帽状腱膜的应用。

(3)衔接线是在提拉力量感觉不足的情况下才添加的修正线,目的是为了减少下垂的张力。

六、泪沟与印第安纹

1.描述

泪沟是指由内眼角开始,出现在下眼睑靠鼻侧的一条凹沟,是由于眼眶隔膜下缘的软组织萎缩、下垂而生成的,有的人甚至可以延伸到脸颊。泪沟不是眼袋,但会让眼袋显得更明显。由于泪沟的凹陷与周围皮肤的对比映衬,整形治疗泪沟纹使下睑组织看起来有些臃肿、凸出,由此很容易被认为是眼袋,但其实那只是泪沟变深给人的错觉。一旦眼周有了泪沟型黑眼圈,会看起来一脸疲惫,好像没睡醒的样子。而印第安纹则是眶下缘筋膜松弛,颧大肌运动牵拉形成组织凹陷的,眶下沟。

2.治疗方案

使用材料:平滑线、单螺旋线、眼袋线等。

入针层次:小线筋膜中深部与眼轮匝肌下交错。

剂量标准:平滑线、螺旋线:29G/38mm;密度3mm×3mm。

布线方案:小线井字布线搭配鱼尾交叉布线填充,局部组织凹陷处以井盖状覆盖,适当加以小线填充。

麻醉方式:建议局部阻滞麻醉配合局部浸润。

3.注意事项

(1)线体不能选择比6-0再粗的线体,标准使用7-0、6-0号避免线体粗而导致顶出。

(2)深浅两层折叠植入,确保局部紧致均匀。

(3)切勿只做凹陷处的填充,不做井盖的覆盖。这样部分群体凹陷处会更加明显,所以谨慎使用。

(4)在鼻唇脂肪间隔和颊脂肪间隔交叉部分横线植入螺旋线或平滑线可以加强效果。

七、鼻背纹

1.描述

鼻背纹也称为鼻横纹和鼻横中皱纹,分为两段。第一段是由于降眉间肌和皱眉肌下降运动造成的挤压性的皱纹,称之为鼻横纹。第二段是鼻横肌运动形成"几"字形鼻背结构,也属于挤压性皱纹,这种类型比较少。相对第一段比较多见。

2.治疗方案

使用材料:平滑线、单螺旋线、眼袋线等。

入针层次:小线皮下浅筋膜以及鼻横肌、降眉间肌、皱眉肌。

剂量标准:平滑线、螺旋线:29G/38mm;密度3mm×3mm。

布线方案:小线先填充鼻横纹或鼻背几字纹,再井字格覆盖。

麻醉方式:建议局部浸润。

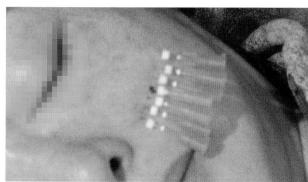
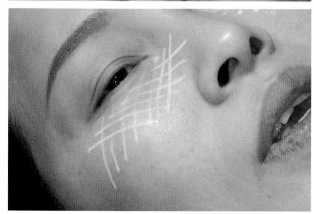
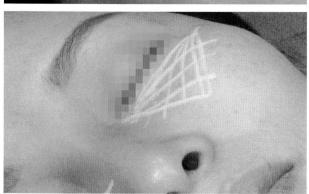

图9-2-6

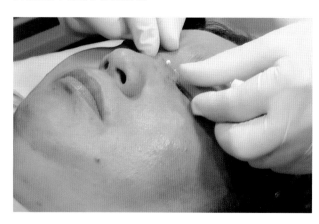

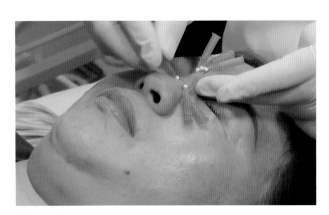

图9-2-7

3.注意事项

(1)必须先找到肌肉运动规律,在根据与肌肉纤维垂直给线,阻止肌肉运动。

(2)皮下浅层给线建议在皱纹处,给予针刀浅部剥离以生鱼片的方式加密切片,配合PRP自体修复效果明显。

(3)凹陷处填充则必须先将皮下剥离处空间适当给予网管或麻绳线,注意线体长度避免顶出。

八、法令纹

1.描述

法令纹是位于鼻翼边延伸而下的两道纹路,是典型的皮肤组织老化、造成肌肤表面凹陷的现象。肌肤老化松弛和表情过于丰富是法令纹形成的两大原因。法令纹(Nasolabial)是典型的皮肤组织老化,造成肌肤表面凹陷的现象,脸上明显的法令纹,常常让自己看起来较为严肃、老态、没有亲切感,让人有种难以亲近的感觉。

法令纹形成主要是由于眶下软组织萎缩或缺失,造成重力性下垂。真皮内胶原含量减少或因为运动折损形成皮肤组织凹陷。法令纹的形成通常不再是单一的皮肤问题,同时还需要进行皮下综合治疗。

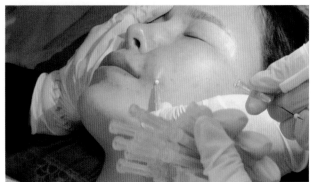

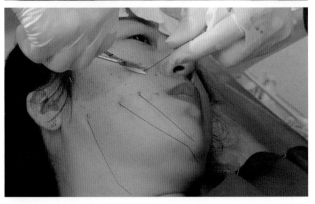

图9-2-8

2.治疗方案

使用材料:小线单、双螺旋线、麻绳线、网管线、液态填充线、大线大V线、双针线、铃铛线等。

入针层次:小线真皮深部与浅筋膜中浅部,大线提拉位筋膜浅层,固定位筋膜深层、韧带。

剂量标准:单、双螺旋线:29G/38mm或60mm;密度3mm×3mm。

布线方案:A.收紧方案:井字格覆盖;B.竖线条凹陷处填充;C.双向锯齿线提拉。3种方案相互结合效果最佳。

麻醉方式:建议局部隧道浸润+阻滞麻醉。

3.注意事项

(1)不严重的法令纹局部A+B方案即可,比较严重需要配合C方案。

(2)不可越位操作,否则法令纹会加重。

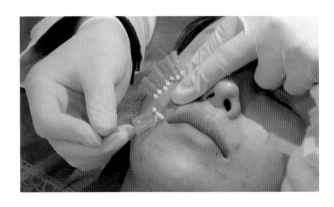

(3)凹陷填充不宜采用太多线体,避免不必要的局部硬化和感染,尽量采取少量多次的操作方式。

(4)利用好鼻唇脂肪间隔中的井字格收紧布线。

九、木偶纹

1.描述

木偶纹或称"流涎纹",是表情肌、重力和遗传基因等几方面因素综合形成的,就是我们常说的嘴角纹,或者叫括号纹。木偶纹和法令纹一样,是我们常见的皮肤皱纹。许多人的木偶纹不仅非常明显,而且常伴有许多口角外侧或下方的深深的弧度形凹陷。木偶纹是由于软组织体积萎缩、丧失支撑、真皮弹性下降等因素造成的。目前可用减少降口角肌、颏肌、口轮匝肌的活动,来实现减少木偶纹的形成和产生。

2.治疗方案

使用材料:小线单、双螺旋线、麻绳线、网管线、大线双向锯齿小V线、双针线、铃铛线等。

入针层次:小线真皮深部与皮下软筋膜中浅部,大线提拉位筋膜浅层,固定位筋膜深层、韧带。

剂量标准:单、双螺旋线:29G/38mm或60mm;密度3mm×3mm。

布线方案:A.收紧方案:双层井字格覆盖;B.竖线条凹陷处适量填充;C.双向锯齿线提拉。3种方案相互结合效果最佳。

麻醉方式:建议局部隧道浸润配合阻滞麻醉。

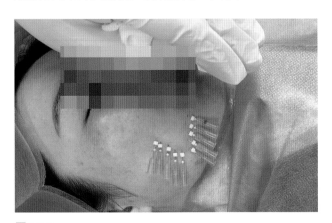

图9-2-9

3.注意事项

(1)小线采用双层结构,真皮深部与皮下浅筋膜层植入1层,下颌脂肪间隔内1层。

(2)口周肌肉特别是降口角肌、口轮匝肌、笑肌口轮匝肌部,根据肌纤维垂直布入平滑线效果更好。

(3)用小V线井字格或牵拉时,必须配合小线做皮部与皮下组织收紧,如脂肪较厚可以搭配局部抽吸溶脂。

十、颈纹

1.描述

颈纹是人脖子上的皱纹,由表皮细胞衰老和结缔组织的萎缩导致。正常人皱纹的产生有两个原因,一是表皮细胞衰老,变得没有活力,细胞代谢不畅,水分减少,胞体塌陷。二是结缔组织的萎缩,其中最重要的就是胶原蛋白减少。胶原蛋白起到非常重要的填充、联结作用,有很强的弹性,它撑在皮肤下面,皮肤就变得柔软有弹性、饱满滋润。如果胶原蛋白减少的话,皮肤就没有弹性了,皱纹就容易产生。

2.治疗方案

使用材料:小线单、双螺旋线、麻绳线、网管线,填充则用童颜线、液态填充线等。

入针层次:小线填充于皮下软组织,收紧植入于真皮深部与皮下。

剂量标准:单、双螺旋线:29G/38mm或60mm;密度3mm×3mm;麻绳线、液态线或童颜线,主要针对凹陷比较严重的皱纹,单一线条覆盖即可,切勿多加。

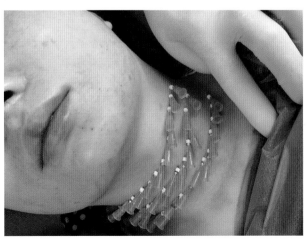

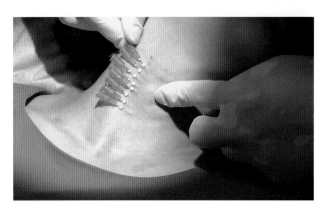

图9-2-10

布线方案：A.填充方案；B.收紧方案。

麻醉方式：建议小线采取局部表皮麻醉，如填充则建议隧道或局部阻滞。

3.注意事项

（1）先做凹陷处填充，再做井字格收紧。

（2）凹陷明显则建议采用PLLA/PLA线体材料做皮下组织的填充。

（3）尽量避免使用大线牵拉固定。

（4）使用填充线时候必须做好桥接，否则容易出现断层现象。

十一、卧蚕填充

1.描述

卧蚕又叫眼苔，又名眼轮，就是笑的时候下眼睫毛下方凸的部分，实际是由眼轮匝肌构成。眼苔缺失一般有以下两种原因：手术中祛除过多的脂肪和肌肉组织造成下眼睑组织缺失；术后疤痕牵拉、包膜挛缩等造成下睑弹性降低。

2.治疗方案

使用材料：小线眼袋线、网管线、液态线、麻绳线、童颜线等。

入针层次：填充于皮下软组织或眼轮匝肌睑上部。

剂量标准：眼袋线29G/25mm或38mm；横向每次8～10根，麻绳线2～3根，液态线1根；童颜线8～12根（单侧）。

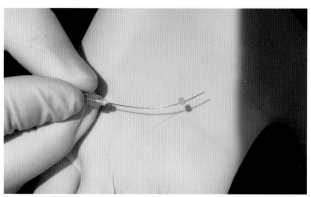

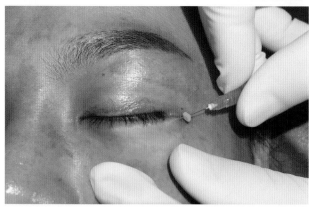

图9-2-11

布线方案：采取横向填充方案即可。

麻醉方式：建议局部浸润配合眼袋线针头进行隧道麻醉。

3.注意事项

（1）尽量采用比较小、比较钝头的针体植入，可以有效减少瘀青和肿胀概率。

（2）少量多次，一定要测量好线体的长度，避免不必要的线体顶出或者长度过短的现象。

（3）如果采取锐针，建议做适当改良，缓慢进针即可。

（4）轮廓弧度的操作非常关键不能直线进出，否则非常难看，感觉卧蚕像个"一"字。

十二、隆鼻方案

1.描述

韩国的MISKO隆鼻术，也就是微创隆鼻的意思。隆鼻方案是有一定针对性群体的，而非所有的类型都适合。该法主要适用于鼻背增高、山根部增高、鼻小柱增高、驼峰鼻矫正等。由于隆鼻方案操作简单快捷，基本10分钟内完成所有治疗。效果立竿见影，所以非常受市场喜欢。我们根据实际治疗做出以下治疗方案仅供参照。切记朝天鼻或鼻头肥大是这种埋线方式的缺陷，需要通过鼻综合手术来完成缩小和矫正。

2.治疗方案

使用材料：隆鼻线38mm、60mm、25mm等规格，根据需要选择1-0、0、1#、2#粗细材料。

入针层次：贴骨膜填充于鼻背，鼻小柱鼻中隔软骨正中皮下、鼻山根贴骨膜。

剂量标准：以2#线为标准，鼻小柱5～6根、鼻背6～8根、山根4～6根根据需要填充程度选择。如选2-0则用量增加4倍

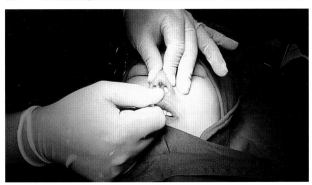

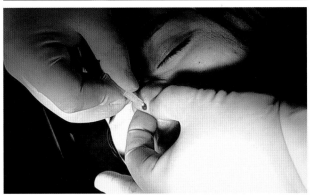

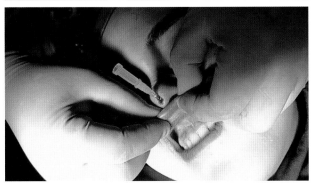

图9-2-12

或以上。

布线方案：A.竖线条填充；B.竖线条顶置；C.平面均匀填充。

麻醉方式：建议局部浸润配合钝头针进行隧道麻醉（可以采取60mm隆鼻针因为其本身是钝头）。

3.注意事项

（1）材料越粗降解速度越慢，效果越持久，相反硬度越大。所以比较薄的皮肤建议用细规格线体，多植入几根也是同样的效果，遵循少量多次原则。

（2）少量多次，一定要测量好线体的长度，避免不必要的线体顶出或者长度过短效果不佳的现象。

（3）驼峰鼻可以适当分为2次来进行校正，分阶段进行更加有利于操作。

（4）千万记得查看针体内的线体长度，并保持内外修剪一直，且预留适当的线体长度比例。

十三、太阳穴填充

1.描述

太阳穴位于耳郭前上面，前额两侧，外眼角延长线的上方。太阳穴在中医经络学上被称为经外奇穴，也是最早被各家武术拳谱列为要害部位的"死穴"之一。美容外科解剖学则为颞部，通常产生凹陷位颞浅脂肪垫或颞深脂肪垫的萎缩、下垂造成局部凹陷坍塌。埋线填充太阳穴，则是增加太阳穴凹陷处的厚度，实现美观改善。

2.治疗方案

使用材料：PCL网管线、PLLA童颜线、液态填充线等。

入针层次：深浅双层次结构排列，深层位于皮下外侧颞脂肪间隔内，真皮深部或皮下。

剂量标准：以液态填充线单侧8～12根，表浅童颜线单侧30～50根。

布线方案：A.填充方案；B.收紧方案。

麻醉方式：建议局部浸润配合钝头针进行隧道麻醉。

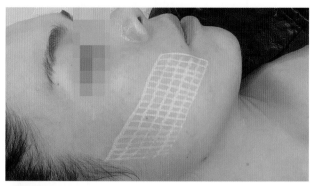

图9-2-13

3.注意事项

(1)局部麻醉建议采取肿胀方式将组织空间隔开,操作更加方便快捷。

(2)根据凹陷程度选择用线量,太瘦太凹陷则不建议采取这样的填充方式,建议采取童颜针或自体脂肪填充。

(3)适当皮下分离有利于童颜线的填充和促生长效果。

(4)少量多次,首次植入有造成脂肪组织萎缩者,则建议停止类似治疗,或者改变使用材料。

十四、面颊部骨感紧致

1.描述

面颊部的骨感塑形主要是利用颊脂肪间隔以及下颌脂肪间隔的空间进行收紧,将咬肌皮韧带与颧弓韧带之间的软组织进行过度拉伸的一种方式,让颊部朝嘴角产生一条凹陷带形成消瘦感,也称之为骨感塑形。骨感塑形分为两部分,一部分是下颌缘收紧,一部分是颊部收紧。

2.治疗方案

使用材料:a.单、双螺旋线29G/38mm或60mm,6-0号等。b.大V线、提拉王、双针线、铃铛线、心形线等,建议选1-0号或0#粗细。

入针层次:小线深浅双层次结构排列,1层植入于皮下脂肪,1层植入于颊脂肪间隔内;大线中筋膜或浅筋膜之间。

剂量标准:小线3mm×3mm,大线间距15~25mm之间,根据设计宽度布线,单侧2~3根。

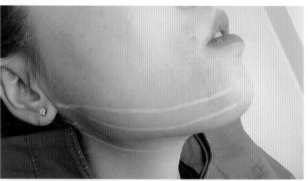

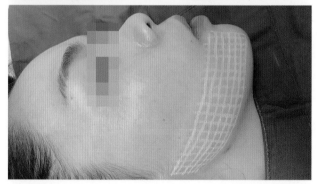

图9-2-14

布线方案:A.面颊部收紧方案;B.下颌缘塑形方案;C.下颌缘收紧方案。

麻醉方式:建议局部浸润配合钝头针进行隧道麻醉。

3.注意事项

(1)采用双向锯齿线必须采用过度牵拉形成凹陷的方式。

(2)做颊部骨感塑形,不能使用童颜线或PCL材质,避免反效果的出现。

(3)配合皮下分离局部后再植入线体效果更佳。

(4)注意面神经的分支避免钝性分离时损伤。

十五、双下巴收紧

1.描述

双下巴是由于颈部脂肪堆积所导致,医学上称为下颌脂肪垫,多见于中老年人,特别是中年女性更多见。它是由于下脂肪组织堆积过多,加之上了年岁皮肤老化而松弛,并因重力的作用而下垂,从外观上看似有双下巴,看颈部壅肿短粗,失去人固有的线条美、曲线美。祛除双下巴的最佳选择是埋线,配合大力挤压动作能有效祛除双下巴,同时需配合减少高热量食物摄入。

2.治疗方案

使用材料:单、双螺旋线29G/38mm或60mm, 6-0号等,大V线、铃铛线或双针线等。

入针层次:小线浅深两层组合搭配,真皮皮下、脂肪垫内。

剂量标准:小线3mm×3mm,双层布线。

布线方案:A.收紧方案;B.大V线塑形方案;C.双针线方案。

麻醉方式:建议局部浸润配合钝头针进行隧道麻醉。

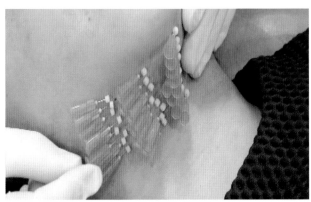

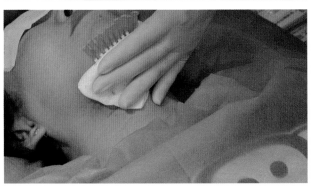

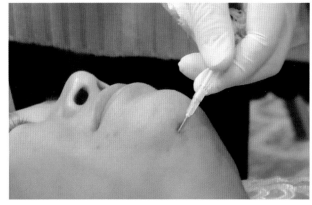

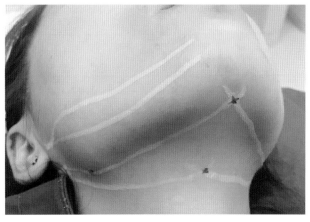

图9-2-15

3.注意事项

(1) 皮下钝性分离可以适度延伸,向外1～2cm。

(2) 双线操作打结建议采用单节方式,或者钝性藏线方式。避免使用多个方结引起皮下突出或硬块,造成恢复缓慢或触感极差。

(3) 术后1周后必须采取大力挤压的方式加强线体在组织内的刺激,特别是脂肪垫较深部,必须有痛感。

(4) 如果只做小线植入后可以适当采取超声波加热和震动局部脂肪垫,加强术后按摩与挤压。

十六、面部松弛提升

1.描述

面部松弛分上面部、中面部、下面部3个部分。主要是因为全面部脂肪间隔的松弛,脂肪部位的萎缩,造成筋膜层的移位而呈现全面部松弛下垂的现象。同时局部皮肤出现胶原减少弹性纤维变形。面部松弛提升是最直接的一种方

埋线抗衰老综合临床实用指南
Comprehensive Guidance of Clinical Application of the Buried PPDO Implantation Antiaging Technology

式,复位原有筋膜架构,重塑真皮胶原结构的一种方式,我们称之为面部松弛提升。

2.治疗方案

使用材料:单、双螺旋线29G/38mm或60mm,6-0号、5-0等;双向锯齿线可选择大V线、提拉王、双针线、铃铛线、心形线等,建议选1#或2#粗细。

入针层次:小线:真皮深部或皮下浅层,大线中筋膜或浅筋膜之间。

剂量标准:小线3mm×3mm,大线间距10~20mm,根据设计宽度布线,大V线单侧6~8根,提拉王单侧2~3根,双针线单侧2~4根。

布线方案:A.紧致方案;B.提拉Ⅰ方案;C.提拉Ⅱ方案。

麻醉方式:建议局部浸润+阻滞(配合钝头针进行隧道麻醉)。

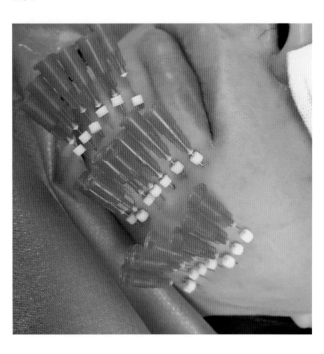

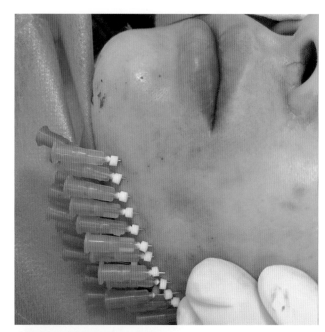

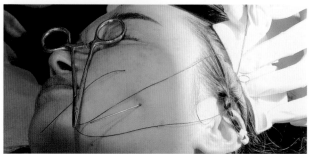

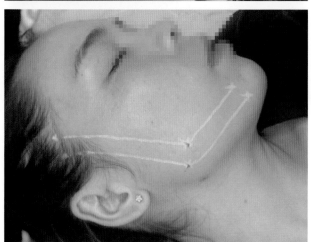

图9-2-16

第三节　身体躯干埋线抗衰老治疗方案

身体躯干的埋线治疗应用范围非常广,治疗规律虽然相近,但是治疗使用的材料却有所不同。主要采用的线材料规格比较粗、线体比较长、针体比较长,痛感比较重。所以麻醉的方式和植入的层次自然会有所差异。在所有的治疗过程中,身体部位使用的材料是最多的,剂量也相对比较大。在全身治疗中建议采取分区治疗,不要在同一时间内做全身植入。针对目前市场比较常见的植入治疗方式,我们进行了归纳和总结,具体项目如下:

一、蝴蝶袖收紧

1.描述

蝴蝶袖正好位于肱三头肌(上臂后缘)的位置,即大臂内侧腋窝下边,经常会生有两片赘肉,我们形象地叫它"蝴蝶袖"。因为肌肉面积大、利用机会少,若非特别加强练习的话,即使是天生丽质的"瘦美眉"也经常会有这两片软软的肥肉,让整个身材显得比较臃肿,为蝴蝶袖所苦。

2.治疗方案

使用材料:单、双螺旋线29G/60mm/5-0或粗平滑/平齿线/细锯齿线等25G/90mm/3-0、2-0粗细。

入针层次:小线真皮深部或皮下浅层,粗平滑中筋膜脂肪间。

剂量标准:小线3mm×3mm,粗平滑间距6mm×6mm。

布线方案:A.井字格紧致方案;B.交叉紧致方案。

麻醉方式:建议局部浸润配合阻滞。

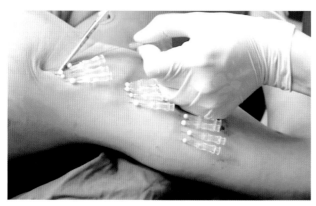

图9-3-1

3.注意事项

(1)线体粗细不能超过2-0,否则容易在15天左右产生线体凹凸感。

(2)采用小线建议采取双层结构布线,同时使用双螺旋细线,分多次进行治疗。

(3)配合超声波定向溶脂设备结合治疗效果更好。

(4)术后7天配合按摩挤压,持续15~25天效果会得以增强。

二、乳晕凹陷填充

1.描述

主要是由于乳房乳晕局部脂肪由于哺乳导致流失,造成乳晕周边软组织缺失的一种现象。通常这种类型多发于反复哺乳或多次妊娠后,它区别于乳头凹陷。最主要的是皮下脂肪缺失会导致浅筋膜松弛,所以乳晕凹陷通常表现为特别稀疏,犹如水漾状态,躺平后凹陷,直立表现下垂或内陷等。

2.治疗方案

使用材料:双螺旋线29G/38mm/6-0。

入针层次:真皮深部与皮下浅层双层布线。

剂量标准:小线3mm×3mm。

布线方案:A.井字格紧致方案;B.放射状布线方案。

麻醉方式:建议局部浸润。

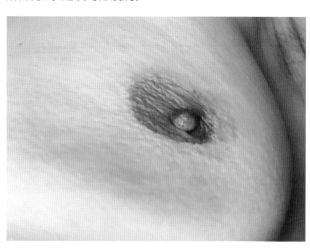

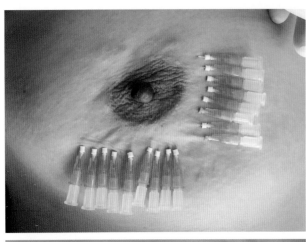

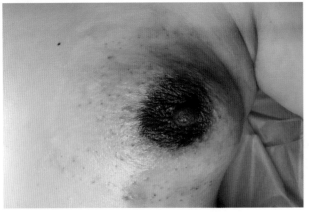

图9-3-2

3.注意事项

（1）针体避免穿透韧带，当针体进不去有阻力时就应该停止强行入针。

（2）覆盖范围必须超过凹陷处1～2cm，避免只做凹陷处，否则容易形成凹槽。

（3）避免穿透乳头下方伤及输乳管。

（4）皮下植入必须要慢，尽量植入在真皮深部，促进皮层厚度增加，也可采用童颜针进行治疗，效果更好。

（5）建议配合自体脂肪、童颜针时进行局部搭配效果更佳。

三、背部消脂塑形

1.描述

背部消脂塑形是有一定针对性的群体，它不适合虎背熊腰的皮下超厚的脂肪体。只适合年龄稍长、皮肤松弛下垂的中老年女性。用于背部皮肤紧致、脂肪缩减的一种治疗方

案。这种治疗不仅仅是针对脂肪的收紧，改善皮肤松弛状态，还能放松上肢运动肌肉。

2.治疗方案

使用材料：单、双螺旋线29G/60mm/5-0或粗平滑/平齿线/细锯齿线等25G/90mm/3-0、2-0粗细。

入针层次：小线真皮深部或皮下浅层，粗平滑中筋膜脂肪间。

剂量标准：小线3mmX3mm，粗平滑间距6mmX6mm。

布线方案：A.井字格紧致方案；B.交叉紧致方案。

麻醉方式：建议全麻。

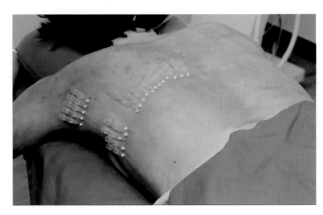

图9-3-3

3.注意事项

（1）大面积操作尽量避免局部浸润而导致药量过大，形成安全隐患。

（2）采用小线建议采取双层结构布线，同时使用双螺旋细线，分多次进行治疗。

（3）配合超声波定向溶脂设备结合治疗效果更好。

（4）术后15天配合经络按摩，增强持续性疗效。

四、胸部收紧、提拉、矫正

1.描述

胸部松弛下垂或侧偏是每个女性关注的焦点，埋线抗衰治疗在胸部的应用，仅仅是用于收紧、提升、矫正。且对受术

者的杯罩有着严格的要求,通常在D杯罩以内,超出范围不建议操作。原因一是操作时间长,二是浪费材料,而且效果反差不大。对于需要丰胸的客户群体也不太建议操作,埋线能够收紧,但是不能够增大。如果需要增大丰胸,建议采取其他治疗手术方案,假体或自体脂肪等。以下为:收紧、提拉、外扩矫正的3种方案。

2.治疗方案

使用材料:单、双螺旋线29G/38mm或60mm/6-0或粗平滑/平齿线/细锯齿线等25G/90mm/3-0、2-0粗细。

入针层次:小线真皮深部或皮下浅层,粗平滑浅中筋膜内。

剂量标准:小线3mm×3mm,粗平滑间距6mm×6mm。

布线方案:A.井字格紧致方案;B.放射状紧致方案;C.提拉方案;D.外扩矫正方案。

麻醉方式:建议局部浸润配合阻滞。

3.注意事项

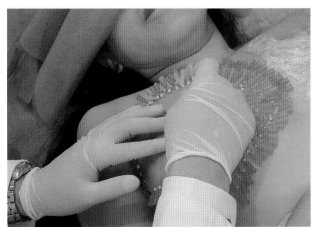

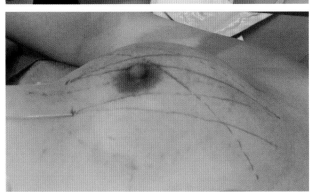

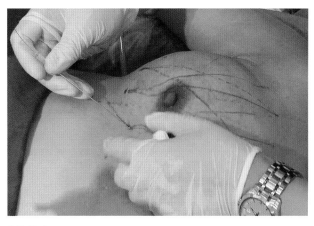

图9-3-4

(1)收紧线粗细不能超过2-0,否则容易在植入后凹凸不平。

(2)提拉位必须位于乳房下部,避免在乳晕上方,以免无效提拉或提拉上翘变形。

(3)外扩标准测量以直立为外扩测量标准,标准外扩尺寸进行设计,避免平躺设计外扩线。

(4)提拉外扩矫正必然凹凸不平,所以术后无须紧张,只需穿戴塑形内衣7～15天自然平整,无须松解。

(5)过于松弛下垂者,建议采用手术修正。

五、腹部收紧塑形

1.描述

腹部收紧同样具有一定针对性,并非所有的群体都适合采用腹部收紧的治疗方案。腹部收紧主要针对:腹部减肥后松弛、轻度下垂。且腹部皮下脂肪含量偏高的群体。而非大皮球状的采用这种方式治疗,效果不会太明显。所以皮下脂肪厚度在30mm范围以内,均可以采取这种治疗方案。搭配仪器应用效果显著。一次治疗可以缩紧腰围3～4cm。

2.治疗方案

使用材料:单、双螺旋线29G/60mm/5-0或粗平滑/平齿线/细锯齿线等25G/90mm/3-0、2-0粗细。

入针层次:小线真皮深部或皮下浅层,粗平滑中筋膜脂肪间。

剂量标准:小线3mm×3mm,粗平滑间距6mm×6mm。

布线方案:A.井字格紧致方案;B.交叉紧致方案。

麻醉方式:建议小线用表皮麻醉,粗线用全麻。

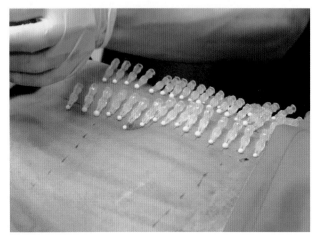

图9-3-5

3.注意事项

(1)层次必须要深入到皮下脂肪内,线体越粗植入深度要越深。

(2)剂量标准必须符合要求标准,如果剂量太低通常效果不会太明显,且持久性不高。

(3)术后必须告知客户回去后自我加强局部组织的挤压,确保术后持续效果。

(4)术后7天后搭配震动按摩或大力挤压持续1~3个月,每天2次效果非常好。应加强术后运动减脂,也可配合塑形内衣。

六、马甲线设计

1.描述

马甲线是指没有赘肉的腹部,还要有肌肉线条,腹部主要由两部分组成,分为腹肌和腹外斜肌,而腹肌和腹外斜肌间会形成线条,这就是马甲线。因马甲线和腹肌组合看起来很像马甲,因此被称为马甲线。马甲线也是平坦腹部的最高境界。

马甲线的设计事实上对客户要求相对来说比较高,通常要求是扁平化的腹部没有多余的脂肪,所以这种治疗明显不

适合大肚腩或脏腑肥胖过于严重的客户,这种治疗可以作为辅助,效果比较明显,适合懒人治疗。如果能够搭配肌肉训练基本2个月成型,效果非常不错。

2.治疗方案

使用材料:单、双螺旋线29G/60mm/6-0或粗平滑/平齿线/细锯齿线等25G/90mm/3-0、2-0粗细。

入针层次:皮下脂肪层。

剂量标准:小线3mm×3mm,粗平滑间距6mm×6mm。

布线方案:田字格交叉布线方案。

麻醉方式:建议局部表皮麻膏配合浸润。

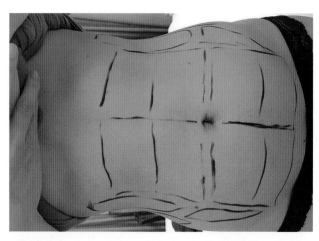

图9-3-6

3.注意事项

(1)配合大V线双向锯齿线过度牵拉肌肉凹陷处线条,则可以加速马甲线成型,形成凹陷阴影感。

(2)这种治疗不需要将整个腹部覆盖,只需要针对所需要收紧的轮廓设计做好即可,需要素描功底。

(3)术后7天可以搭配超声波定向溶脂设备结合治疗效果更好。

(4)建议配合2个月的肌肉训练,马甲线出来更加自然。

七、腰部收紧塑形

1.描述

腰部肥胖通常称之为水桶腰或妈妈臀等,它的形成与生

产、饮食不良、暴饮暴食，长期久坐、缺乏运动、遗传等因有关，都会造成腰部脂肪的囤积。在现代社会中，糖尿病的发病率急剧升高，这与现代人高热量的饮食和高压力工作的"双高"生活习惯有关。腰围增宽的男性更容易患糖尿病，在糖尿病患者中，80%的人腰围超标。而且，超标时间越长，患糖尿病的概率就越大。腰围能明确地显示出一个人患糖尿病的风险。所以说，腰围越长，糖尿病的风险越大，正如一句俗话：腰带越长，寿命越短。

2.治疗方案

使用材料：单、双螺旋线29G/60mm/5-0或粗平滑/平齿线/细锯齿线等25G/90mm/3-0、2-0粗细。

入针层次：皮下脂肪中深部，肌肉浅面。

剂量标准：小线3mm×3mm，粗平滑间距6mm×6mm。

布线方案：A.井字格紧致方案；B.交叉紧致横向方案。

麻醉方式：建议局部浸润或耐受差的采取全麻。

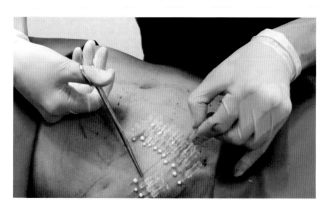

图9-3-7

3.注意事项

（1）单纯的腰腹收紧效果比较缓慢，通常需要配合中医基础治疗显效更快，后面第十三章中有介绍。

（2）根据腰部肥胖程度把握好腰侧进针深度。

（3）术后7天配合按摩挤压，持续15～25天效果会得以增强（通常选择7天后的复查，赠送相关到店的震动类仪器和加热疗法）。

八、臀部收紧塑形

1.描述

臀部是腰与腿的结合部，骨架是由两个髋骨和骶骨组成的骨盆，外面附着有肥厚宽大的臀大肌、臀中肌和臀小肌以及相对体积较小的梨状肌。臀的形态向后倾，其上缘为髂嵴，下界为臀沟。人体正立时，整个臀部呈方形，两侧臀窝显著。男女两性的臀部形态是有区别的。女性臀部形态丰满，脂肪较多，两髂后上嵴交角为90°；男性臀部较小，呈正方形，棱角突出，臀窝更明显，两髂后上嵴交角为60°。

2.治疗方案

使用材料：单、双螺旋线29G/60mm/6-0或粗平滑/平齿线/细锯齿线等25G/90mm/3-0、2-0粗细。

入针层次：小线真皮深部或皮下脂肪层，粗平滑中筋膜脂肪间。

剂量标准：小线3mm×3mm，粗平滑间距6mm×6mm。

布线方案：A.塑形方案；B.紧致方案。

麻醉方式：建议局部浸润或全麻小范围治疗可采用表面麻醉。

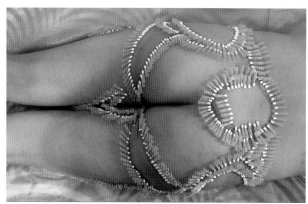

图9-3-8

3.注意事项

（1）臀部不建议采取提拉线进行上提，临床验证肌肉运动或座位时产生不适时间比较长。

（2）采用小线建议采取双层结构布线，同时使用双螺旋细线，分多次进行治疗。

(3)配合超声波定向溶脂设备局部塑形治疗效果更好。

(4)建议配合专业肌肉训练增加臀型美感。

(5)可配合钝性分离,局部抽脂效果更佳。

九、大腿收紧塑形

1.描述

大腿指人下肢从臀部到膝盖的一段,也叫股。大腿是腿部的上半部分,与膝盖连接小腿。反过来说小腿,是腿部的下半部分,与膝盖连接大腿。大腿塑形通常分为两部分一部分是内侧部脂肪,另一部分为后部脂肪。而针对肌肉的治疗相对较少,同时对于肌肉治疗的疗效也不会太明显。

2.治疗方案

使用材料:单、双螺旋线29G/60mm/6-0或粗平滑/平齿线/细锯齿线等25G/90mm/3-0、2-0粗细。

入针层次:皮下脂肪和中筋膜层双层次覆盖。

剂量标准:小线3mm×3mm,粗平滑间距6mm×6mm。

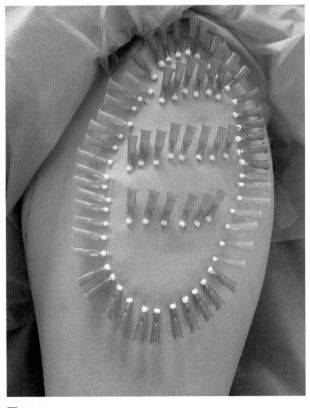

图9-3-9

布线方案:A.井字格紧致方案;B.交叉紧致方案。

麻醉方式:建议局部表面麻醉或阻滞。

3.注意事项

(1)操作时可以适当将脂肪捏起来准确判断脂肪厚度,再进行操作。

(2)建议深浅两层,粗细结合,表浅皮下脂肪采用细线,中筋膜采用粗线。

(3)配合超声波定向溶脂设备结合治疗效果更好。

(4)术后7天配合按摩挤压,持续15～25天可以减少2～4cm。

(5)配合抽脂效果更佳。

十、小腿瘦腿

1.描述

小腿是人体腿部膝盖以下、脚踝以上的部分。其外侧骨筋膜鞘的内容有小腿外侧群肌和腓浅神经等。其前骨筋膜鞘的内容有小腿前群肌,包括第3腓骨肌,胫前动、静脉及腓深神经等。瘦小腿应主要针对以下肌肉进行:①腓肠肌内侧头位于小腿内侧,没有重要神经及血管经过,是对小腿外观影响最大的肌肉。②腓肠肌外侧头位于小腿外侧,有较多重要的神经、血管经过(如支配小腿外侧感觉的神经等),且很少有向外突出明显而影响腿的形状。③比目鱼肌位于腓肠肌内外侧头下方,是面积较宽的扁平状肌肉。治疗则正是针对这些肌肉,也是全身唯一针对肌肉的治疗方案。这种治疗最大的缺陷是治疗后易出现运动障碍。

2.治疗方案

使用材料:单、双螺旋线29G/28mm/6-0或25mm。

入针层次:真皮脂肪与肌肉中浅层。

剂量标准:小线平衡布线3mm×3mm,25mm垂直布线间距5～8mm。

布线方案:A.井字格外收紧方案;B.垂直肌肉阻止方案。

麻醉方式:建议局部表面麻醉即可。

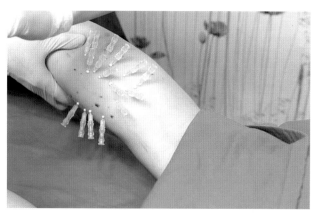

图9-3-10

3.注意事项

（1）根据小腿肌肉粗细选择斜角或90°垂直或45°的斜角，根据肌肉类型可以适当搭配肉毒毒素治疗。

（2）肉毒毒素隧道给药应注意每个单点的剂量标准不宜过大。

（3）通常小腿脂肪不会太厚，所以表浅植入需要把握剂量标准。

（4）术后7～15天会有行走时肌肉的不适感，或运动受阻为正常现象。

十一、私密收紧填充

1.描述

私密处指女性阴道。阴道的结构为：上端宽阔，包绕子宫颈阴道部，在二者之间形成环形凹陷，称为阴道穹隆。下部较窄，下端以阴道口开口于阴道前庭。在处女阶段，阴道口的周围有处女膜附着，可呈环形、半月形、伞状或筛状。处女膜破裂后，阴道口周围留有处女膜痕。私密收紧通常为产后或终止妊娠时阴道产生轻度松弛，需要局部收紧。这种治疗方案只适合轻度松弛者。太过于松弛或侧切没有缝合的群体通常需要采取手术方案的修正，不适合采用这种治疗方案。通常分为外部大阴唇松弛收紧设计方案和阴道松弛设计方案。

2.治疗方案

使用材料：大阴唇阴户收紧，PPDO螺旋线或平滑线；收紧

阴道内部用，液态填充线、童颜线、私密线等。

入针层次：外部，深浅井字格；内部，阴道黏膜下3mm深度（即阴道皱襞下深度3mm以下）。

剂量标准：外用3mm×3mm；内用按照钟表方位除12点与6点方位，液态填充线各点1～2根即可。

布线方案：A.井字格外用，深浅两层结合收紧外阴；B.内填充：钟表环形填充设计方案收紧阴道。

麻醉方式：建议局部浸润即可，外部皮下浸润；阴道内操作，垂直深度30mm浸润。

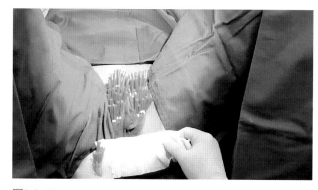

图9-3-11

3.注意事项

（1）阴道操作前的消毒必须到位，避免不必要的感染。

（2）操作中必须手指顶住入线针体，把握好入针层次与深度。

（3）注意针体和线体外露，特别小心阴道皱襞凹陷处。

（4）术后必须反复检查，避免线头外露。

（5）术后配合盆底肌和会阴横膈肌训练效果会更加明显，通常15天快速增加2度以上紧致。

（6）术后15天后可配合阴道哑铃训练，可作为长期训练的方式。

（7）外阴收紧只适用于轻度患者，严重者则需要手术去除部分组织。

中级篇

第四节 局部加减法应用设计

局部加减法设计在埋线抗衰治疗的应用中极为普遍。但是这种应用仅仅只局限于局部微调或长期修正。随着时间的增加，逐步加强实际临床应用的效果。如果能够采用延续性的搭配治疗，效果往往会更加意想不到。如轮廓的改变、神态的改变、体型的改变，虽在微妙之间，1～2年之后却有天壤之别。其中笔者对这些能够坚持下来治疗的案例，感到非常欣慰，真正地见证了埋线抗衰的另一种魔力。

一、素描元素设计

广义上的素描，泛指一切单色的绘画，起源于西洋造型能力的培养。狭义上的素描，专指用于学习美术技巧、探索造型规律、培养专业习惯的绘画训练过程。简易的素描即黑、白、灰的表达，从光线上即亮面、明暗交界、暗面的形态转换。在埋线抗衰的治疗中，正是通过这种最基础、最简易的表达方式。在面部埋线抗衰治疗中，由于局部组织植入线体后，部分组织产生紧致、凹陷或局部颜色加深，即形成素描中的阴影感，也就是骨感消瘦感的表达。而高光区如颧部、额部、下巴、鼻背等。采用比较表浅，在真皮或其深部植入，促进组织胶原生长，促进血供而形成肤色较白的高光区。这种表达方式，在微细中改变人体神态和线条的方式。

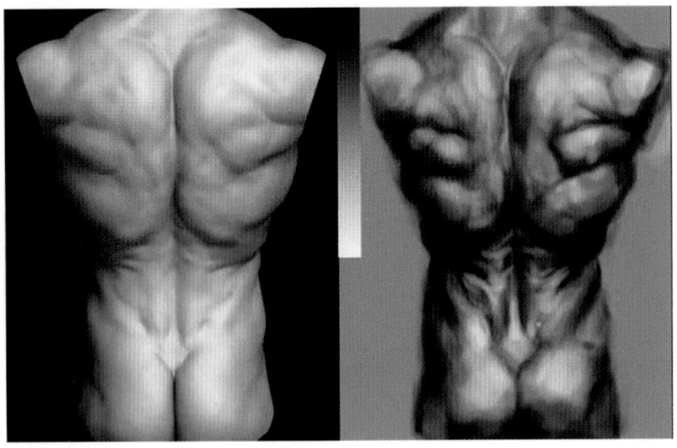

图9-4-1

二、深浅加减法设计

（1）加法设计：主要利用真皮中深部的植入材质有效刺激VEGF生成。促进组织细胞增殖和毛细血管生成，特别是ECM（细胞外基质）。有效构成弹性纤维和胶原纤维的生成。这时肌肤状态呈现加法，即真皮组织增厚且更有弹性和韧性，皮肤由于血供加强，肤色变亮变白。而在线体植入后能够有效刺激透明质酸的增加，皮肤肤质呈现水润和通透。

其实能够实现加法治疗的形式有很多种，通常为了实现更好的加法设计，搭配的治疗方案最常见的是童颜针、生长因子类产品。采取表浅微量注射来实现真皮的胶原增值，实现皮肤增厚增加韧性的疗效。当然也同样可以采取埋线抗衰的形式获得。在真皮内以加法的形式出现的方法很多，比方说后面提到的光学设备、药物治疗、手术方案等，各种手段均可实现。操作者只需根据需要选择最恰当的一种方式。

（2）减法设计：主要是利用植入层次，有效将线体植入脂肪间隔、脂肪内、浅中深层筋膜内，就能实现想要的效果。

①通过线体植入，可以有效破坏脂肪间室间的结构，在脂肪内形成炎性反应机制。

a.形成局部血管扩张，血液加速代谢增强，并释放组胺、缓激肽、PGE2、PGD2、PGF2、PGI2等，刺激局部脂肪的代谢增强。b.局部炎性充血，血液成分渗出。渗出物压迫和炎性介质刺激神经末梢，形成热辣、胀痛。加速局部脂肪的代谢和分解，促进胶原组织的再生，皮肤呈现紧致现象。c.血管通透性升高，活性氧代谢产生P物质、血小板激活因子等增多，局部组织免疫增加。

②植入线体在降解过程中会分解为氧、碳分子结构物质，经脂肪酸分解为乙酰CoA，彻底氧化成CO_2和H_2O并释放出大量能量，脂肪细胞被分解。这种缓释性分解持续时间比较长，前8～12周内最为明显，所以很多植入线体后组织持续2～3个月都会局部紧致或凹陷。在这个过程中部分群体会感觉面部轻度发热发烫正是这一过程。

③线体植入链条状破坏组织结构，出于自体创伤愈合机制，皮下毛细血管加速重建加速，促进有效脂肪细胞代谢与分解，筋膜纤维组织增生加粗。

中级篇

》第十章　埋线抗衰老增效布线方案

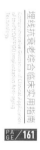

第十章 埋线抗衰老增效布线方案

在埋线抗衰治疗中,很多操作者对术后效果以及维持时间不长,而纷纷采取其他的治疗方式和手段,却忽略操作中可以增加效果、增加维持效果时长的方案。即"埋线抗衰老增效方案",这种治疗方案通常适合有一定基础的人操作。通常需要配齐专用操作工具,否则操作会带来难度,增加操作时间,加大肿胀和出血。初学者通常不建议直接采用这种方式操作。

第一节 加强效果埋线设计方案

一、A形与AI形应用

这两种类型的设计均需横向布线。增加横向设计,不仅增加了大角度交叉锯齿固定。又增加了不可松解点的力量,这是一把双刃剑,不可松解点的增加会减少下垂松弛概率,但是同样增加了塑形松解的难度。所以操作后先不要急于塑形和拉伸,在埋线结束后统一塑形,最后再修线。采用线材有大V线、双针线、提拉王、铃铛线等均可适用。

1.A形

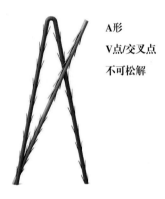

A形
V点/交叉点
不可松解

图10-1-1

应用材料:双向锯齿线大V线、铃铛线、双针线、提拉王等。

剂量标准:大V线、铃铛线,面部单侧8～10根;双针线、提拉王,单侧2～3根。

适用对象:Ⅰ型、Ⅱ型(轻、中度松弛,下垂)局部组织疏松,胶原含量低皮肤松垂者。

适用部位:羊腮、咬肌皮韧带、面颊部、双下巴、乳房等部位。

单次疗效:8～12个月/次;6个月后增加治疗1次可达24个月以上。如需单次治疗实现2年以上者,建议采用专用PLCA或PCL特殊材料。

搭配增效:皮下钝性分离后提拉固定、增加上皮小线植入、单次治疗24～36个月,提拉王配合大V线可打结。

2.AI形

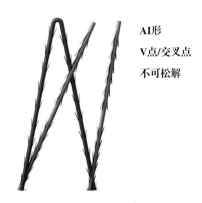

AI形
V点/交叉点
不可松解

图10-1-2

应用材料:双向锯齿线大V线、铃铛线、双针线、提拉王,建议先用提拉王对向提拉吻合。

剂量标准:大V线、铃铛线,面部单侧8～10根;双针线、提拉王单侧2～3根。

适用对象:Ⅰ型、Ⅱ型(轻、中度松弛、下垂)局部组织疏松,胶原含量低皮肤松垂者。

适用部位:羊腮、咬肌皮韧带、面颊部、乳房等部位。

单次疗效:8～12个月/次;6个月后增加治疗1次可达24个月以上。如需单次治疗实现2年以上者,建议采用专用PLCA或PCL特殊材料。

搭配增效:皮下钝性分离后提拉固定、增加上皮小线植入、单次治疗24～36个月。

二、N形与M形应用

这两种设计方案通常建议采用比较长规格的材料。"加长线体"不仅可以增加固定和提拉效果,同时可以增加局部拉伸作用。专用设计M形线体可以采用双向双体结构。还有三向设计锯齿,这种类型相对不常用,主要应用于局部修正调节使用。详细类型先参考下图锯齿结构。

1.N形

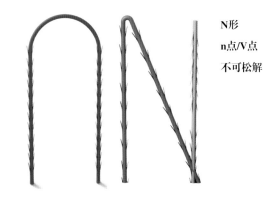

N形
n点/V点
不可松解

图10-1-3

分为"N"形和"n"形,均属于同类设计,只是线体规格不一样,应用范围也相应有一些偏差。

应用材料:双向锯齿线大V线、铃铛线、双针线、提拉王等。

剂量标准:大V线、铃铛线,单侧6～8根;双针线、提拉王,单侧2～3根。

适用对象:Ⅱ型、Ⅲ型(中、重度松弛,下垂)局部组织疏松,胶原含量低皮肤松垂者。

适用部位:面颊部、法令纹、木偶纹、下颌缘、乳房等部位。

单次疗效:8～12个月/次;6个月后增加治疗1次可达24个月以上。如需单次治疗实现2年以上者,建议采用专用PLCA或PCL特殊材料。

搭配增效:皮下钝性分离后提拉固定、增加上皮小线植入、单次治疗24～36个月。

2.M形

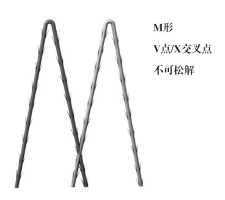

M形
V点/X交叉点
不可松解

图10-1-4

应用材料:双向锯齿线大V线、铃铛线、双针线、提拉王、四向锯齿线等。

剂量标准:大V线、铃铛线,单侧8～10根;双针线、提拉王,单侧2～3根。

适用对象:Ⅱ型、Ⅲ型(中、重度松弛,下垂)局部组织疏松,胶原含量低皮肤松垂者。

适用部位:羊腮、咬肌皮韧带、面颊部、乳房等部位。

单次疗效:8～12个月/次;6个月后增加治疗1次可达24个月以上。如需单次治疗实现2年以上者,建议采用专用PLCA或PCL特殊材料。

搭配增效:皮下钝性分离后提拉固定、增加上皮小线植入、单次治疗24～36个月。

温馨提示:加强设计建议皮下做半分离状态下的提拉王线应用并打结,由于分离后局部肿胀与术后恢复周期较长,需提前告知客户。错位愈合后效果得以加强。

中级篇

第二节　不可松解设计应用方案

不可松解的设计方案,主要是采用大角度交叉,形成60°以上到垂直横隔。这种设计通常不利于松解,一旦定型就成为固态框架结构。这种设计最大的优势是不可松解,维持统一平面时间长,为错位愈合提供足够的时间和空间。增加实际临床的提拉和固定效果,这种设计和应用非常常见。还有一种就是采用回路闭合后,锯齿无从松解而实现预期治疗的作用。

一、X形应用

交叉节点、环形闭合均为不可松解点,如果需要松解,通常需要取出其中一根线体,或局部剥离皮下组织。在设计中这种类型需要谨慎操作,收紧采取逐步由少至多的一种方式。切勿急于一步到位而形成提拉或收紧过度无法松解。

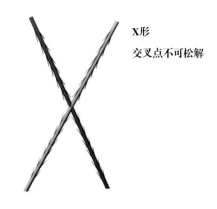

X形
交叉点不可松解

图10-2-1

X形:交叉点为节点交叉,不可松解,通常应用交叉节点选在颧弓韧带比较多。用于加强固定位,同时方便提拉后不易松动。

应用材料:提拉王双向锯齿线大V线、铃铛线、双针线等。

剂量标准:大V线、铃铛线,单侧4～6根;提拉王双针线单侧2～3根。

适用对象:Ⅰ型、Ⅱ型(轻、中度松弛,下垂)局部组织疏松,胶原含量低皮肤松垂者。

适用部位:面颊部、身体、乳房等部位。

单次疗效:8～12个月/次;6个月后增加治疗1次可达24个月以上。如需单次治疗实现2年以上者,建议采用专用PLCA或PCL特殊材料。

搭配增效:皮下钝性分离后提拉固定、增加上皮小线植入、单次治疗18～36个月。

二、V形与W形应用

这两种类型为不可松解设计,即"不可松解点"的设计。主要针对两条线交叉的节点上,设计意图和使用材料非常明显,就是让节点无法可松解。进行局部组织的微细调节和牵拉。这种牵拉力度建议为三分即可。这种200%的锯齿走向,固定位非常牢靠,无论是在浅筋膜,还是在颧弓这个节点都将无法手工松解。

1.V形

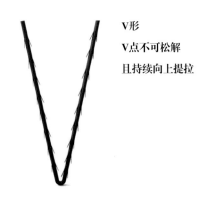

V形
V点不可松解
且持续向上提拉

图10-2-2

应用材料:双向锯齿线大V线、双针线、提拉王等。

剂量标准:双针线、提拉王单侧2～3根,局部1～2根。

适用对象:Ⅰ型、Ⅱ型(轻、中度松弛,下垂)局部组织疏松,胶原含量低皮肤松垂者。

适用部位:面颊部、羊腮、颧弓上皮提升等部位。

单次疗效:8～12个月/次;6个月后增加治疗1次可达24个月以上。如需单次治疗实现2年以上者,建议采用专用PLCA或PCL特殊材料。

搭配增效:皮下钝性分离后提拉固定、增加上皮小线植入、单次治疗18～24个月。

2.W形

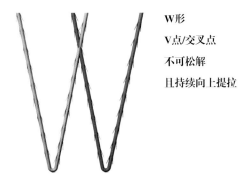

W形
V点/交叉点
不可松解
且持续向上提拉

图10-2-3

应用材料:双向锯齿线大V线、铃铛线、双针线、提拉王等长线。

剂量标准:大V线、铃铛线,单侧4～6根;双针线、提拉王,单侧2～3根。

适用对象:Ⅰ型、Ⅱ型(轻、中度松弛,下垂)局部组织疏松,胶原含量低皮肤松垂者。

适用部位:下面部、面颊部、乳房等部位。

单次疗效:8～12个月/次;6个月后增加治疗1次可达24个月以上。如需单次治疗实现2年以上者,建议采用专用PLCA或PCL特殊材料。

搭配增效:皮下钝性分离后提拉固定、增加上皮小线植入、单次治疗12～24个月。

第三节 复合埋线抗衰疗程设计参照

复合埋线抗衰设计方案的宗旨是,利用一切加强固定、提拉、不可松解的特性,进行不同方案的组合应用。这种应用让皮下组织分离更加彻底,面积更大。增加实际临床的持久疗效。也有部分群体采用小切口将面部皮下进行完全钝性分离后再进行埋线提拉的一种操作方式。这种操作方式犹如小切口拉皮术,但是加入了锯齿牵拉和固定。促进创面错位愈合。利用锯齿提拉单次治疗可以实现24～36个月以上的治疗疗效。这种组合称之为复合埋线。使用材料相对比较多,有一部分群体采用这种方式可以实现10～20岁年龄差。

一、提拉王配大V设计

通常操作方式为上下入线,利用现有破皮点,进行不同方位皮下剥离与埋线。提拉王通常采用n形布线方式,W形是利用现有破皮点,进行W形埋置。让整个线体形成上线衔接的一种高密度布线方式。这种方式布线通常反差非常大。承载的重力也非常大,所以适合Ⅱ型、Ⅲ型(中、重度松弛、下垂)群体。

1.n形配合W形

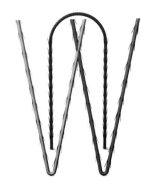

n结合W形
加强上下复合衔接后
不可松解
且持续向上提拉

图10-3-1

应用材料:双向锯齿线大V线、铃铛线、双针线、提拉王等长线。

剂量标准:大V线、铃铛线,单侧4根;双针线、提拉王,单侧2根。

适用对象:Ⅱ型、Ⅲ型(中、重度松弛、下垂)局部组织疏松,胶原含量低皮肤松垂者。

适用部位:全面部、胸部等。

埋线抗衰老综合临床实用指南 Comprehensive Guidance of Clinical Application in the PDO integration anti-aging technology

单次疗效:12~18个月/次;10个月后增加治疗1次可达36个月以上。如需单次治疗实现2年以上者,建议采用专用PLCA或PCL特殊材料。

搭配增效:皮下钝性分离后提拉固定、增加上皮小线植入、单次治疗36个月以上。

2.n形配合M形

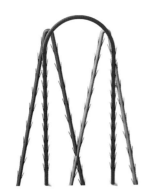

n/M结合

向下/向上

回路闭合加强提拉

均可搭配

不可松解

图10-3-2

应用材料:双向锯齿线大V线、铃铛线、双针线、提拉王等长线。

剂量标准:大V线、铃铛线,单侧4根;双针线、提拉王,单侧2根。

适用对象:Ⅱ型、Ⅲ型(中、重度松弛,下垂)局部组织疏松,胶原含量低皮肤松垂者。

适用部位:全面部、胸部等。

单次疗效:12~18个月/次;10个月后增加治疗1次可达36个月以上。如需单次治疗实现2年以上者,建议采用专用PLCA或PCL特殊材料。

搭配增效:皮下钝性分离后提拉固定、增加上皮小线植入、单次治疗36个月以上。M形和W形本身没有什么区别,唯一的区别是入线位不一样,一种从上向下,一种从下向上。

3.n形结合WM形

应用材料:双向锯齿线大V线、铃铛线、双针线、提拉王等长线。

剂量标准:大V线、铃铛线,单侧4根;双针线、提拉王,单侧2根。

适用对象:Ⅱ型、Ⅲ型(中、重度松弛,下垂)局部组织疏松,胶原含量低皮肤松垂者。

适用部位:全面部、胸部等。

单次疗效:12~18个月/次;10个月后增加治疗1次可达36个月以上。如需单次治疗实现2年以上者,建议采用专用PLCA或PCL特殊材料。

搭配增效:皮下钝性分离后提拉固定、增加上皮小线植入、单次治疗36个月以上。上下结合这种方式是死结,无须打结,也无须松解。所以操作不能有凹陷,一旦有凹陷很难恢复。

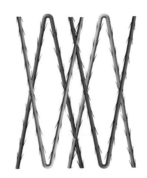

WM结合

闭合点不可松解

上、中、下

同时提拉固定

不可松解

图10-3-3

二、深中浅与粗中细

埋入层次与使用的线材搭配方式主要有以下3种:①浅层:小线平滑线、螺旋线、麻绳线等进行井字格布线收紧。②中间层次:小V线、单向锯齿螺旋线、平齿线、液态填充线井字格或辅助在脂肪间隔或中筋膜内收紧固定。③提拉王、双针线、大V线等2#比较粗的线,通常中深筋膜。采用这种方式治疗适应于年龄稍大的群体。一次治疗愈合后反差极大。所以想要获得比较好的效果,通常我们采用这种浅、中、深3层结合的方式进行面部紧致提拉固定。

这种方式也被称为三维布线结构,多种组合方案。必须将提拉、固定、塑形、紧致方案结合为一体。这种操作方式的优势是效果反差大。劣势是恢复周期稍长需要30天左右。需要在复合麻醉状态下进行,需要配合局部肿胀液。便于层次的分离和植入操作。

三、大线的井字格设计

大线的井字格在实际面部应用中是比较少有的操作。其最主要的原因是入线位需要破皮,还有就是不知道其井字格的意图和目的。了解大线井字格布线的人,就能明白其目的是为了增加框架结构的钢精粗度(剂量),让整个面部覆盖于承重增加,横向胶原含量增加配合纵向提拉收紧,其后续效果会更加明显,为后期的小线结构做更好的铺垫,年龄的逆袭则离不开大线的横线布线。

1.小V线井字格

应用材料:小V线、平齿线、细齿线、单向锯齿线、锯齿螺旋线等。

剂量标准:单侧6～8根。

适用对象:Ⅰ型、Ⅱ型(轻、中度松弛,下垂)局部组织疏松,胶原含量低、皮肤松垂者。

适用部位:全面部、胸部、臀部、腰腹等,身体部位需要加大用线剂量。

单次疗效:8～12个月/次;8个月后增加治疗1次,可达24个月。

辅助说明:这种治疗方案对于松弛比较严重的部位,可作为抗衰治疗中的辅助治疗手段。

2.大V线井字格

应用材料:双向锯齿线大V线、铃铛线、双针线等。

剂量标准:大V线、铃铛线,单侧4～6根/规格建议1-0号或0#。

适用对象:Ⅱ型、Ⅲ型(中、重度松弛,下垂)局部组织疏松,胶原含量低、皮肤松垂者。

适用部位:全面部、胸部、腰腹等其他大面积部位,身体部位需要增加用线量。

单次疗效:8～12个月/次;8个月后增加治疗1次,可达24个月。

辅助说明:这种治疗方案对于松弛比较严重和皮肤较厚的部位,可作为抗衰治疗中的辅助治疗手段。

3.双针线井字格

应用材料:双针线、提拉王等长线。

剂量标准:双针线、提拉王单侧2～3根。

适用对象:Ⅱ型、Ⅲ型(中、重度松弛、下垂)局部组织疏松,胶原含量低皮肤松垂者。

适用部位:全面部、胸部等。

单次疗效:12～18个月/次;10个月后增加治疗1次,可达36个月以上。

辅助说明:这种治疗方案对于松弛比较严重和皮肤较厚的部位,可作为抗衰治疗中的辅助治疗手段。如果要求比较高的客户,可以采用PCL材质双针线,维持效果单次达到3～5年。

中级篇

第四节　不常见线种应用布线模型

不常见布线方案主要是由于线体材质的特性所限制，所以很多人由于操作难度较大而不愿意采取这类方式。这类方式是让双向锯齿相互在同一平面扣齿，形成一个闭路。不仅不能松动，而且固定效果极强。一旦采取这类治疗方案，必须能够有足够的线长和锯齿设计方案。且为不能松动的部位结构，如太阳穴的填充O形设计。利用颧弓倒三角形设计收紧羊腮等。还有一个条件就是线体必须够柔软，硬度太大的线体则容易产生局部入线位的凹陷或线体凸出。

一、柔性童颜线的应用

柔性童颜线的应用非常广泛，比如丰眉弓、太阳穴、面颊部、颈纹等。由于线体柔软所以可以采用缝合针进行操作，通常细则选用3-0号，粗则选用2#线。细线则需要同时操作几个圈，粗的一圈就可以实现回路闭合，如果无锯齿部分则需要通过打结的方式操作，含锯齿硬度较大者则不需要打结，只需要双向锯齿扣拉即可完成。

1.O形（口形）回路闭合

O形回路闭合通常采取4点破皮点，其中两点交叉锯齿是无法松解。所以这种操作适用于太阳穴、颧部苹果肌的塑形比较常用，但是通常容易造成局部破皮点的色素沉着时间比较长。

应用材料：双针线、提拉王、压缩心形线等。

剂量标准：双针线、提拉王、压缩心形线单侧1～2根。

适用对象：Ⅰ型、Ⅱ型、Ⅲ型局部或全面部均可。

适用部位：太阳穴、丰颧部（苹果肌）、胸部塑形等，即需要局部填充或圆形塑形者。

单次疗效：12个月以上/次；8个月后增加治疗1次，可达24个月以上。

搭配增效：皮下钝性分离后提拉固定、增加上皮小线植入以及填充线的植入效果更久，单次治疗效果可达24个月以上。

备注：如填充太阳穴则采用专用填充材料"童颜线"。实际维持时间目前统计没有低于3年的疗效，也可搭配童颜针

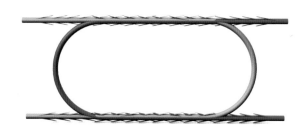

O形

提拉王回路闭合/不可松解

图10-4-1

应用。

2.三角形（又形）回路闭合

三角形回路事实上是利用了3个破皮点，之间相互交叉。在上部所有点位都是同位入同位出。结扎点两条线皮下交叉形成"又"字。这种设计可以修正颧弓突出。

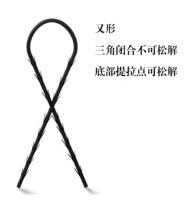

又形

三角闭合不可松解

底部提拉点可松解

图10-4-2

应用材料：双针线、提拉王等。

剂量标准：双针线、提拉王单侧局部1根成型。

适用对象：Ⅰ型、Ⅱ型、Ⅲ型局部或全面部均可。

适用部位：颧弓提拉减压、羊腮、木偶纹、法令纹、咬肌皮韧带、双下巴应用非常广泛。

单次疗效：12个月以上/次；8个月后增加治疗1次，可达24个月以上。

搭配增效：皮下钝性分离后提拉固定、增加上皮小线植入

以及填充线的植入效果更久。单次治疗可达24个月以上。

备注:如填充太阳穴则采用专用填充材料"童颜线"。实际维持时间目前统计没有低于3年的疗效。

3.单n形回路闭合

上下交错的两个n形成闭路回合类似于O形,但是这种操作通常有3～4个破皮点。上下相互牵拉,锯齿交错。

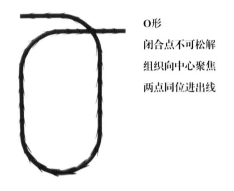

O形
闭合点不可松解
组织向中心聚焦
两点同位进出线

图10-4-3

应用材料:双针线、提拉王等。

剂量标准:双针线、提拉王单侧局部2根成型。

适用对象:Ⅰ型、Ⅱ型、Ⅲ型局部或全面部均可。

适用部位:上面部、中面部、下面部一线提拉就是应用了这种方式,也可以应用于身体其他部位。

单次疗效:12个月以上/次;8个月后增加治疗1次,可达24个月以上。

搭配增效:皮下钝性分离后提拉固定、增加上皮小线植入以及填充线的植入效果更久。单次治疗可达24个月以上。
备注:适当补充W形或M形以及A形大V,搭配小V线井字格。单次可达36个月以上。

二、局部凹陷局部长效填充

这种材料通常采用"童颜线"或"PCL"这两种材料比较多,需要根据实际使用的材料性质选择。如果客户要求时间比较长(5年或以上者),可选择童颜线进行局部填充。如果客户要求3年以上者,我会选择PCL材料。这两种材料的应用效果基本上都能达到2年以上/次。配合特殊的管状结构,其支撑效果非常令人满意。同时童颜线也采用了液态填充线的设计方案,增加了单针植入量。而想要获得更快速、更自然持久的填充,则建议使用童颜针或自体脂肪填充。

埋线抗衰老综合临床实用指南
Comprehensive Guidance of Clinical Application of the PDO/PPDO/PLLA/PCL/Hyaluronic Acid Thread Implantation Anti-aging Technology

中级篇

第十一章　无创美容的治疗方案结合埋线

第十一章　无创美容的治疗方案结合埋线

无创美容和皮肤管理,是埋线抗衰治疗中的绝佳搭档,既弥补了埋线治疗的层次不足,又能增加埋线后效果的持续性,调节皮肤肤色,让整体埋线抗衰老治疗效果最佳化。本章节针对无创搭配以及皮肤管理的日常联合应用进行了相关阐述。

第一节　肉毒毒素与埋线的结合应用

肉毒毒素是埋线抗衰治疗中最常用搭配的材料,主要是因为其快速解决因表情运动产生的皱纹、细纹,让埋线在术后修复中的效果得以加强。减少肌肉运动,为埋线术后修复提供足够的时间和空间。在后续的相关并发症的治疗和局部矫正同样也需要用到肉毒毒素。肉毒毒素的应用主要解决客户即时性需求,让客户在数周后能够看到明显的效果。

一、抬头纹肉毒毒素搭配方案

(1)适应证:

①肌肉运动、表情形成的浅表细纹、皱纹。

②局部皮肤胶原断裂产生的局部轻度褶皱、凹陷等。

③埋线需要辅助治疗搭配。

(2)禁忌证:

①多重过敏源,且不适应肉毒毒素注射群体。

②刚做完同类肉毒毒素注射或埋线治疗不足3个月者。

③局部曾有多重治疗注射,且有肉芽增生。

④局部感染或存在交叉感染风险者等。

(3)注射定位:肌肉层。

(4)剂量标准:单点剂量在1～2U/点,全额部:10～20U。

(5)操作步骤:①完成埋线操作。②进行局部肉毒毒素注射。③涂抹红霉素软膏后冰敷局部。

(6)注意事项:

①注意剂量标准,切勿过量使用。如特殊群体长期使用肉毒毒素注射者,则注意剂量和更换剂型。

②针对比较深的抬头纹需要配合针刀剥离,搭配比较粗的童颜线进行断裂带的填充配合井字格收紧,也可搭配PRP辅助。

(7)设计方案:离眉间距在2cm以上,采用双排间距式给药。

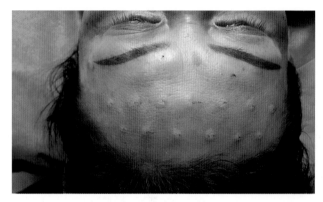

图11-1-1

二、川字纹肉毒毒素搭配方案

(1)适应证:

①因皱眉肌、降眉间肌运动、表情形成的浅表细纹、皱纹。

②局部皮肤胶原断裂产生的局部轻度褶皱、凹陷等。

④埋线辅助加强治疗搭配方案。

(2)禁忌证:

①多重过敏源,且不适应肉毒毒素注射群体。

②刚做完同类肉毒毒素注射或埋线治疗不足3个月者。

③局部曾有多重治疗注射,且有肉芽增生。

④局部感染或存在交叉感染风险者等。

(3)注射定位:肌肉层、浅层、真皮底层。

(4)剂量标准:单点剂量在2~5U/点,总剂量:10~20U。

(5)操作步骤:①完成埋线操作。②进行局部肉毒毒素注射。③涂抹红霉素软膏后冰敷局部30分钟。

(6)注意事项:

①可以采用螺旋线或平滑线,垂直埋入皱眉肌和降眉间肌(肌腹内)阻止肌肉运动。

②注意剂量标准,切勿过量使用。如特殊群体长期使用肉毒毒素注射者,则注意剂量和更换剂型。

③较粗且深的断裂则可以采用针刀分层剥离后,用液态填充线进行填充,最后再收一圈井字格。

(7)设计方案:建议采用V形5点设计方案。

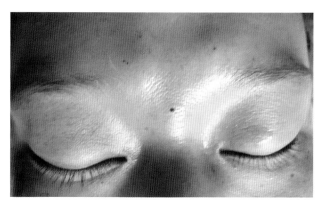

图11-1-2

三、鱼尾纹肉毒毒素搭配方案

(1)适应证:

①因眼轮匝肌、颧肌运动、表情形成的浅表细纹、皱纹。

②局部皮肤胶原断裂产生的局部轻度褶皱、凹陷等。

③埋线辅助加强治疗搭配方案。

(2)禁忌证:

①多重过敏源,且不适应肉毒毒素注射群体。

②刚做完同类肉毒毒素注射或埋线治疗不足3个月者。

③局部曾有多重治疗注射,且有肉芽增生。

④局部感染或存在交叉感染风险者等。

(3)注射定位:眼轮匝肌浅层(双括号排列)。

(4)剂量标准:单点剂量在1~2U/点,双侧:10~20U。

(5)操作步骤:①完成埋线操作。②进行局部肉毒毒素注射。③涂抹红霉素软膏后冰敷局部。

(6)注意事项:

①可以采用螺旋线或平滑线,垂直埋入眼轮匝肌内阻止肌肉运动。

②近眼尾外缘采用3~4个点以括号的方式,每个点1~2U。第二圈外缘3~4个点每个点1U即可。注意剂量标准,切勿过量使用。如特殊群体长期使用肉毒毒素注射者,则注意剂量和更换剂型。

③眼角埋线后再做肉毒毒素注射通常表现比较肿胀,所以注意加强冰敷和压迫。

(7)设计方案:建议采用"(())"设计方案,外缘每点2U,下缘每点1U。

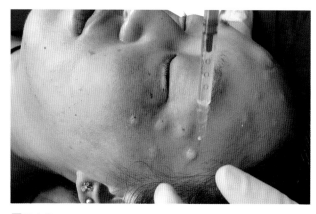

图11-1-3

四、法令纹肉毒毒素搭配方案

(1)适应证:

①因提上唇肌与提上唇鼻翼肌运动、表情形成的浅表细纹、皱纹。

埋线抗衰老综合临床实用指南
Comprehensive Guidance of Clinical Application of Invisible(PPDO) Implantation Anti-aging Technology

②埋线提升辅助放松肌肉,可加强治疗效果的搭配方案。

(2)禁忌证:

①多重过敏源,且不适应肉毒毒素注射群体。

②刚做完同类肉毒毒素注射或埋线治疗不足3个月者。

③局部曾有多重治疗注射,且有肉芽增生。

④局部感染或存在交叉感染风险者等。

(3)注射定位:肌肉层。

(4)剂量标准:单点剂量在2～5U/点,双侧:6～10U。

(5)操作步骤:①完成埋线操作。②进行局部肉毒毒素注射。③涂抹红霉素软膏后冰敷局部15～30分钟。

(6)注意事项:

①在采用提拉线之后可以适当配合肉毒毒素放松提上唇肌和提上唇鼻翼肌。

②采用单点注射法,避免因注射链条过度造成表情障碍。注意剂量标准,切勿过量使用。如特殊群体长期使用肉毒毒素注射者,则注意剂量和更换剂型。

③建议通过表情找到相关肌肉的分布,在上部给药。

(7)设计方案:建议采用单点给药,每点3～5U。

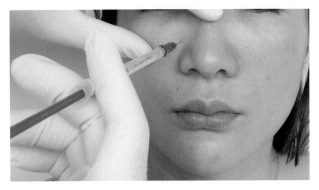

图11-1-4

五、木偶纹肉毒毒素搭配方案

(1)适应证:

①因降口角肌、颈阔肌运动、表情形成的口角纹或流涎纹。

②埋线辅助加强治疗搭配方案。

(2)禁忌证:

①多重过敏源,且不适应肉毒毒素注射群体。

②刚做完同类肉毒毒素注射或埋线治疗不足3个月者。

③局部曾有多重治疗注射,且有肉芽增生。

④局部感染或存在交叉感染风险者等。

(3)注射定位:肌肉浅层。

(4)剂量标准:单点剂量在3～5U/点,双侧:6～10U。

(5)操作步骤:①完成埋线操作。②进行局部肉毒毒素注射。③涂抹红霉素软膏后冰敷局部15～30分钟。

(6)注意事项:

①下颌脂肪间隔如比较松软或局部轻度凹陷者,可以采用童颜线进行多层次覆盖。

②注意剂量标准,切勿过量使用。如特殊群体长期使用肉毒毒素注射者,则注意剂量和更换剂型。

③建议搭配小V线进行井字格固定,加强肌肉内垂直阻止肌肉运动的布线。

(7)设计方案:建议采用横排设计方案,每点3～5U。

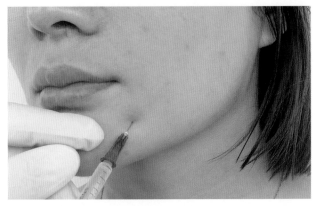

图11-1-5

六、下面部轮廓提升肉毒毒素搭配方案

(1)适应证:

①因颈阔肌牵拉导致面部、咬肌皮韧带呈现轻度下垂者。

②埋线辅助加强治疗搭配方案。

(2)禁忌证:

①多重过敏源,且不适应肉毒毒素注射群体。

②刚做完同类肉毒毒素注射或埋线治疗不足3个月者。

③局部曾有多重治疗注射,且有肉芽增生。

④局部感染或存在交叉感染风险者等。

(3)注射定位:颈阔肌上缘部浅层+咬肌皮韧带(皮下浅层)。

(4)剂量标准:单点剂量在1～2U/点,双侧:10～20U。

(5)操作步骤:①完成埋线操作。②进行局部肉毒毒素注射。③涂抹红霉素软膏后冰敷局部15～30分钟。

(6)注意事项:

①下面部轮廓加强颈阔肌放松,有利于皮肤上扬。

②同时建议搭配咬肌皮韧带给予放松方案,不仅加强皮肤上扬,还可以减少下面部皮肤向下牵拉力量。

③建议搭配双螺旋向上紧致植入量,同时加强颈阔肌横向运动阻止埋线。

(7)设计方案:建议采用双排横排设计方案,每点1～2U。

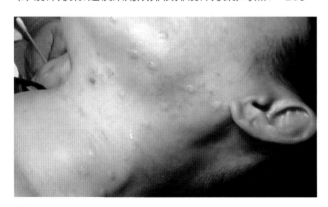

图11-1-6

七、瘦咬肌肉毒毒素搭配塑形

(1)适应证:

①因咬肌过于发达,而影响面部轮廓曲线者。

②生活中有长期用力咀嚼习惯者。

③下面部轮廓塑形需埋线辅助加强治疗搭配方案。

(2)禁忌证:

①多重过敏源,且不适应肉毒毒素注射群体。

②刚做完同类肉毒毒素注射或埋线治疗不足3个月者。

③局部曾有多重治疗注射,且有肉芽增生。

④局部感染或存在交叉感染风险者等。

(3)注射定位:咬肌中深层 + 咬肌皮韧带。

(4)剂量标准:单点剂量在10～20U/点,两侧总剂量首次不超过100U。

(5)操作步骤:①完成埋线操作。②进行局部肉毒毒素注射。③涂抹红霉素软膏后冰敷局部。

(6)注意事项:

①咬肌注射要求要深入在15～20mm,必须避免对腮腺进行注射。注射前必须回抽,无回血注入。

②通过大力咬合找到肌肉最发达的位置,进行3点或4点注射。

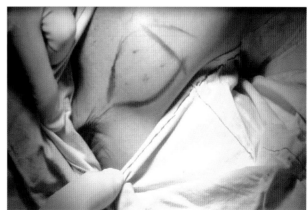

图11-1-7

③建议搭配咬肌皮韧带放松,皮下丘疹即可。

(7)设计方案:建议根据咬肌方位进行设计,每点10～20U。

八、瘦小腿肉毒毒素搭配方案

(1)适应证:

①因腓肠肌过于发达,而影响小腿部轮廓曲线者。

②需要埋线瘦小腿塑形辅助,加强治疗搭配方案者。

(2)禁忌证:

①多重过敏源,且不适应肉毒毒素注射群体。

②刚做完同类肉毒毒素注射或埋线治疗不足3个月者。

③局部曾有多重治疗注射,且有肉芽增生。

④近期需要训练或者需要行走运动者。

(3)注射定位:腓肠肌中深部。

(4)剂量标准:单点剂量在4～5U/点,单侧腿首次总剂量不超过100U,双侧不超过200U。

(5)操作步骤:①完成埋线操作。②进行局部肉毒毒素注射。③冰敷局部后涂抹红霉素软膏。

(6)注意事项:

①线体可以采用垂直或斜角45°深入在2～3cm,必须植入肌肉内通过线体阻止部分肌肉运动。

②均匀地将100U分别注射到每个点上,也可以采用在现有植入线体内进行隧道给药。

③如有其他部位联合治疗,建议分开操作,单次治疗剂量最大不能超过200U。

(7)设计方案:建议根据肌肉方位进行设计,每点4～5U。

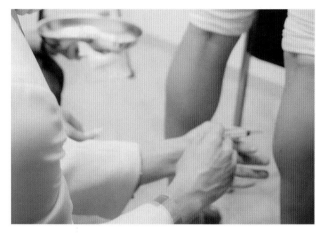

图11-1-8

九、唇周褶皱肉毒毒素搭配方案

(1)适应证:

①因口轮匝肌运动形成唇周或上唇皱襞较多的群体。

②年龄较大自然衰老形成的口周皱纹者。

③唇周埋线操作效果不太明显,且进行分离比较困难时,建议采用肉毒毒素进行搭配。

(2)禁忌证:

①多重过敏源,且不适应肉毒毒素注射群体。

②刚做完同类肉毒毒素注射或埋线治疗不足3个月者。

③局部曾有多重治疗注射,且有肉芽增生。

④局部感染或存在交叉感染风险者等。

(3)注射定位:口轮匝肌浅部。建议在真皮深部不影响唇周表情,缩唇则在口轮匝肌层。

(4)剂量标准:单点剂量在1～2U/点,上唇4个点,下唇2个点,总剂量不超过20U。

(5)操作步骤:①完成埋线操作。②进行局部肉毒毒素注射。③涂抹红霉素软膏后冰敷局部。

(6)注意事项:

①必须通过口轮匝肌运动找到比较适合的点位,且均匀设计好点位。

②唇周埋线必须结合肉毒毒素注射,才能实现更好的效果。

③建议皮下注射起小丘疹即可,避免过量注射。

(7)设计方案:建议根据口轮匝肌进行设计,每点1～2U。

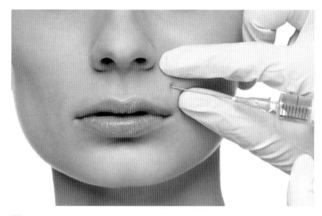

图11-1-9

十、唇部不对称肉毒毒素矫正搭配方案

(1)适应证:

①通过表情发现上唇或下唇出现不同程度的不对称者。

②平时就表现不对称,且表情时尤为突出者。

③埋线修正后表现局部不对称者。

(2)禁忌证:

①多重过敏源,且不适应肉毒毒素注射群体。

②刚做完同类肉毒毒素注射或埋线治疗不足3个月者。

③局部曾有多重治疗注射,且有肉芽增生。

④局部感染或存在交叉感染风险者等。

(3)注射定位:肌肉层。

(4)剂量标准:单点剂量在2～4U/点,根据肌肉表达最大剂量不超过10U。

(5)操作步骤:①完成埋线操作。②进行局部肉毒毒素注射。③涂抹红霉素软膏后冰敷局部。

(6)注意事项:

①必须精准掌握,因为具体哪条肌肉运动形成牵拉性不对称。

②单侧可以通过1～2个点顺着肌肉纹理进行肌肉给药。

③区分:根据颧大肌、颧小肌、笑肌、降口角肌、降下唇肌的具体分布来进行精准给药。

(7)设计方案:参见图11-1-10。

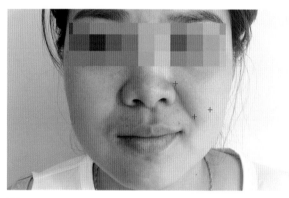

图11-1-10

第二节　玻尿酸与埋线的搭配方案

玻尿酸在埋线中的搭配主要还是应用于局部组织凹陷、组织断裂、组织缺失的填充。多用于太阳穴、鼻基底、下巴、面颊部、颧部、额部等组织的缺失性填充,也有用于埋线后鼻背的补充性填充。玻尿酸主要弥补了加法上的不足。所以想要填充后效果比较明显的群体,则可以采用玻尿酸进行补偿性的搭配。在治疗方案上,可以采取分阶段治疗,通常选择在埋线后3个月后进行玻尿酸分层治疗。本人不建议在同一层次、同一时间内进行治疗。如果在同一时间、同一层次,将增加40%的感染及炎性反应的概率。而临床已经验证了这一点。

一、川字纹(或)额中下部填充

(1) 适应证:

①局部组织凹陷或缺失者,局部形成凹陷性的断裂纹。

②要求改善皱纹状态,且要求比较苛刻者。

③较深层次组织缺失部分填充需求者。

④埋线过程中接受分次治疗的客户群体。

(2) 禁忌证:

①不适宜玻尿酸注射或有过敏史者。

②1周内或正在使用抗凝类药物人群。

③局部曾有多重治疗注射,且有肉芽增生。

④局部感染或存在交叉感染风险者等。

(3) 注射定位:中胚层与真皮深层

(4) 剂量标准:单点根据局部需求而定(通常川字纹中胚层0.1~0.3mL,真皮深层0.2~0.5mL),切勿过量。

(5) 操作步骤:①先操作完埋线→②再进行局部(分层)注射→③涂抹红霉素软膏后冰敷局部。

(6) 注意事项:

①埋线层次与局部填充的层次必须区分开,避免在同一层

次的注射。

②建议分层进行治疗:①中胚层玻尿酸。②皮下埋线植入。③贴骨膜可继续追加玻尿酸。

③避免在同一层次、同一时间内进行埋线和玻尿酸的操作,将大大增加炎性反应和感染概率。

(7) 设计方案:参见图11-2-1。

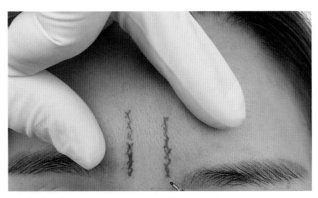

图11-2-1

二、鼻基底填充修饰搭配

(1) 适应证:

①局部组织凹陷或缺失者,局部形成凹陷性损容。

②要求改善鼻基底形态,让面部轮廓更加充盈饱满者。

③埋线深层次互补需求者。

(2) 禁忌证:

①不适宜玻尿酸注射或有过敏史者。

②1周内或正在使用抗凝类药物、生理期内人群。

③局部曾有多重治疗注射,且有肉芽增生。

④局部感染或存在交叉感染风险者等。

(3) 注射定位:贴骨膜注射。

(4) 剂量标准:单点根据局部需求而定(通常单侧0.5~1mL),根据情况选择。

(5) 操作步骤:①先操作完埋线→②再进行局部(深层)注

射→③涂抹少量红霉素软膏后冰敷局部。

(6)注意事项：

①埋线层次与局部填充的层次必须区分开,避免在同一层次的注射。

②建议分层治疗：a.真皮底层埋线;b.浅筋膜液态填充线;c.贴骨膜加玻尿酸。

③避免在同一层次、同一时间内进行埋线和玻尿酸的操作,将大大增加炎性反应和感染概率。

④曾经操作过填充物,且未完全降解者,通常不建议追加埋线和再次填充(特别是不明填充物)。

⑤如同时治疗：术后7～10天内必须谨慎观察,防止炎性反应的产生。

(7)设计方案：参见图11-2-2。

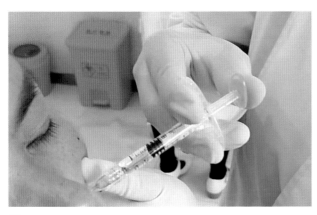

图11-2-2

温馨提示：可从口腔内入路,上唇缝隙贴骨膜注射给药,层次非常精准且方便规避血管。

三、太阳穴局部填充搭配

(1)适应证：

①局部组织凹陷或缺失者,局部形成凹陷性损容。

②要求改善太阳穴外的凹陷形态,让太阳穴轮廓更加充盈饱满者。

(2)禁忌证：

①不适宜玻尿酸注射或有过敏史者。

②1周内或正在使用抗凝类药物、生理期内人群。

③局部曾有多重治疗注射,且有肉芽增生。

④局部感染或存在交叉感染风险者等。

(3)注射定位：颞浅脂肪间室内与皮下层。

(4)剂量标准：单点根据局部需求而定(通常单侧1～3mL),根据情况选择。

(5)操作步骤：①先操作完埋线→②再进行局部(深层)注射→③涂抹红霉素软膏后冰敷局部。

(6)注意事项：

①埋线层次与局部填充的层次必须区分开,避免在同一层次的注射。

②建议分层治疗：a.真皮深层埋线;b.颞浅脂肪间室玻尿酸;c.颞深脂肪间室玻尿酸(贴骨膜)。

③避免在同一层次、同一时间内进行埋线和玻尿酸的操作,将大大增加炎性反应和感染概率。

④曾经操作过填充物,且未完全降解者,通常不建议追加埋线和再次填充(特别是不明填充物)。

(7)设计方案：参见图11-2-3。

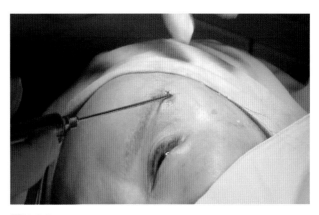

图11-2-3

温馨提示：所有玻尿酸配合治疗中,太阳穴的搭配是最方便操作的。源自于颞区脂肪垫的厚度与空间,给埋线留下足够的层次高度。所以相对感染概率极低。

四、隆鼻注射修饰搭配

(1) 适应证:

①局部组织凹陷或缺失者,局部形成凹陷性损容。

②要求让鼻背、鼻小柱、鼻山根轮廓更加完美者。

(2) 禁忌证:

①不适宜玻尿酸注射或有过敏史者。

②1周内或正在使用抗凝类药物、生理期内人群。

③局部曾有多重治疗注射,且有肉芽增生。

④局部感染或存在交叉感染风险者等。

(3) 注射定位:鼻背、鼻山根不建议使用贴骨膜注射。

(4) 剂量标准:单点根据局部需求而定(通常单侧1~2mL),根据情况选择。

(5) 操作步骤:①先操作完埋线3~6个月后→②再进行局部注射→③涂抹红霉素软膏后冰敷局部15~30分钟。

(6) 注意事项:

①由于层次组织结构较薄,直接不建议在同时进行操作,哪怕分层也不行。

②建议分期治疗:a.埋线植入3~6个月后;b.再来贴骨膜填充玻尿酸。如同时治疗将增加感染概率。

③曾经操作过填充物,且未完全降解者,通常不建议追加埋线和再次填充(特别是不明填充物)。如需操作通常建议操作的同时清理原有滞留物。

(7) 设计方案:参见图11-2-4。

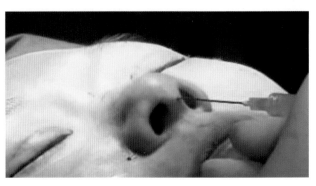

图11-2-4

温馨提示:在前期做过埋线后,鼻背的填充非常稳定,且不易变形,类假体效果。

五、苹果肌(颧部)的注射填充搭配

(1) 适应证:

①颧部轮廓不够饱满,或颧部软组织缺失型。

②要求丰满苹果肌(丰颧术)群体。

(2) 禁忌证:

①不适宜玻尿酸注射或有过敏史者。

②1周内或正在使用抗凝类药物、生理期内人群。

③局部曾有多重治疗注射,且有肉芽增生。

④局部感染或存在交叉感染风险者等。

(3) 注射定位:颧部组织间隙内(一字三点注射)。

(4) 剂量标准:单点根据局部需求而定(通常单侧1~3mL),根据情况选择。

(5) 操作步骤:①先操作完埋线→②再进行局部注射→③涂抹红霉素软膏后冰敷局部15分钟。

(6) 注意事项:

①可以和埋小线同时进行治疗,但是必须区分好先后和层次。

②颧部治疗层次必须要深,否则容易影响表情以及笑起来不自然等现象。

③提拉线则不建议和玻尿酸同时使用,如果提拉线同时需要做颞部丰满术,则建议在埋线3个月后再操作。

(7)设计方案:参见图11-2-5。

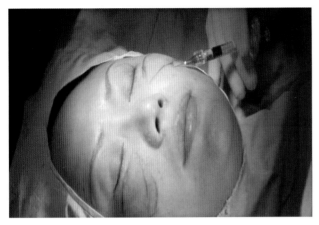

图11-2-5

温馨提示:在额部填充增加轮廓立体感的时候,通常和小线植入层次相差较远,所以同时治疗比较安全。

第三节　童颜针与埋线的绝佳组合

童颜针对于埋线的配合比较多见,主要用于长效需求的群体。在埋线后适当配合童颜针做局部填充,全面部的表浅辅助。不仅可以增加皮肤胶原含量,还能增加埋线效果的持久性。对于年龄层次比较大的群体,建议采用这种方式搭配。增加皮肤胶原含量,延缓胶原缺失造成的皮肤松弛。童颜针同样可以和埋线一样采用少量多次的疗程搭配。不仅增加临床实用安全性能,同时让疗效发挥最佳化。但是前期全脸如果做过大剂量治疗的群体,则不建议采用埋线抗衰的方式治疗。其原因是一旦皮肤形成硬化(或肤质坚硬),提拉术和小线收紧基本无效。特别是在前期使用过生长肽或生长因子,出现皮肤质地坚硬的,直接不建议操作。

一、额部填充搭配方案

(1)适应证:

①额部不够饱满或因额肌运动导致不匀称者。

②额部组织过于疏松且轻度下垂,要求丰额群体。

③额部皱纹比较明显需要局部填充,减少皱纹类群体。

(2)禁忌证:

①聚乳酸不适宜者或有过敏史者。

②1周内或正在使用抗凝类药物、生理期内人群。

③局部曾有多重治疗注射,或有肉芽增生。

④局部感染或存在交叉感染风险者、淋巴结节性肿大等。

(3)注射定位:分两种方案(A.贴骨膜分离后注射填充;B.皮下浅筋膜注射)。

(4)剂量标准:根据局部需求而定(通常3~5mL),根据情况选择。

(5)操作步骤:①先操作完埋线→②再进行局部注射→③涂抹红霉素软膏后冰敷局部15~30分钟。

(6)注意事项:

①同种类材料(如童颜线PLA线)可以和童颜针同时进行

治疗,但是尽量区分好层次和先后次序。

②额部填充注射建议在埋线之后再进行操作。

③额部深层较大量的填充则建议直接操作,可以无须埋线配合,只有特殊组织凹陷,为了方便层次的把握和凹陷位的精准治疗,可以采用童颜线进行局部填充,再进行丰额填充。

④填充术后建议持续均匀按摩每天5次以上,持续7天以上,避免分布不均。

(7)设计方案:参见图11-3-1。

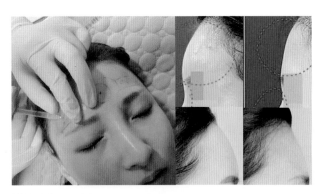

图11-3-1

温馨提示:为确保疗效,可以每1～2个月进行一次填充,持续4次为一个疗程,基本持续效果可达5年以上。

二、颈纹填充搭配方案

(1)适应证:

①颈阔肌运动导致横纹丛生,局部组织凹陷或缺失者。

②颈部皮下软组织缺失,形成局部下垂以及松弛者。

③同样适合颈部细纹以及衰老前期症状者。

(2)禁忌证:

①聚乳酸不适宜者或有过敏史者。

②1周内或正在使用抗凝类药物、生理期内人群。

③局部曾有多重治疗注射,且有肉芽增生。

④局部感染或存在交叉感染风险者、淋巴结节性肿大等。

(3)注射定位:分两种方案(A.中胚层注射填充除皱;B.浅筋膜或贴骨膜分离通道填充丰额)。

(4)剂量标准:根据局部需求而定(通常5～10mL),根据情况选择。

(5)操作步骤:①先操作完埋线→②再进行局部注射→③涂抹红霉素软膏后冰敷局部。

(6)注意事项:

①同种类材料(如童颜线PLA线)可以和童颜针同时进行治疗,但是尽量区分好层次和先后次序。

②颈部表浅注射建议在埋线之后再进行操作,且需加大密度反复3～4次均匀给药,建议27G-25G针头注射。

③颈部浅筋膜层建议采用钝性分离后,隧道给药操作,也可以采用童颜线进行代替,且均匀度更高。

④填充术后建议持续均匀按摩每天5次以上,持续7天以上,避免分布不均。

(7)设计方案:参见图11-3-2。

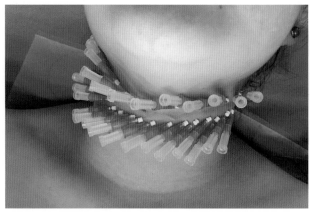

图11-3-2

温馨提示:为确保疗效,注射填充可以每个月根据需要进行一次填充,持续4次为一个疗程,基本持续效果可达5年以上。也可以埋童颜线进行局部填充,全颈部织网后,再进行微量注射。

三、私密紧致填充搭配方案

(1) 适应证：

①阴道轻度松弛且黏膜呈现老化类群体。

②阴道敏感度降低且需要提升敏感度群体。

(2) 禁忌证：

①聚乳酸不适宜者或有过敏史者。

②1周内或正在使用抗凝类药物、生理期内人群。

③局部曾有多重治疗注射且有肉芽增生。

④局部感染或存在交叉感染风险者、淋巴结节性肿大等。

⑤生殖器感染或者严重妇科疾病类不适合群体。

(3) 注射定位：阴道黏膜内壁（3mm以上深度），离外阴口1.0～2.5cm处均匀多点、环绕给药。

(4) 剂量标准：单点根据钟表时针走向进行设置（通常单点0.5～1mL），根据情况选择。

(5) 操作步骤：①先操作完埋线→②再进行局部补充性注射→③局部涂抹红霉素软膏，无菌纱布填充阴道。

(6) 注意事项：

①可以先填充液态填充线在9点和3点钟方位，每个点2～3根，再针对G点位进行童颜针注射1mL左右。增加G点敏感度与饱满感。恰好G点位是液态填充线所不能涉及区。

②也可以采用童颜针直接在9点和3点方位进行注射填充，单点1～2mL。

③如果是相同点位不同材料，埋线后建议在6个月后再进行童颜针的补充治疗。

(7) 设计方案：参见图11-3-3。

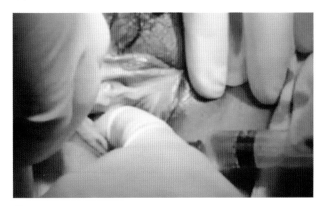

图11-3-3

温馨提示：分点位给线（3点、9点给线，12点G点给童颜针配合，是完美绝配、安全有效的）。

中级篇

第四节　溶脂针与埋线的加减结合

溶脂针在埋线抗衰术中的搭配不多见。一是目前国家没有正式认可的产品，二是由于这种方案隐患比较多，所以很多书没有过多的介绍。而在本章节也不主张采用。针对这种类型的搭配行业中的应用还是存在的，所以在这里我们只作为参照依据来进行阐述，仅供参考，不做治疗依据。

一、面颊部（药物）溶脂

（1）适应证：

①面颊部与下面部脂肪过于肥厚的群体。

②要求无创溶脂且能接受局部注射的群体。

（2）禁忌证：

①不适宜溶脂针注射或有过敏、感染史者。

②1周内或正在使用抗凝类药物、凝血功能障碍人群。

③局部曾有多重治疗注射，且有肉芽增生。

④局部感染或存在交叉感染风险者等。

（3）注射定位：皮下脂肪层、脂肪间室内。

（4）剂量标准：单个局部（通常单侧3～5mL），根据情况选择。

（5）操作步骤：①先操作完溶脂疗程→②在疗程结束1个月后再进行局部埋线。

（6）注意事项：

①只能先做局部溶脂疗程，待疗程结束1个月后再进行埋线。

②千万不能同时进行，否则感染概率高达60%以上。

③埋线术后7天开始局部同样进行按摩，每天2次，每次30分钟以上，可以加强埋线后的收紧作用。

（7）设计方案：参见图11-4-1。

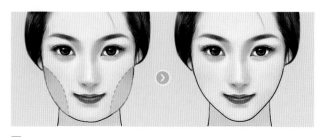

图11-4-1

温馨提示：如果想要快速针对颊部收紧，建议采用光纤溶脂代替药物溶脂，埋线在光纤溶脂后即可进行植入，且效果非常令人满意，也可以局部抽脂后进行植入。

二、双下巴（药物）溶脂

（1）适应证：

①双下巴脂肪过于肥厚的群体。

②要求无创溶脂且能接受局部注射的群体。

（2）禁忌证：

①不适宜溶脂针注射或有过敏、感染史者。

②1周内或正在使用抗凝类药物、凝血功能障碍人群。

③局部曾有多重治疗注射，且有肉芽增生。

④局部感染或存在交叉感染风险者等。

（3）注射定位：脂肪层。

（4）剂量标准：局部（通常5～10mL），根据情况选择。

（5）操作步骤：①先操作完溶脂疗程→②在疗程结束1个月后再进行局部埋线。

（6）注意事项：

①只能先做局部溶脂疗程，待疗程结束1个月后再进行埋线。

②千万不能同时进行，否则感染概率高达60%以上。

③埋线术后7天开始局部同样进行按摩，每天2次，每次30分钟以上，可以加强埋线后的收紧作用。

(7)设计方案:参见图11-4-2。

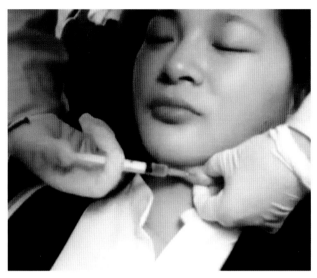

图11-4-2

温馨提示:如果想要快速针对下巴收紧,建议采用光纤溶脂代替药物溶脂(局部抽脂),埋线可以在光纤溶脂(局部抽脂)后进行植入,且效果非常令人满意。

第五节　光学设备配合埋线抗衰应用

光学设备搭配埋线的治疗应用中非常多,主要是由于设备放在不同的科室,所以很多机构无法实现很好的搭配应用。而针对中小型机构这种治疗方案,应用非常广泛。由于操作的灵活性以及促销方案的设定,已经将埋线的黏性项目设置其中,追加了光电项目的服务。这些服务多以赠送或者其他疗程进行配合。

一、超声刀搭配埋线

超声刀美容虽然叫刀,但并不是真正的手术刀,超声刀美容是利用超声热能聚焦的原理通过点阵的集束热传递方式,绕开了表皮,在不切开表皮的前提下,超声刀美容探头发出每秒震动高达600万~1200万次的矩阵分子能量波深入皮下进行皮下细胞损伤,在皮下1.6~4.5mm的深度,把能量直接作用在深层筋膜,在筋膜层射频电场形成聚焦面,强烈撞击真皮组织,在真皮组织上产生电场聚集效果,使皮下温度提升到60~75℃,确定热量在真皮纤维层的有效热损伤作用,也是引发肌体启动修复再生细胞及修复筋膜的功能,起到更好的提拉、除皱和紧肤的效果。

(1)适应证:

①局部松弛、下垂、软组织疏松、细纹等。

②真皮胶原不足形成皮肤过于松软、坍塌等。

③皮下脂肪过于肥厚造成局部臃肿等现象。

(2)禁忌证:

①刚进行埋线植入类群体。

②正在红肿热痛、过敏类群体。

③局部感染或存在交叉感染风险者等。

(3)操作步骤:先操作完超声刀后,再进行局部埋线类治疗。可以同步进行,但是必须先操作完超声刀后再进行埋线植入,术后必须加强冰敷时间,避免因局部热能而造成炎性反应过激。而标准做法通常建议在操作完超声刀后1个月后再进行埋线抗衰老类治疗。

(4) 注意事项:

①必须避免先埋线后进行超声刀操作, 否则会加速炎性反应以及局部烫伤性炎症产生, 加速线体降解。

②术后必须进行强制性的冰敷降温, 在温度恢复正常时才可以不用冰敷。

③操作超声刀的局部必须确保没有其他注射填充物或异体植入的残留。

④在超声刀术后埋线, 3周后可以通过加强局部按摩来实现增疗效。

(5) 效果评价: 超声刀和埋线是非常绝美的配合体, 在实际临床应用中, 韩国部分医生很喜欢在超声刀后再植入线体。建议在1个月之后再做植入。既确保了术后的安全性, 同时又能借助超声刀的疗效增加客户对埋线的信任度。

①如局部脂肪较厚的面颊部、下颌部通常都可以采用超声刀来进行深浅3.0~4.5mm头的搭配。

②浅筋膜的收紧同样也可以先采用超声治疗后, 连续进行几次埋线治疗, 效果维持时间更久。

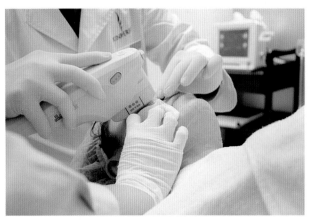

图11-5-1

温馨提示: 超声刀全脸高密度深浅结合治疗后的1个月, 在植入线体时会增加进针阻力, 层次感特别明显。

二、皮秒配合埋线

皮秒激光器是一款脉宽为皮秒的激光器。具有皮秒级超短脉宽、重复频率可调、脉冲能量高等特点, 在生物医学、光学参量振荡、生物显微成像等领域有着越来越广泛的应用, 逐渐成为现代生物成像和分析系统中日益重要的工具。现在使用声光调制锁模的二极管泵浦Nd:YAG或者Nd:YLF激光器已经是产生皮秒脉冲的标准光源。由于从振荡器输出的各个脉冲的能量相当低, 所以经常需要再生放大器将其放大。在市售的激光器中, 谐振腔一般要折叠几次, 以缩短系统的总长度。要得到短脉冲, 就需要有短的谐振腔和高的调制频率, 并需要用泡克耳斯盒将单一脉冲分开, 腔的长度就是这两个要求的折中结果。

目前皮秒波长为755nm、1064nm以及532nm3种类型。每种光斑大小、能量大小可调。光谱切换便捷。对于皮肤内的色素治疗, 皮秒具有革命性的突破。无论是光波输出的恒定性与均匀度、速率等都远远超出常规设备, 为色素性问题性皮肤的治疗奠定了基础。

(1) 适应证:

①先天性色素性病变: 太田痣、咖啡斑、雀斑等。

②后天形成的色素性病变: 黄褐斑、色素沉着、反弹斑等。

③皮肤性问题: 毛孔粗大、黑子、脂溢性角化症、毛孔粗大等。

(2) 禁忌证:

①正在红肿热痛、过敏、感染中的皮肤, 瘢痕体质群体。

②激素依赖性皮炎, 或炎症后色沉还未完全摆脱治疗类群体。

③有光敏源或正在口服光敏性食物或药物类群体。

④局部感染或存在交叉感染风险者等。

(3) 操作步骤: 先操作完埋线待恢复3周后, 再进行局部皮秒类治疗。

原因: 同步治疗无论先后都将增加再次创面损伤, 影响恢复。如果先埋线则使用1064光波则容易造成皮下损伤, 所以建议3周后皮肤恢复后再进行治疗时候, 线体颜色已经淡化, 治疗且无安全隐患。

(4) 注意事项:

①避免重复进行局部操作, 否则容易形成灼伤性水疱形成

瘢痕。

②禁止术后人为祛除结痂或抠抓局部。

③建议采用酒精或新洁尔灭消毒,避免使用碘伏。

④术后必须使用玻尿酸含量高的修复类消炎敷贴。

⑤术后必须强制性进行冰敷30分钟以上,且连续2~3次为宜。

(5)效果评价:无论是先天性的太田痣还是后天形成的黄褐斑,所有的治疗相对调Q激光的治疗,缩短了一半以上治疗周期。部分后天形成的色素性问题,在搭配埋线治疗后效果得以加强,速度加快。

①太田痣的治疗,可根据情况严重程度,3个月治疗1次,基本在8次以内结束。

②颧部褐青色痣,可配合埋线与表浅微量注射治疗,基本5次内结束,而调Q激光治疗基本上8~12次。

③部分黄褐斑群体,在埋线后色斑自然减退,搭配皮秒治疗后,黄褐斑的治疗速度更快,每次都有明显效果。

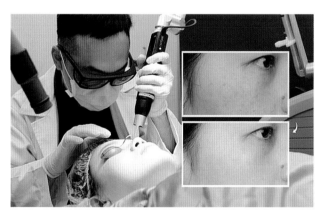

图11-5-2

温馨提示:埋线治疗中,通常我们采用皮秒配合进行色素性问题的治疗,以疗程卡的方式增加光学设备的项目黏性的同时,也增加了客户的好评。但皮秒的实际临床应用相对来说不成熟,所以建议慎重配合埋线中的应用。

三、光子嫩肤搭配埋线

光子嫩肤是一种带有美容性治疗的技术,它是利用光子嫩肤仪脉冲强光(intensive pulse light, IPL)产生的光化学作用,刺激肌肤,使真皮层胶原纤维和弹力纤维产生分子结构的化学变化,从而达到消除皱纹和缩小毛孔的治疗效果。另外,它所产生的光热作用可增强血管功能,改善肌肤的微循环。光子嫩肤技术是一种非剥脱的物理疗法,具有高度的方向性,很高的密度和连贯性。光子嫩肤可被聚集到很小的治疗部位,因而其作用部位准确,不会对周围组织和皮肤附属器官造成损伤。同时,光子嫩肤非介入的治疗方法适用不同的皮肤状态,安全有效,不会对皮肤造成损坏。

光子嫩肤技术的效果很好,那我们首先要了解一下光子嫩肤的原理,它是一种使用连续的强脉冲光子技术的非剥脱性疗法,可消除细小皱纹,去除毛细血管扩张、色素斑。在选择适应证方面,光嫩肤技术划分为一型和二型。

一型:光嫩肤适合于治疗色素性问题如色素沉着、着色斑、雀斑、咖啡斑、肤色晦暗。良性血管性病变和皮肤异色症,包括毛细血管扩张、酒渣鼻、激光去皱及其他治疗术产生的红斑等。

二型:光嫩肤适合于治疗皮肤损伤,涉及胶原组织的变化和弹性组织变性,如毛孔粗大、皮肤松弛、细小皱纹等。光嫩肤技术能够在单一疗程中明显使皮肤损伤得以显著改善。

(1)适应证:

①色素类:雀斑、脂溢性交化症、咖啡斑、淡化色素沉着、黄褐斑等。

②毛细血管类病变:改善毛细血管扩张、鲜红斑痣辅助治疗等。

③毛发性问题:毛孔粗大、脱毛、毛囊角化等。

④抗衰老修复工程、专业祛痘等。

(2)禁忌证:

①正在红肿热痛、过敏、感染中的皮肤。

②激素依赖性皮炎，或炎症后色沉还未完全摆脱治疗类群体。

③有光敏源或正在口服光敏性食物或药物类群体。

④局部感染或存在交叉感染风险者等。

(3)操作步骤：先操作完光子嫩肤疗程后，再进行埋线抗衰类治疗。

原因：光子类治疗不仅可以脱毛，还能改善毛囊环境，治疗痤疮以及皮肤色素性问题。同时还可以降低埋线因毛囊、痤疮粉刺问题产生的感染概率。

(4)注意事项：

①操作避免能量过大造成局部灼伤形成水疱。

②禁止术后人为祛除结痂或抠抓局部。

③建议采用酒精或新洁尔灭消毒，避免使用碘伏。

④术后必须使用玻尿酸含量高的修复类消炎敷贴。

(5)效果评价：光子嫩肤治疗搭配是最廉价的推广方式，且实际临床效果也不错。特别针对因面部毛发影响肤色效果的群体，还真的只有这种设备可以一举多得地解决肤色难题。

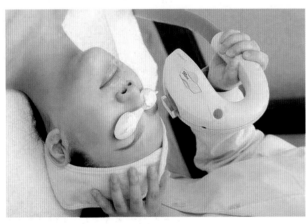

图11-5-3

温馨提示：埋线治疗中，通常我们采用OPT来进行多元化搭配，既可以修饰面部瑕疵，又能增强治疗肤色，且成本也非常低，非常有利于后续的推广。

第六节　水光注射与埋线抗衰的搭配

水光注射和埋线是不分家的鸳鸯组合。特有的水光表浅微量给药，既弥补了埋线层次中的不足，又增加了埋线的肤质效果。两者结合既满足了深浅设计，又满足了疗效的长短结合。让埋线应用中的效果倍显神奇。很多差异化的销售方案中，都是埋线即可赠送"水光注射项目"1次或1个疗程，让客户在服务过程中无法拒绝。

一、微分子表浅微量注射

水光注射就是将透明质酸注射进皮肤凹陷处，刺激皮肤产生新的胶原蛋白，持久地维持注射部位皮下胶原蛋白的动态平衡，可有效地消除面部皮肤各种原因，如皱纹和凹陷造成的皮肤衰老问题。水光注射能够让面部皮肤水润柔嫩、光泽透亮，让您拥有明显光滑透亮的皮肤，能够解决真皮层缺少水分的问题，改善小小的皱纹，带来明显效果。

水光注射配方：是以微分子透明质酸为基础载体，搭配不同配方来实现不同疗效。如美白会搭配谷胱甘肽、氨甲环酸、维生素C、维生素B_6、胎盘多肽、肌苷等。不同的治疗配方，选择不同的材料。而水光注射设备则有非常多规格种类，有1针、3针、5针、7针、9针等不同规格。都为满足表浅微量注射设计。当下的操作简单方便，与埋线也是绝佳搭档，配合最默契也是应用最多的一种。

(1)适应证：

①皮肤干燥、缺水、暗淡、没有光泽等。

②皮肤细纹、皱纹、松弛、下垂等衰老迹象。

③痤疮、敏感、表皮组织缺失等治疗。

(2)禁忌证：

①正在红肿热痛、过敏、感染中的皮肤。

②激素依赖性皮炎或炎症后色沉还未完全摆脱治疗类群体。

③正在使用抗凝类药物或生理周期内、凝血障碍类群体。

④局部感染或存在交叉感染风险者等。

(3)操作步骤：先操作埋线治疗，再进行水光注射治疗（建议埋线后即可进行，配合PRP效果更佳）。

原因：利用好麻醉时间周期，既做完埋线治疗，又能实现水光注射治疗。术后配合无菌敷贴，可以加速愈合和术后恢复后皮肤的满意率。无论是提升紧致，还是皮肤肤色的通透度，都将呈现完美。

(4)注意事项：

①术后5天内严禁沾水或局部污染。

②禁止术后人为祛除结痂或抠抓局部。

③建议采用酒精或新洁尔灭消毒，避免使用碘伏。如使用碘伏建议使用维生素C彻底脱碘，避免人为氧化脱落。

④术后必须使用玻尿酸含量高的修复类消炎敷贴，持续使用3～7天。

(5)效果评价：水光注射在埋线抗衰治疗中的搭配，提亮肤色、减少表浅细纹、面部提升、补水保湿、美白淡斑等作用确实非常显著，几乎所有的埋线治疗中，均可进行搭配。由于表浅微量注射（水光注射）和埋线的层次完全不同，所以同时操作几乎见不到不良影响。

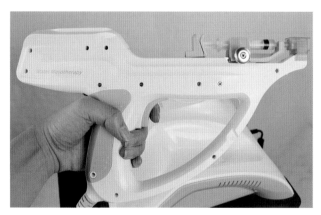

图11-6-1

温馨提示：埋线治疗、水光注射可以作为搭配项目组合进行治疗。

二、局部高光搭配设计方案

(1)适应证：

① 面部：颧部、额部、下巴、鼻部等高光部位。

② 身体：胸部、臀部、马甲线高光部等。

(2)禁忌证：

①正在红肿热痛、过敏、感染中的皮肤。

②激素依赖性皮炎，或炎症后色沉还未完全摆脱治疗类群体。

③正在使用抗凝类药物或生理周期内、凝血障碍类群体。

④局部感染或存在交叉感染风险者等。

(3)操作步骤：先操作埋线治疗（局部高光区表浅埋小线），再进行水光注射治疗（建议针对高光区加强水光注射剂量和重复次数）。

原因：表浅给线不仅能增加皮肤胶原含量，还能增加血供让肤色更加白净，配合水光注射同样反复重复几次，针对高光给线，增加局部补水通透度以及美白效果。可以让高光区肤色更加透亮，增加人体面部轮廓美观度。

(4)注意事项：

①术后5天内严禁沾水或局部污染。

②禁止术后人为祛除结痂或抠抓局部。

③建议采用酒精或新洁尔灭消毒，避免使用碘伏。如使用碘伏建议使用维生素C彻底脱碘，避免人为氧化脱落。

④术后必须使用玻尿酸含量高的修复类消炎敷贴，持续使用3～7天。

(5)效果评价：局部高光的搭配只适合应用于局部微调，特别针对肤色较暗的人群，采用这种方式反差非常明显。

中级篇

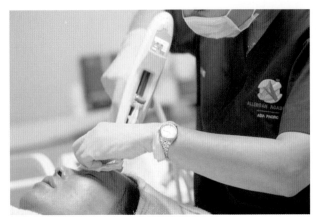

图11-6-2

温馨提示：高光区的应用只适合皮肤比较暗黄的群体，皮肤过于白净者效果不明显。但出于麻醉因素，通常建议分开治疗，增加客户舒适度。

高级篇

▶▶ 第十二章　美容外科中的埋线抗衰应用

埋线抗衰老综合临床实用指南

Comprehensive Guidance of Clinical Application
of Plain PPDO Implantation Anti-aging
Technology

第十二章　美容外科中的埋线抗衰应用

第一节　分层剥离在埋线中的应用表现

埋线抗衰治疗应用范围非常广泛,特别是结合各种手术治疗方案后效果更加持久。在针对局部断裂性皱纹形成的凹陷、运动型皱纹等,结合小针刀的治疗应用非常多。针对不同针刀类型,实用搭配的方式和范畴也各有所异。常用的针刀器械见图12-1-1。

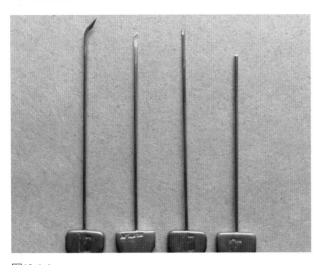

图12-1-1

众所周知,中医采用的小针刀治疗范围和领域非常广泛。从内科一些慢性疾病,到外科局部组织增生、男性功能、筋膜痉挛、慢性软组织损伤,再到骨性关节炎、颈椎病、腰椎疾病等。而在埋线应用中的搭配,同样以外科的形态应用。针对小针刀治疗性的应用,本章节不做过多介绍。本章节只针对埋线抗衰治疗做相关应用阐述。

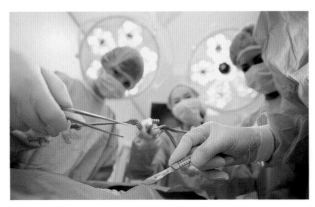

图12-1-2

一、真皮内针刀增创埋线法

(1)适应证:

①运动型挤压形成的局部皮肤胶原断裂,形成的凹陷。

②条索状萎缩性瘢痕或划痕。

③局部皮肤组织萎缩或局部缺失形成条索状痕迹。

(2)禁忌证:

①瘢痕疙瘩体质群体。

②各类感染以及传染性疾病类群体。

③局部有过不明填充物或局部肉芽增生类群体。

(3)组织层次:真皮层(类生鱼片密集针刀切开断裂层皮肤皮下)。

(4)手术用线:规格为25mm或38mm;材料为PLA/PLLA/PDO/PPDO等,根据长度选择相关价格。

(5)操作方式:

①局部消毒脱碘后→②浸润或阻滞麻醉→③小针刀(生鱼片切开或鱼鳞状切开)→④成纤维细胞冻干粉浸润(或自体PRP制备用品)→⑤局部线体植入(顺着凹陷位填充线体尽

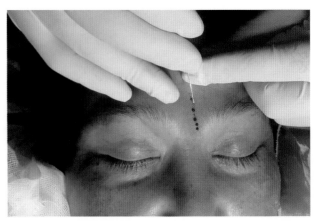

图12-1-3

量多一些)根据凹陷程度植入真皮皮下或真皮内→⑥检查线体是否外露。

(6)并发症防范:

①避免植入时线体外露。

②无菌操作必须规范。

③针刀破皮创面需深入皮下,且必须密集。

④脱碘、酒精消毒必须清理干净,否则和生长因子类产品混合后容易产生过敏和感染。

(7)温馨提示:

①用药:重组人类成纤维细胞生长因子,简称"BFGF"。通常有贝复济、见林、盖扶等外用药物。持续使用1～2周,早晚使用。(注:自体PRP效果更显著)

②如果想要获得更加光泽的表皮平面可以在恢复后采用10600二氧化碳点阵激光,在术后1～2个月后进行局部剥脱性重建,连续3～4次效果显著。

二、皮下分离埋线搭配

(1)适应证:

①运动型挤压形成的局部皮肤粘连形成的凹陷、褶皱等。

②条索状萎缩性瘢痕或划痕,小面积皮下粘连者。

③皮肤与肌肉粘连形成动静态皱纹(如抬头纹、唇纹、川字纹、木偶纹等)。

④皮下粘连形成运动牵拉者。

(2)禁忌证:

①瘢痕疙瘩体质群体。

②各类感染以及传染性疾病类群体。

③局部有过不明填充物或局部肉芽增生类。

④皮下局部有感染或痤疮类似结节的群体。

(3)组织层次:皮下浅筋膜层(将真皮与皮下浅筋膜分开)。

(4)手术用线:规格,25mm或38mm;材料,PDO/PPDO、PLA/PLLA等。

(5)操作方式:

①局部消毒脱碘后→②浸润或阻滞麻醉→③1#小针刀(放射状分离粘连组织)→④局部皮下线体植入或填充→⑤肉毒素放松局部肌肉→⑥检查线体是否外露→⑦红霉素软膏涂抹创面。

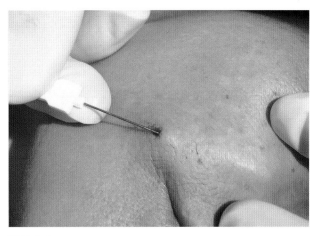

图12-1-4

(6)并发症防范:

①无菌操作必须规范,注意局部感染点规避(如痤疮或毛孔粗大等)。

②避免植入时线体外露。

③针刀垂直破皮入皮下后横向贴真皮皮下分离,且必须密集覆盖粘连位,面积可向四周扩展各20mm左右。

④可采用钝性针头高密度,均匀植入覆盖分离层次的空间内。

(7)温馨提示:

①建议采用特制规格比较宽的2mm左右的小针刀,一般最大规格小针刀1.2mm左右。

②配合小切口进行钝性分离。

三、小切口分离搭配埋线

(1)适应证:

①运动型挤压形成的局部皮肤胶原断裂,形成的凹陷。

②面部主要用于:抬头纹、鱼尾纹、川字纹、面颊部紧致。

③身体部位主要有:腰腹、马甲线、局部减肥等。

(2) 禁忌证:

①瘢痕疙瘩体质群体。

②各类感染以及传染性疾病类群体。

③局部有过不明填充物或局部肉芽增生类群体。

④皮下局部有感染或痤疮类似结节的群体。

⑤正在使用抗凝类药物治疗,或其他不适应治疗的群体。

(3) 组织层次:

①分离层次:皮下浅筋膜层分离(将真皮与皮下浅筋膜分开)。

②埋线层次:面部植入在浅筋膜即可,身体部位可植入脂肪层内。

(4) 手术用线:

①面部:规格为25mm、38mm、60mm;材料为PDO/PPDO等。

②身体:规格为60mm、90mm、120mm/3-0、2-0、1-0;材料为PDO/PPDO等。

(5) 操作方式:

①局部消毒脱碘后→②肿胀浸润+阻滞麻醉→③小切口

10mm左右(放射状分离皮下组织)→④局部皮下线体植入(含提拉锯齿线在内)→⑤检查评估植入效果→⑥局部切口缝合→⑦红霉素软膏涂抹创面。

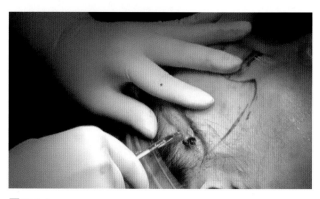

图12-1-5

(6) 并发症防范:

① 术后配合3天口服抗生素或静脉给药。

②局部操作分离必须彻底,且植入线体必须在分离层次间隙内。

③脂肪较厚的部位,线体植入必须植入在脂肪层内。

④可采用钝性分离专用工具。

(7) 温馨提示:

①建议切口在10~15mm以内尽量避免创面太大,只要方便剥离子进入即可。

②术后必须进行加压包扎以及塑形带包裹塑形7天左右。

③提拉皮肤时,可适当采用MW复合,适度提拉筋膜并固定于颞肌筋膜上即可,也可采用宽齿线"微拉美"。

④如有条件,在窥镜下操作分离更加安全。

第二节　手术结合埋线法的应用效果

各类手术结合埋线的方式比较多见,但凡联合手术治疗或通过手术开放性的创面,更加有利于层次的掌握,埋线植入更加清晰,且安全系数更高。很多手术在搭配埋线应用中可以做更多部位的治疗。

一、利用切眉埋线应用

切眉埋线的应用非常多,比如:①利用切眉切口埋线丰眉弓(眉骨)。②利用切口做眉尾悬吊或提眉。③利用切口做局部脂肪收紧等。④利用切口做额部以及眼角皮肤分离后埋线紧致等。每个医生的操作手法各异,但是目的都是一样,做更多辅助的治疗和更好的效果。

(1)适应证:

①眉弓过于平整、眉骨轮廓不明显。

②眉尾过于坍塌,需要向上修正提拉者。

③眼角坍塌或下垂影响美观表现衰老者。

(2)禁忌证:

①瘢痕疙瘩体质群体。

②各类感染以及传染性疾病类群体。

③局部有过不明填充物或局部肉芽增生类群体。

④皮下局部有感染或痤疮类似结节的群体。

⑤正在使用抗凝类药物治疗,或其他不适应治疗的群体。

(3)组织层次:①筋膜层。②眶周脂肪间隔内。③眶上韧带。

(4)手术用线:

①材料类型:PPDO/PLA/PLLA/PCL。②规格:3-0、1-0等。③品类:大V线、双向锯齿线、手术缝合线等;根据操作部位选择用线材料。

(5)操作方式:

眉弓悬吊术:双针线、提拉王、大V线,提拉眶上韧带,并固定眶隔上缘皮肤。

①切眉前过程(设计—消毒—铺巾—浸润/肿胀—切开去皮—电凝止血)→②按照设计位植入线体→③回路闭合悬吊提拉并固定→④切口减张内缝合→⑤外缝合→⑥检查缝合后的吻合度→⑦涂抹红霉素软膏。

(6)温馨提示:可以利用眶上韧带中浅部植入小线25mm/PLLA/PPDO材料加强韧带的密度,采用切骨后将眶上切口下筋膜固定在眶上韧带上,以固定眉型预防坍塌下垂。

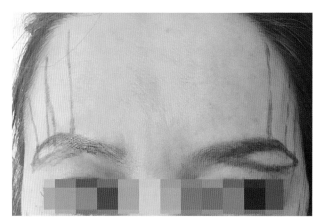

图12-2-1

(7)眉部丰盈术:PLLA/3-0、液态填充线、不可吸收缝合线+5-0可吸收缝线等。

①切眉前过程(设计—消毒—铺巾—浸润/肿胀—切开去皮—电凝止血)→②眶上韧带O形打结并悬吊→③按照设计位填充线体并修剪线头→④切口减张内缝合→⑤外缝合→⑥检查缝合后的吻合度→⑦涂抹红霉素软膏。

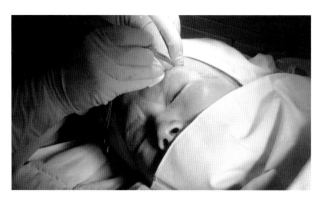

图12-2-2

(8)并发症防范:

①抗感染:术后静脉滴注抗感染治疗3~5天,局部创面术后持续涂抹红霉素软膏5天。

②半卧位:术后睡觉时应尽可能将头部垫高,呈半躺姿势,避免局部过于充血水肿,以利消肿及恢复。

③物理冰敷:术后3天内坚持冰敷,减少肿胀,1周内禁止辛辣刺激食物。

④术后做3天抗感染治疗,1周后拆线。

二、利用眶下切口凹陷填充

通常做外切或内切祛眼袋的时候,会产生开放性的创面,利用这个创面不仅可以改善眶下印第安纹、泪沟纹,还能增加眶下皮肤厚度,改善黑眼圈等问题。利用创面切口采用双层埋线的方式,改善眶下血液循环,改变肤质厚度,让皮肤更加紧致自然,更加年轻态,呈现饱满。

(1)适应证:

①眶下凹陷且赘皮较多需要祛除赘皮组织者。

②眶下眶隔脂肪缺失明显者。

③眶下印第安纹、泪沟纹比较明显需要修正者。

(2)禁忌证:

①瘢痕疙瘩体质群体。

②各类感染以及传染性疾病类群体。

③局部有过不明填充物或局部肉芽增生类群体。

④皮下局部有感染或痤疮类似结节的群体。

⑤正在使用抗凝类药物治疗,或其他不适应治疗的群体。

(3)组织层次:浅筋膜与眼轮匝肌下双层埋线(也可释放眶隔内脂肪)填充。

(4)手术用线:

①材料:PLLA/PLA/PPDO/PDO。②规格:25mm/38mm;29G钝头针/6-0#。

(5)操作方式:

①省略设计—消毒—麻醉—切开—祛除赘皮—皮下分离—

眼轮匝肌层分离后,利用切迹口→②先在眼轮匝肌下分离处垂直填充(术前凹陷填PLLA/PLA)→③再在皮下(也可以在眼轮匝肌上部或中部)植入第二层→④植入后内外缝合→⑤创面涂抹红霉素软膏。⑥加压包扎。

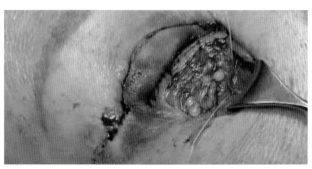

图12-2-3

(6)温馨提示:采用4-0或3-0PLLA材料钝头针均匀井字格,在眼轮匝肌下覆盖井字格即可。将泪沟与印第安纹下筋膜充分松解分离后,均匀植入覆盖。

(7)并发症防范:

①抗感染:术后静脉滴注抗感染治疗3~5天,局部创面术后持续涂抹红霉素软膏5天。

②半卧位:术后睡觉时应尽可能将头部垫高,呈半躺姿势,避免局部过于充血水肿,以利消肿及恢复。

③物理冰敷:术后3天内坚持冰敷,减少肿胀,1周内禁止辛辣刺激食物。

④1周后拆线。

三、拉皮手术中线体植入

由于部分患者年龄比较大,松弛下垂确实太过于严重,且局部赘皮较多。通常都会通过手术修剪赘皮、提拉、折叠筋膜来实现抗衰治疗。在这类手术中结合埋线提拉的操作效果相对更好。但是也有人认为采用了拉皮手术,再配合埋线简直是多此一举。而部分操作过这种方式的,却一直对这种"钢筋结构"式的提拉术确实效果显著。在这里我们作为分享仅供大家参考。希望有更多的临床验证考究,最先应用的是"微拉美",而实际应用中双针线、提拉王均可更有效地实现提拉疗效。

(1)适应证:

①严重松弛、下垂、赘皮较多,年龄较大的群体。

②对抗衰治疗追求更加持久疗效性的群体。

③面部皮肤胶原流失极为严重,皮肤厚度大大降低的群体。

④面部皮肤韧带结构以及筋膜内软组织萎缩且筋膜疏松类群体。

⑤相对面部脂肪比较少,比较瘦的群体。

(2)禁忌证:

①瘢痕疙瘩体质群体。

②各类感染以及传染性疾病类群体。

③局部有过不明填充物或局部肉芽增生类群体。

④皮下局部有感染或痤疮类似结节的群体。

⑤正在使用抗凝类药物治疗,或其他不适应治疗的群体。

(3)组织层次:埋线植入层次(小线在真皮深部或底部、大线提拉建议在筋膜中深部)。

(4)手术用线:

①品牌:韩国美丽线、美国快翎线、韩国美迪塑、天津恒生等。②规格:小线60mm/双螺旋;大线2#长度各异。③材质建议选择PLLA/PLA/PPDO材料。

(5)操作方式:

①省略(设计—消毒—铺巾—麻醉/肿胀—切开—电凝止血—皮下深浅分离—祛除赘皮—折叠固定筋膜等步骤)利用切迹口→②植入双向锯齿提拉线均匀提拉上、中、下面部筋膜组织→③固定在颞肌与颞深筋膜上打结固定→④创面缝合→⑤利用麻醉时间全脸植入高密度小线→⑥涂抹红霉素软膏。

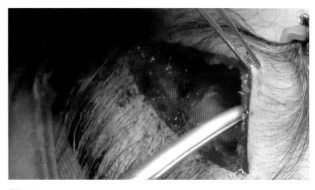

图12-2-4

(6)温馨提示:拉皮手术后,如果没有线体植入的皮肤相对比较松软且弹性极差。在植入全脸小线和提拉线后。皮肤更紧致、更富有弹性、胶原厚度明显增加,维持年轻态的时间也明显增加,所以很多手术操作者喜欢在中途添加埋线。并且术后的6～8个月通常会再持续几次增加小线和大线的植入。

(7)并发症防范:

①抗感染:术后静脉滴注抗感染治疗3～5天,局部切口创面术后持续涂抹红霉素软膏3天。

②半卧位:术后睡觉时应尽可能将头部垫高,呈半躺姿势,避免局部过于充血水肿,以利消肿及恢复。

③物理冰敷:术后3天内坚持冰敷,加压包扎塑形带,减少肿胀,2周内禁止辛辣刺激食物。

④1周后拆线。

四、埋线创面隐藏概念

埋线创面隐藏概念和内路手术理念是一致的,通过内入路操作隐藏创面和伤口。让面部皮肤真正做到无创面,或看不到创面的点或切面。增加了术后的皮肤美观度。这种操作的治疗方案相对来说比较广泛。

1.内入路埋线隆鼻术

(1)适应证:

①对创面有特殊要求的人,不能看到创面者。

②鼻背、鼻小柱可以通过埋线改善美观度者。

③局部无注射残留或无肉芽增生、感染类现象者。

④鼻腔内无毛囊炎以及感染症状者。

(2) 禁忌证：

①局部有感染点或感染源填充者。

②正在使用抗凝类药物、处于生理周期或有凝血障碍者。

③其他血液类疾病群体。

④已有假体植入患者。

(3) 组织层次：鼻背贴骨膜；鼻小柱筋膜间隙；鼻山根贴骨膜。

(4) 手术用线：

①鼻背：线号80mm/2#；针号19G/60mm。

②鼻小柱：线号50mm/2#；针号19G/38mm。

③鼻山根：线号40mm/2#；针号19G/70mm。

(5) 操作方式：

①鼻腔内外消毒→②测量鼻小柱、鼻背、鼻山根长度（评估好线体修剪平齐所有材料）→③局部浸润麻醉→④内入路局部破皮→⑤钝针隧道麻醉鼻小柱、鼻背与鼻山根位（可以适当加大剂量形成局部肿胀分离空间）→⑥线体植入→⑦局部涂抹红霉素软膏→⑧压迫冰敷。

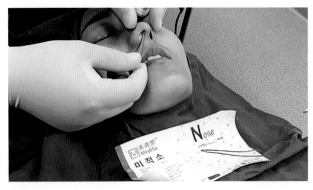

图12-2-5

(6) 并发症防范：

①做好术后创面消毒并涂抹红霉素软膏持续3天。

②禁止辛辣刺激性食物，避免创面沾水或污染。

③防治玻尿酸和线体在同一层次或同一时间内操作。

2.内入路酒窝成型术

酒窝也称为梨窝，常用的方法有5种：埋线法、缝线法、切开埋线法、注射硬化剂和环形切开法。无论是哪种方法，都是人为造成真皮与笑肌的粘连。通常采取内入路小创面埋线法，既不用切开，又不用外缝合，方便愈合。

(1) 适应证：

①有"梨窝"即酒窝需求者。

②相对年龄层次比较年轻的群体，年龄太大不适合这类操作。

③笑容相对比较甜美适合酒窝成形者。

(2) 禁忌证：

①局部感染或局部操作位有肿块者。

②血糖类疾病以及其他传染性疾病患者。

③严重心肾疾病类患者，瘢痕增生性体质。

(3) 组织层次：真皮层与笑肌。

(4) 手术用线：

①PLA或PLLA可吸收缝线3-0#；②PCL可吸收缝线3-0#；③不可吸收尼龙线。

(5) 操作方式：

①定位酒窝位置（眼角下垂线与嘴角水平线垂直交叉点）→②消毒后局部低剂量浸润→③8#针头口腔内定点破皮（或11#刀片做2mm切口）→④切口入针贴口腔黏膜皮下弧形旁开10mm，再向皮肤底部挂浅筋膜→⑤再向原旁开反方向入针10mm左右，穿行肌肉进行皮下黏膜破皮点，同孔进同孔出→⑥打结固定→⑥上喷涂剂抗感染。

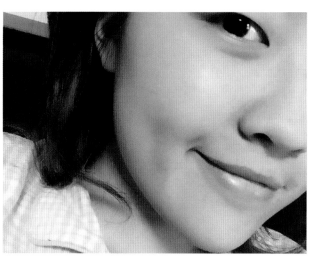

图12-2-6

（6）并发症防范：

①抗感染：术后静脉滴注抗生素3～5天，特别是术后前3天静脉滴注抗生素是必需的。静脉滴注抗生素还可以促进术后水肿的吸收，有利于术后的恢复。

②半卧位：术后睡觉时应尽可能将头部垫高，呈半躺姿势，避免面部过于充血水肿，以利消肿及恢复。

③流质饮食：术后尽量不吃有渣的食物，禁止辛辣刺激食物。

④每次进食后应用0.1%新洁尔灭溶液漱口。

⑤1周后拆线（也可采用可吸收缝线）。

3.单点埋线丰卧蚕

（1）适应证：

①卧蚕需求且要求持续性效果和不肿胀者。

②局部无感染性疾病且符合健康要求标准者。

（2）禁忌证：

①瘢痕增生性体质群体。

②局部有多重填充物，或肉芽增生类群体。

③植入后不能增加颜值类群体（做完更难看的）。

④严重糖尿病以及心肾疾病类群体。

（3）组织层次：浅筋膜与眼轮匝肌浅层。

（4）手术用线：PLLA，PLA，PPDO等材料；规格：38mm/7-0或6-0/29G钝针；专用眼袋线、卧蚕专用线等。

（5）操作方式：

①局部消毒→②外眼角卧蚕最外缘点浸润→③25G或27G锐针破皮→④隧道麻醉卧蚕操作位置→⑤均匀按照设计轮廓植入卧蚕线10～20根单侧→⑥红霉素软膏。

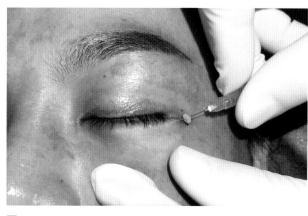

图12-2-7

（6）并发症防范：

①避免使用锐针以及过于粗的针体。

②缓慢操作，切勿过急过快而造成局部出血。

③麻醉剂量尽量减少，不宜太多，单侧在0.3mL以内。

④禁食辛辣刺激性食物，创面72小时内禁止沾水。

4.眉毛下缘丰眉弓

（1）适应证：

①眉部立体感不强，比较平面化群体。

②要求创面不影响正常上妆和工作类群体。

③身体健康指标符合埋线操作类群体。

（2）禁忌证：

①局部刚做完纹绣类未掉痂者。

②局部感染和刚接受切眉手术未完全愈合者。

埋线抗衰老综合临床实用指南
Comprehensive Guidance of Clinical Application
of the PDO PPDO Implantation Anti-aging
Technology

高级篇

③严重糖尿病或心肾类、哮喘类疾病患者。

④对多种药物和材料有过敏史类群体。

(3)组织层次:真皮下与浅筋膜上。

(4)手术用线:PLLA,PLA;规格:3-0、2-0号可吸收缝线。

(5)操作方式:

①局部消毒后浸润→②取眉后下方(针长能覆盖眉弓和眉头位置)破皮→③将线体折叠后并打结→④导引针导入局部设计位→⑤修剪两端线头→⑥涂抹红霉素软膏。

(6)并发症防范:

①修剪线体必须要彻底,并采用导引针将线体完全藏入皮下。

②建议采用钝针,液态填充线一次入线16根,单侧4根足够。缓慢操作,切勿过急过快而造成局部出血与神经性损伤。

③麻醉剂量可以适当增加形成局部肿胀分离。

④禁食辛辣刺激性食物,创面72小时内禁止沾水。

温馨提示:液态填充线采用钝/锐头,38mm针体23G中含16根6-0童颜线。所以植入时不易损伤血管、神经,且一次剂量足够,不用借助外用工具。

精修线雕
Precise PPDO Implantation
Anti-aging Technology

PAGE/200

第三节　抽吸溶脂配合埋线应用

在局部抽脂和光纤溶脂术中,埋线的应用非常广泛。临床实际的效果非常显著,维持疗效时间比常见的抽脂和溶脂方式更长。所以很多在抽脂、溶脂治疗方案中,都会添加埋线的治疗方案。以延长客户实际的效果。我们针对实际应用中的几个部位进行阐述说明。

一、手臂抽脂配合埋线

身体部位抽脂如"蝴蝶袖",相对来说比较尴尬。一是因为局部脂肪厚度相对较薄,抽出或溶脂量通常不会太多。二是因为局部肌肉也会伴随相应的松弛,所以传统的治疗效果并不理想,而且非常缓慢,持久性也比较差。在结合埋线治疗后的优势:①延长局部收紧材料的缓释性,效果更持久。②可增加局部延续性刺激,搭配按摩仪线体刺激更加快速。③增加塑形内衣的持效性。

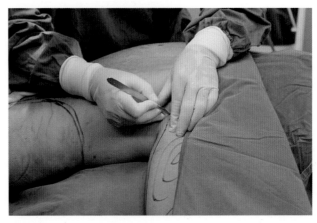

图12-3-1

(1)适应证:

①手臂比较松软、脂肪较厚、肌肉松弛类群体。

②需要调整局部形态、蝴蝶袖修正类群体。

③对疗效要求比较高的群体。

④手臂抽脂恢复后期。

(2)禁忌证:

①心肺等主要脏器功能减退、不能耐受手术者。

②有心理障碍、期望值过高以及对自身形体要求过于苛刻

者。

③皮肤严重松弛而皮下脂肪组织过少者。

④病态肥胖者。

⑤局部皮肤有感染病灶及较多瘢痕者;重度吸烟者、伤口愈合能力较差者。

⑥下肢静脉曲张、静脉炎者,禁忌行下肢脂肪抽脂手术。

⑦骶尾三角区及黏着区域。

⑧妊娠妇女。

⑨神经性贪食症。

⑩大面积、全身或高密度抽脂治疗群体。

(3)组织层次:埋线植入层次皮下脂肪层与肌肉浅层;抽脂溶脂:脂肪层。

(4)手术用线:美丽线专用材料PPDO/PDO;规格:3-0/90mm/25G、6-0/60mm/29G。

(5)操作方式:①抽脂操作过程包括设计—消毒—铺巾—麻醉/肿胀—抽脂等(省略),恢复1～2个月后→②局部根据设计高密度植入间距5mmX5mm→③涂抹红霉素软膏→④塑形包扎加压塑形2个月。

(6)温馨提示:

①埋线术后必须塑形,且两周后配合按摩震动设备进行局部按摩和震动,前期4周内可以使用发热设备,4周后可以采用发热设备配合震动按摩进行局部加强。通常1个月内可以实现2～4cm的缩减。

②小范围、低密度抽脂治疗是可以搭配埋线同时进行操作的,但是大范围高密度操作则需要在恢复后再操作。

(7)并发症防范:

①抽脂溶脂手术术后应常规抗感染治疗3天,并口服3天抗生素以防感染。

②术后早期进行轻度活动,不要一直卧床休息,可进行日常活动。脑力劳动或轻体力劳动者,可照常工作,无须

休息。

③抽脂溶脂手术后不吃海鲜及辛辣食物,禁止吸烟、喝酒等。

④抽脂溶脂手术后要穿戴紧身弹力服装3～6个月,面颈部塑形带7～15天,根据局部情况随时调整压力。

二、腰腹部抽脂配合埋线

腰腹是一个比较特殊的部位,由于局部脂肪比较厚,局部抽吸以及溶解量是非常大且操作风险相对比较高的部位。腰腹抽脂手术仅能消除身体某些部位的脂肪,以改善腰腹曲线为最主要的目标,为顾及身体健康与手术的安全性,并不适合减肥的目的。对于身体过于肥胖者,应该询问医生及营养专家,寻求正确的减肥方法,靠均衡的饮食与适当的运动,来达到消瘦而又不危害身体健康的结果,在一些实在消不下去的部位,加上抽脂手术配合埋线治疗,可以快速实现完美腰腹曲线。针对局部操作面积较大、范围较宽者则建议在抽脂术后恢复1个月后再进行埋线治疗,避免不必要的炎性反应增强,增加感染概率。但是针对低密度小范围的局部抽脂,则可以即时采用埋线抗衰植入配合效果更加明显。

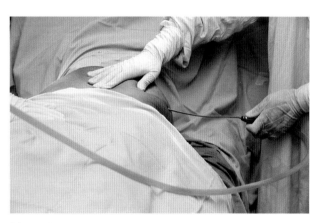

图12-3-2

(1)适应证:

①体型不够周正、比较臃肿的群体。

②体型比较肥胖且腰腹部脂肪比较肥厚的群体。

③不喜欢运动却又想快速改变腰腹局部形态的。

④减肥后腰腹局部形态的修正。

⑤腰腹抽脂恢复后期。

(2)禁忌证:

①心肺等主要脏器功能减退、不能耐受手术者。

②有心理障碍、期望值过高以及对自身形体要求过于苛刻者不能进行抽脂手术。

③皮肤严重松弛而皮下脂肪组织过少者。

④病态肥胖者。

⑤局部皮肤有感染病灶及较多瘢痕者;重度吸烟者、伤口愈合能力较差者。

⑥下肢静脉曲张、静脉炎者,禁忌行下肢脂肪抽脂手术。

⑦骶尾三角区及黏着区域。

⑧妊娠妇女。

⑨神经性贪食症。

⑩大面积、全身或高密度抽脂治疗群体。

(3)组织层次:埋线植入层次为皮下脂肪层、抽脂、脂肪层。

(4)手术用线:美丽线专用材料PPDO/PDO;规格:3-0/90mm/25G、6-0/60mm/29G。

(5)操作方式:①抽脂操作过程包括设计—消毒—铺巾—麻醉/肿胀—抽脂等(省略),恢复1～2个月后→②局部根据设计高密度植入间距5mmX5mm→③涂抹红霉素软膏→④塑形包扎冰敷。

(6)温馨提示:①埋线治疗搭配,建议在抽脂后持续3～4次,每间隔6个月做一次,部分群体可以配合穴位埋线。②局部体型修饰小范围低密度抽脂可以即刻操作,大面积范围则建议在抽脂恢复后再操作埋线,作为辅助治疗搭配。

(7)并发症防范:

①抽脂手术术后前3天应常规口服或注射一些抗生素以防感染。

②术后早期进行轻度活动,不要一直卧床休息,可进行日常活动。脑力劳动或轻体力劳动者,可照常工作,无须休息。

③抽脂手术后不吃海鲜及辛辣食物,禁止吸烟、喝酒等。

④抽脂手术后要穿戴紧身弹力服装3～6个月,根据局部情况随时调整弹力服装的压力。

三、臀部抽脂配合埋线

臀部抽脂能有效改变脂肪堆集问题,解决臀部赘肉难减的问题。臀部吸脂采用局部麻醉,吸除多余的皮下脂肪。快速去除皮下多余脂肪,不仅能够瘦身,而且还能塑形,使曲线更为优美。臀部吸脂的重点在于减小臀围,将松弛下垂的部分修饰上提,缩小臀围的宽度,适当调整臀部后翘的高度,减少臀上部的脂肪,使从腰到臀部的曲线圆滑流畅,减少大腿根部脂肪,使大腿显得优美而修长。为您塑造挺翘饱满丰盈的美臀、美胸,打造完美的面部轮廓。

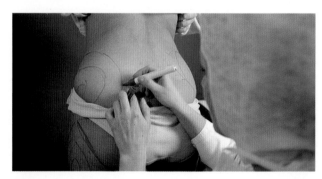

图12-3-3

(1)适应证:

①局部脂肪堆积引起的臀部肥大。

②臀部松弛下垂等。

③其他不良形态的臀部。

④长期瘦身减肥无法修正局部形态。

⑤臀部抽脂恢复后期。

(2)禁忌证:

①心肺等主要脏器功能减退、不能耐受手术者。

②有心理障碍、期望值过高以及对自身形体要求过于苛刻

者。

③皮肤严重松弛而皮下脂肪组织过少者。

④病态肥胖者。

⑤局部皮肤有感染病灶及较多瘢痕者;重度吸烟者、伤口愈合能力较差者。

⑥下肢静脉曲张、静脉炎者,禁忌行下肢脂肪抽脂手术。

⑦骶尾三角区及黏着区域。

⑧妊娠妇女。

⑨神经性贪食症。

⑩大面积、全身或高密度抽脂治疗群体。

(3)组织层次:埋线植入层次皮下脂肪层与肌肉浅层;抽脂:脂肪层。

(4)手术用线:美丽线专用材料PPDO/PDO;规格:3-0/90mm/25G、6-0/60mm/29G。

(5)操作方式:①抽脂操作过程包括设计—消毒—铺巾—麻醉/肿胀—抽脂等(省略),恢复1~2个月后→②局部根据设计高密度植入间距5mmX5mm→③涂抹红霉素软膏→④塑形包扎。

(6)温馨提示:抽脂术后建议每间隔6个月做1次埋线,持续4次/疗程,配合局部按摩设备效果尤为突出。维持时间又长,且效果非常显著。

(7)并发症防范:

①抽脂、溶脂手术后应常规口服一些抗生素以防感染。

②术后早期进行轻度活动,不要一直卧床休息,可进行日常活动。脑力劳动或轻体力劳动者,可照常工作,无须休息。

③抽脂、溶脂手术后不吃海鲜及辛辣食物,禁止吸烟、喝酒等。

④抽脂、溶脂手术后要穿戴紧身弹力服装3~6个月,根据局部情况随时调整弹力服装的压力。

四、大腿抽脂配合埋线

大腿脂肪堆积显著影响人的体型美,大腿抽脂术就是通过各种医疗技术手段达到减少大腿皮下脂肪含量,塑造理想腿型的效果。比较常见的大腿抽脂术有电动负压抽脂术、电子抽脂术、超声抽脂术、共振抽脂术等。而对于埋线和大腿抽脂配合即可实现远近疗效的结合。

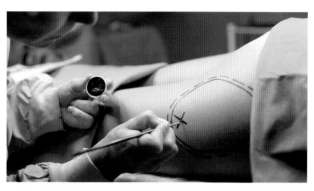

图12-3-4

(1)适应证:

①大腿腿型不够周正、比较臃肿的群体。

②大腿局部脂肪比较肥厚的群体。

③不喜欢运动却又想快速改变大腿局部形态的。

④减肥后大腿形态不够唯美、需要局部修正的。

⑤腿部抽脂恢复后期。

(2)禁忌证:

①心肺等主要脏器功能减退、不能耐受手术者。

②有心理障碍、期望值过高以及对自身形体要求过于苛刻者。

③皮肤严重松弛而皮下脂肪组织过少者。

④病态肥胖者。

⑤局部皮肤有感染病灶及较多瘢痕者;重度吸烟者、伤口愈合能力较差者。

⑥下肢静脉曲张、静脉炎者,禁忌行下肢脂肪抽脂手术。

埋线抗衰老综合临床实用指南
Comprehensive guidance of clinical application of PPDO/PDO implantation Anti-aging

⑦骶尾三角区及黏着区域。

⑧妊娠妇女。

⑨神经性贪食症。

⑩大面积、全身或高密度抽脂治疗群体。

（3）组织层次：埋线植入层次皮下脂肪层；抽脂：脂肪层。

（4）手术用线：美丽线专用材料PPDO/PCL；规格：3-0/90mm/25G、6-0/60mm/29G。

（5）操作方式：①抽脂操作过程包括设计—消毒—铺巾—麻醉/肿胀—抽脂等（省略），恢复1～2个月后→②局部根据设计高密度植入间距5mm×5mm→③涂抹红霉素软膏→④塑形包扎。

（6）温馨提示：抽脂术后建议小线每3个月做一次，大线每间隔6个月做1次埋线，持续4次/疗程，配合局部按摩设备效果尤为突出。维持时间又长，且效果非常显著。

（7）并发症防范：

①抽脂、溶脂手术后应常规口服一些抗生素以防感染。

②由于皮下残留部分肿胀液，手术当天可能有较多渗出液体。若渗透敷料，可在敷料外加用无菌纱布或清洁的卫生纸巾，不要自己打开敷料，以免污染伤口。术后3～5天不能沐浴，以避免污染伤口。

③术后早期进行轻度活动，不要一直卧床休息，可进行日常活动。脑力劳动或轻体力劳动者，可照常工作，无须休息。

④抽脂、溶脂手术后不吃海鲜及辛辣食物，禁止吸烟、喝酒等。

⑤抽脂、溶脂手术后要穿戴紧身弹力服装3～6个月，根据局部情况随时调整弹力服装的压力。

⑥脂肪抽吸后皮肤的感觉功能异常，不易察觉皮肤的热损伤，术后应谨慎采用产生热能的物理治疗。

五、小范围光纤溶脂配合埋线

此线通常适用于面部或身体比较精细的部位操作，其中光纤溶脂特有的微创和热效应，无论是局部皮肤的收紧还是脂肪的溶解都是有着非常好的疗效。配合埋线在面部以及身体局部小范围的应用效果非常好。所以埋线搭配比较多的就是光纤溶脂的治疗后。

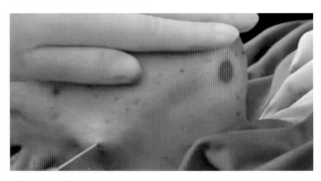

图12-3-5

（1）适应证：

①面部、下巴或身体轮廓局部微细修正。

②局部小范围的脂肪修正。

③其他方式比较难解决的局部肥厚。

④小范围、低密度治疗者。

（2）禁忌证：

①心肺等主要脏器功能减退、不能耐受手术者。

②有心理障碍、期望值过高以及对自身形体要求过于苛刻者。

③皮肤严重松弛而皮下脂肪组织过少者。

④病态肥胖者。

⑤局部皮肤有感染病灶及较多瘢痕者；重度吸烟者、伤口愈合能力较差者。

⑥下肢静脉曲张、静脉炎者，禁忌行下肢脂肪抽脂手术。

⑦骶尾三角区及黏着区域。

⑧妊娠妇女。

⑨神经性贪食症。

(3)组织层次:埋线植入层次皮下脂肪层;溶脂:脂肪层;

(4)手术用线:美丽线专用材料PPDO/PDO;规格:3-0/90mm/25G、6-0/60mm/29G。

(5)操作方式:①包括设计—消毒—铺巾—麻醉/肿胀—光纤溶脂—抽出等(省略)→②局部根据设计高密度植入间距5mmX5mm→③涂抹红霉素软膏→④塑形包扎冰敷。

(6)温馨提示:挤压或抽出液态脂肪必须彻底,且范围不宜太大。术后必须加强冰敷和塑形防止热迟豫现象产生。能采用手工抽吸者则采用手工抽脂代替光纤更安全有效。

(7)并发症防范:

①溶脂手术术后应常规口服一些抗生素以防感染,创面72小时内不能沾水。

②术后可照常工作,无须休息。

③抽脂、溶脂手术后不吃海鲜及辛辣食物,禁止吸烟、喝酒等。

④局部溶脂手术后要穿戴塑形绷带(塑形衣),根据局部情况随时调整弹力的压力。面部轮廓至少4周。身体则3～6个月。

⑤术后必须配合冰敷降温30分钟。

总结:通常局部范围较少时,我个人观点采用手工抽吸即可完成局部脂肪祛除、修正者,无须使用光纤,特别是面颈部。配合埋线手工抽吸更安全,术后并发症更少。

第四节　韧带增强法与神经刺激应用

一、真性韧带增强术

在所有抗衰治疗手术中,真性韧带直接决定了面部皮肤、筋膜、肌肉的固定。但是随着年龄的增长,骨质形态的改变会导致真性韧带出现不同程度的松弛,面部皮肤、筋膜、肌肉也会相应出现不同程度的松弛表征。如何增强韧带的密度与柔韧性,成为很多专家探讨的话题。

埋线滞留物长效刺激法:目前应用的人群相对较少,属于新的探索领域范畴。很多人对这种治疗方案保留了自己的观点。而我们通过临床中的附加治疗中,发现这种采用埋线滞留长效刺激的方案,可以有效延缓韧带的松弛进度,增强韧带的密度以及柔韧性。这种治疗方案源自于中医基础理论,却采用外科的手段。中医习惯通过按摩、针灸对韧带部位的穴位刺激,实现局部的血循改善,得以增强局部韧带的柔韧性与强度。埋线则针对局部韧带的长效刺激,缓释成分的作用下同样具备疗效,所以我个人在局部微调或强化中,就以附加体验形式来操作。结果发现局部韧带滞留线体后局部组织均获得不同程度的增强。

(1)适应证:

①面部松弛下垂且年龄稍大的群体。

②长期使用肉毒毒素导致局部痉挛者。

③埋线抗衰治疗中的辅助治疗群体。

④体验或想要改善却又害怕大面积植入的群体。

(2)禁忌证:

①心肺等主要脏器功能减退、不能耐受手术者。

②有心理障碍、期望值过高以及对自身形体要求过于苛刻者、不接受埋线治疗者。

③皮肤严重松弛而皮下脂肪组织过少者。

④局部皮肤有感染病灶及较多瘢痕者;重度吸烟者、伤口愈合能力较差者。

⑤局部有不明注射填充物,或局部组织肉芽增生者。

(3) 组织层次: 真性韧带(中、深、浅部)与浅筋膜层。

(4) 手术用线: 韩国美丽线、韧带专用线: 25mm/38mm、29G/6-0(专利配方)。

(5) 操作方式: ①选取韧带部位并标记操作区→②消毒铺巾→③局部浸润(能耐受最好不用麻醉)→④韧带浅中深植入细线→⑤局部涂抹红霉素软膏。

(6) 温馨提示: 由于韧带部位多穿行血管、神经, 所以局部疼痛以及血肿概率比较高, 所以建议采用线不能超规格。在做大线提拉的时候建议可以采用韧带专用线进行韧带辅助, 效果增强会更加明显。

(7) 并发症防范:

①避免使用较粗且长效的材料。

②术后72小时避免局部沾水与护理上妆等。

③尽量保持7天内禁食辛辣刺激性食物, 禁止熬夜。

④避免不同材质局部交叉应用。

⑤术后必须按压加以冰敷持续3天, 3周后可以适当加强局部按摩。

(8) 参照方案: 局部韧带增强术设计方案。

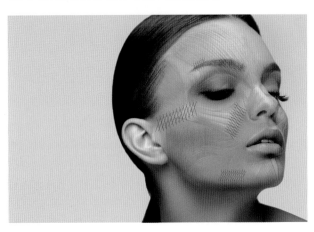

图12-4-1

二、假性韧带提拉放松术

假性韧带在埋线抗衰治疗中的发现, 源自于一位在咬肌皮韧带区操作过4次小线植入的65岁患者, 在局部组织切开后发现咬肌皮韧带区的密度、厚度比正常人表现都要好。于是针对治疗中我们加入了假性韧带的局部植入性治疗方案, 最终得到的结果比我们的预期都要满意。这种治疗方式简单方便, 能够快速刺激人体的胶原纤维和弹性纤维的形成, 增加局部的韧性与力量, 这和肉毒毒素放松的方式刚好相反。

(1) 适应证:

①面部松弛下垂且年龄稍大的群体。

②长期使用肉毒毒素导致局部痉挛者。

③埋线抗衰治疗中的辅助治疗群体。

④体验或想要改善却又害怕大面积植入的群体。

(2) 禁忌证:

①心肺等主要脏器功能减退、不能耐受手术者。

②有心理障碍、期望值过高以及对自身形体要求过于苛刻者、不接受埋线治疗者。

③皮肤严重松弛而皮下脂肪组织过少者。

④局部皮肤有感染病灶及较多瘢痕者; 重度吸烟者、伤口愈合能力较差者。

⑤局部有不明注射填充物, 或局部组织肉芽增生者。

(3) 组织层次: 假性韧带(中、浅部)与筋膜层。

(4) 手术用线: 韩国美丽线、韧带专用线: 25mm/38mm、29G/6-0(专利配方)。

(5) 操作方式: ①选取韧带部位并标记操作区→②消毒铺巾→③局部浸润(能耐受最好不用麻醉)→④韧带浅中植入细线→⑤局部涂抹红霉素软膏。

(6) 温馨提示: 皮下韧带(假性韧带)的操作必须采用少量多次, 尽量避免1次使用大剂量标准。

(7) 并发症防范:

①避免使用较粗且长效的材料。

②术后72小时避免局部沾水与护理上妆等。

③尽量保持7天内禁食辛辣刺激性食物,禁止熬夜。

④避免不同材质局部交叉应用。

⑤术后必须按压加以冰敷持续3天,3周后可以适当加强局部按摩。

(8) 参照方案:局部韧带增强术设计方案。

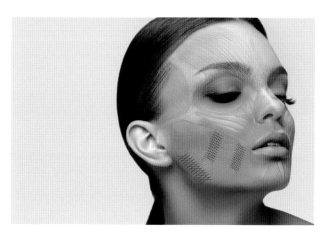

图12-4-2

三、神经调节治疗方案

神经刺激疗法是针刺通过刺激与疾病有密切联系的神经以治疗疾病的一种方法。由于腧穴与神经高度相关,故刺激时经常扎到神经上,也能够产生疗效。而针感的产生离不开神经,因此有人就专门通过刺激神经来治疗疾病。因为神经干支配面较广,所以一般以刺激神经干为主。

通过"影响神经信号传导来刺激神经分泌介质"的这种治疗方式由来已久,实际临床中也取得了广泛的疗效。在埋线应用中,可加强其持续的刺激和影响。所以相对治疗效果更加持久,效果也更加明显。该法不仅用于慢性病的治疗,同样适用于埋线抗衰老的治疗之中。但是针刺的材料要求较严,针体太粗对神经损伤影响太大,存在一定风险;针体太细,作用持续性刺激不够。

(1) 适应证:

①气血不畅、脾胃不和、睡眠失调者。

②皮肤松弛且肌肉也伴随一定程度松弛类群体。

③埋线抗衰治疗中的辅助治疗群体。

④内分泌紊乱、月经不调者。

(2) 禁忌证:

①心肺等主要脏器功能减退、不能耐受手术者。

②有心理障碍、期望值过高以及对自身形体要求过于苛刻者不接受埋线治疗者。

③局部有不明增生肿块或甲状腺疾病严重者。

④局部皮肤有感染病灶及较多瘢痕者。

⑤严重糖尿病以及血液感染类疾病患者。

(3) 组织解剖:星状神经节(由第6~7颈部神经节构成的颈部节和第一胸神经节融合而成,有时还包括了第二胸神经节和颈中神经节。其节后纤维广泛分布与C_3~T_{12}节段的皮肤区域。)1920年就开始广泛应用神经节阻滞疗法。

(4) 手术用线:神经调节专用线。

(5) 操作方式:①选取部位并标记操作区→②消毒铺巾→③局部浸润(神经节治疗不用麻醉,否则不方便掌握精准度)→④定位神经节或支干植入细线→⑤局部涂抹红霉素软膏。

(6) 温馨提示:神经节治疗时必须清楚解剖组织层次与精准的治疗方式,切勿模仿或无指导下直接操作,如星状神经节、蝶腭神经节等应用。

(7) 并发症防范:

①严格做好无菌操作,避免感染的形成。

②针刺臂丛点、胸段椎旁点,不得过深,以防气胸;针刺股神经点,注意摸准股动脉位置,不要刺破股动脉。

③每次针刺,尤其是用粗针弹拨时,要沿神经走行方向稍

移动一点位置,因多次反复地刺激一点,可引起神经过度损伤及影响针感的传导。

④术后注意涂抹红霉素软膏防感染。

(8) 参照方案:星状神经节治疗设计方案。

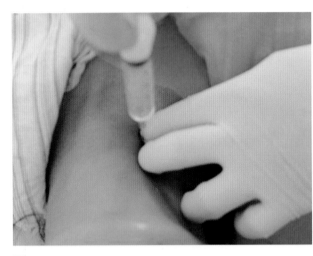

图12-4-3

(9) 治疗效果评价:

①神经节的治疗已经成为埋线抗衰治疗中必配。无论是睡眠、分泌、气血、脾胃、脏腑功能、慢性病等,均可采用神经节治疗搭配其他腧穴。

②辅助配穴则需要根据个人体质来选择,所以星状神经节的应用效果得到广泛认可。

③慢性病的治疗主要穴位"星状神经节"就是其中最常用的。

④埋线抗衰老治疗中针对神经埋线则直接采用横断式刺入,保留刺激和影响即可实现治疗疗效。

⑤针对星状神经节的治疗应用非常广泛,有采用麻醉阻滞治疗,吗啡、苷脂注射液治疗等多种方式。

高级篇

▶ 第十三章　中医基础理论在埋线中的应用

▶ 第一节　中医理论中的埋线抗衰概论
一、"面部特征"与"整体观"

二、人体的生理功能与面容

三、气血津液中的经络作用

四、人体的病变多从面部反应

五、诊治以整体观为指导

▶ 第二节　穴位、经络在埋线中的重要性
一、埋线中穴位与经络的重要性

二、埋线抗衰美容常用腧穴

三、埋线抗衰美容配穴原则

▶ 第三节　中医埋线抗衰术的联合应用
一、损容性皮肤问题埋线法

二、埋线应用中的"一针疗法"

三、循经穿刺埋线疗法

四、女性常见问题埋线治疗

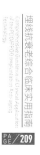

第十三章　中医基础理论在埋线中的应用

埋线抗衰老是建立在中医基础理论的指导下,运用穴位、经络、神经节埋线的方法和手段,通过针、线、针刀、其他辅助器具等,进行预防与调治人体的损容性疾病,以达到延缓衰老、驻颜养容、预防保健的目的。埋线抗衰是中医美容的一个重要治疗手段,也是美容外科常用的方法之一。通过中医基础理论的植入来调节内在的根本,再用外在的植入以及外科手段,实现标的治疗。两者结合后就实现标本兼治的目标。

随着社会的发展与科技的提升,埋线抗衰老从内容到形式上都有着翻天覆地的改变和提升。医学美容上运用一系列侵入皮肤内的医学手段,对人体的容貌与身体各部位进行维护、修复和重塑。埋线抗衰老属于医学美容的范畴,其特点是:整体观、辨证论治、防治结合和养生保健。

埋线抗衰老中医治疗手段,就是使用针灸与埋线技术,它应用针灸埋线长效刺激人体腧穴,以疏通经络、调节气血、平衡阴阳、调整脏腑功能等,从根本上来消除损容性疾病的病因,使其恢复正常的生理状态。同时可扶正祛邪,改善面部血液循环,促进皮肤的新陈代谢,以达到改善面色、防皱、美容祛斑的保健与治疗效果。穴位经络埋线是针灸的发展和延伸,它是根据色斑的病因病机和辨证论治的原则,应用穴位埋线刺激经络腧穴,经过经络的传导,达到美容祛斑的治疗与保健效果。埋线美容主要包括美体和美容两大部分,本章讨论的美体主要包括减肥、塑身。美容主要包括美白、祛斑(如黄褐斑)及痤疮等损容性疾患的治疗,还专门讨论了辨证埋线美容祛斑的几种常见证型。

第一节　中医理论中的埋线抗衰概论

人体是一个有机整体,具有统一性和完整性。人与自然也有着密切的关联,也保持着统一的整体关系。就美容而言,它是人体的一个健康表征,自然环境对其也有重要的影响。用中医的整体观研究人体与面容的生理、病理,指导诊断与治疗,具有重要意义。

在中医整体观的指导下,正确运用埋线抗衰、美容、祛斑。面部衰老时局部色斑,表面上看是一个局部性的疾病,实际上是整体问题的一种表现。用中医的整体观作指导,是中医埋线抗衰治疗的显著特点,只有在整体观的指导下,才能正确运用埋线抗衰术与美容。

一、"面部特征"与"整体观"

人体以脏腑为中心,通过经络把各个组织器官有机地联系在一起,组成了一个有机整体,故脏腑与面容密切相关。

(1)脏腑理论:①肺主气、主皮毛,开窍于鼻。②心主血,其华在面,开窍于舌。③肝主疏泄、主藏血、主情志,开窍于目。④脾主运化、主肌肉,其华在唇,开窍于口。⑤肾主藏精,其华在发,开窍于耳等。

(2)经络理论:经络与面容相关,经络循行面部,并把面部的孔窍有机地联系在一起,组成一个面部整体,实现了整体性与统一性。

二、人体的生理功能与面容

脏腑的生理功能与面容密切相关。

①肺主气,则面部正气充盛,并可抵抗外邪对面部的侵袭。肺主呼吸,则面部血液中的氧气充足,面色红润。肺主宣发,则可将营养物质,布散于面部以养面容。

②心主血,保证了面部血液供给。心主神志,则面容有神,容光焕发。

③肝主藏血,则面容得养。肝主疏泄,可减少情志对面容的损伤。

④脾主运化,则气血生化有源以养面容。水湿得以运化则面容润泽。水湿不得伤及面容。

⑤肾主藏精,精血互化则面容得养。肾主水液代谢,正常则面容有水液的滋养,失常则水湿上泛于面部等。

三、气血津液中的经络作用

与埋线抗衰老治疗密切相关的"气血津液"对面容有着重要的滋养作用,从而维持了面部的生理功能,是面容滋润、富有弹性的保证。气血律液的代谢,也保持面部的新陈代谢,使人体内新陈代谢与面部的新陈代谢相对平衡,并减少了新陈代谢的产物对面容的损害。经络沟通联系脏腑、五官孔窍、皮肉筋骨，使其成为一个有机整体。经络输布气血津液，上容于面部，起滋养作用。经络遍布全身及面部，维持面部的生理功能与新陈代谢，并有抵御外邪侵袭的作用，故经络与面部密切相关。这也是埋线法改善气血关键所在。

⑤肾气不足，神精亏损则面失所养而衰老，或生黧黑斑、雀斑等损容性病变。

另外，气血津液不足或瘀滞，经脉空虚或不畅，反映于面部也会容易衰老或生色斑。面容的变化亦可测知脏腑、气血、经络的盛衰与病变。这在中医学中叫作"有诸内，必行于诸外""观其外应，以知内脏，测知所病也"，在埋线抗衰治疗应用中有重要意义。

表13-1-1 中医五味与五脏等相互关系

五味	五脏	四气	作用
酸	肝	湿	过酸则全身乏力
苦	心	热	过苦则伤胃，消化不良
甘	脾	至阴	过甘则伤人体阴气
辛	肺	清	过辛则伤人体正气
咸	肾	凉	过咸则伤骨伤阴

表13-1-2 中医五行与地域等相互关系

地区	五行	地理位置	食物	易患疾病	治疗方法
东	木	沿海	鱼，盐	火气大	砭石疗法
西	金	高原	酥酪骨肉	内伤	药物疗法
北	水	高山	牛羊肉	内脏受寒	艾灸疗法
南	火	潮湿	酸味	筋脉拘急	九针疗法
中	土	平坦	品种多样	厥逆汗热	导引疗法

四、人体的病变多从面部反映

面部是人体的一个重要组成部分，与整体是相互对立统一的，是整体与局部的关系体现。当人体脏腑、经络、气血、阴阳等发生病理变化时，经常反映于面部。面部的变化，也反映了脏腑、阴阳、气血的盛衰与正常与否，故面部是人体健康的一面镜子。

①肺气不足，肺阴亏损，反映于面部可见面容憔悴、肌肤粗糙、黄褐斑、毛囊角化等。

②心血不足，心血瘀阻，反映于面部则见面色苍白或青紫、黄褐斑、雀斑等。

③肝郁气滞，气滞血瘀，反映于面部则见面色发青、面部雀斑、肝斑、易怒等。

④脾虚反映于面部，则见面色萎黄，湿气厚重，体型虚胖等。

五、诊治以整体观为指导

由于人体各脏腑、组织、器官在生理上相互联系，在病理上相互影响，由此可通过面容的变化与异常表现，由表及里地了解和推断脏腑、经络、气血的病变，从而做出正确的诊断，并应用一定的治疗方法进行有效的治疗，以达到抗衰、美容、祛斑等目的。如面色苍白无华、面部色斑、心慌气短、失眠多梦等，表现为舌质淡、脉细弱，辨证为心血不足面失所养。应用补心血的治法，埋线时取心俞、血海、三阴交等穴，以获得抗衰美容祛斑之效。其他面容衰老、面部色斑的类型也是如此。正确的辨证论治要从中医的整体观出发，从调节人体脏腑、气血、经络、阴阳入手，处理好整体与面部的关系，以达到消除疾病与美容抗衰老的目的，体现的是中医整体观念和辨证论治的特点。

注：以上内容摘自杨才德、雒成林《穴位埋线疗法》。

高级篇

第二节　穴位、经络在埋线中的重要性

埋线抗衰治疗中，大家经常提到"穴位"和"经络"。我们知道针灸针或埋线是在穴位上的，而穴位就是在经络上的某个点。当穴位连成一条线就成了经络。西医表述是：神经、血管。中医表述是：经络。在解剖中，神经、血管看得见摸得着，经络则是看不见也摸不着。用西医学的思维来研究经络的人，无论是解剖中还是透视设备，均找不着经络的存在。所以很多外科医生不太相信中医的基础理论，原因是：既没有论据支撑，又没有解剖图文显示。这也是很多外科医生不愿意再研习中医最主要的原因之一。

一、埋线中穴位与经络的重要性

经络包括经和络两部分，是经脉和络脉的总称。经和络构成一个经络系统，但经和络既有联系又有区别。经络就像社会中的公路网，经是经脉，是经络系统中的主干，犹如粗直而长的高速公路、大道；络犹如网络，又似细曲而短的小街、小巷。经在人体偏里、偏深；络在人体偏表、偏浅。所以《灵枢》说："经脉为里，支而横者为络，络之别者为孙子。"

经脉包括十二经脉和奇经八脉。十二经脉分别配属十二脏腑（五脏六腑加心包），分为手三阴经、手三阳经、足三阴经、足三阳经，具体名称为：手太阴肺经、手厥阴心包经、手少阴心经、手阳明大肠经、手少阳三焦经、手太阳小肠经、足太阴脾经、足厥阴肝经、足少阴肾经、足阳明胃经、足少阳胆经、足太阳膀胱经。奇经八脉是别道奇行的八条经脉，包括督脉、任脉、冲脉、带脉、阳维脉、阴维脉、阳跷脉、阴跷脉。此外，静脉系统还包括十二经别、十二经筋和十二皮部等。络脉包括十五络脉和难以计数的孙络、浮络。

为什么将十二经脉和十五络脉当作经络的主体部分呢？仅仅是因为它们"深而不见"吗？显然还有更重要的原因。在经络系统中，除督脉、任脉外，只有十二经脉和十五络脉有穴位，所以《灵枢》说："经脉十二，络脉十五，凡二十七气以上下，所出为井，所溜为荥，所注为输，所行为经，所入为合。二十七起所行皆在五腧也。"这里已经说得很清楚了，是"凡二十七气以上下"。而不是"凡二十七气血以上下"，我们都知道《内经》所说"百病皆生于气也"，而十二经脉和十五络脉运行的就是人体最重要和最宝贵的"气"，所以在经脉的穴位也就自然是这种"神奇之所游行出入"的地方了，在穴位上针灸，调节的就是气，明白了这一道理，一句

话就把针灸之道说清楚，所以《灵枢》讲："凡刺之道，气调而止。"如果不明白这一道理，还在找经脉和穴位的实质性组织结构——是什么样"皮肉筋骨"，那就只能会如坠云雾之中，漫无边际，徒劳无功了。古人写书是写在竹简上的，多一个字就多一份重量，阅读和携带都不方便，所以《灵枢》惜字如金，通篇找不出多余的字句，但我们的祖先太聪明了，几乎早就预料到了后人对经脉和穴位的理解很可能出现偏差，很可能要用解剖刀和显微镜去找，所以还是不惜打费笔墨地接着说："节之交，三百六十五会，知其要者，一言而终，不知其要，流散无穷。所言节者，神气之所游行出入也，非皮肉筋骨也。"

十二经脉主要是运行气的，络脉除十五络外主要是运行血的，所以说"经主气，络主血"，因为血中有气，气中有血，如《灵枢》说："故血之与气，异名而同类焉。"所以说经络是人体气血运行的道路。

注：以上内容摘自高树中《一针疗法》。

二、埋线抗衰美容常用腧穴

人体腧穴可分为十四经穴、经外奇穴和阿是穴三大类。十四经穴是指有固定位置的十二正经腧穴和任、督脉的腧穴，简称"经穴"；经外奇穴是指有固定名称与固定位置，尚未归经或不便归经的腧穴，又称"奇穴"；阿是穴是指无固定名称和位置的敏感点、压痛点，作为针灸施术部位的一类腧穴，又称"天应穴""不定穴"。

本章重点介绍具有美容抗衰中或者治疗损容性病变作用的常用腧穴，作为美容抗衰治疗的常用腧穴，按部位划分，掌握其归经、定位、功效及主治，以便于在埋线美容中应用。

(1) 头面部：百会、四神聪、头维、印堂、阳白、太阳、四白、颊车、迎香、地仓。

(2) 四肢部：曲池、尺泽、支沟、外关、内关、合谷、风市、梁丘、血海、阳陵泉、阴陵泉、足三里、上巨虚、下巨虚、丰隆、三阴交、太溪、太冲、百虫窝。

(3) 胸腹部：中府、膻中、中脘、天枢、神阙、气海、关元、中极、曲骨。

(4) 颈背部：风池、大椎、肺俞、心俞、膈俞、肝俞、脾俞、肾

俞、胆俞、胃俞、大肠俞、小肠俞、膀胱俞。

三、埋线抗衰美容配穴原则

首先根据腧穴的特性与主治功效,选取具有美容祛斑作用的腧穴,再根据不同的病证和辨证进行腧穴配伍,组成有效的埋线处方,使之更好地发挥作用。

1.局部取穴

腧穴普遍有近治作用,选取病变部位和临近部位的腧穴进行埋线。如额前的色斑,选头维、印堂、阳白;下眼睑以下的面部色斑,选四白;面颊部的色斑,选颊车、下关;鼻与口角部的色斑,选地仓、迎香。在埋线的操作中基本可以采用覆盖原则进行局部穴位的覆盖,或局部加强线体植入和操作。

2.循经取穴

以经络理论为依据,以经络循行为参照,进行循经取穴,更能体现腧穴的远治作用。因某一经络与脏腑病变导致的容颜衰老与面部色斑等损容性疾病,选本经循行部位的腧穴或脏腑本经的腧穴施灸,并可取表里经、同名经或相关经脉的腧穴配合应用。如面部色斑因足阳明胃经与脏腑功能失调而致,选足阳明胃经的足三里、上巨虚、下巨虚、丰隆穴,配上其相表里经的三阴交穴,同名经手阳明大肠经的曲池、合谷穴,相关经脉足太阳膀胱经的胃俞穴等,为循经取穴的具体应用。埋线应用中可以选择小线针对经络进行给线,调节气血改善肤色效果确实不错。如需配穴则治疗效果相当明显。

3.辨证取穴

辨证论治是针灸治疗疾病必须遵循的原则,埋线美容祛斑也是如此,应该贯穿于整体治疗过程中。在具体应用中,辨证取穴是最重要的一个环节,要抓住病变的本质进行治疗。一是根据疾病发生的原因、病变的部位、病变的机制,从而辨证为某证型而取穴。例如面部色斑,有外邪、血虚、血瘀、痰湿、肝郁、肾虚等证型。外邪而致的取具有疏肝理气作用的肝俞、太冲等穴;肾虚而致的取具有补肾作用的肾俞、太溪等穴。二是根据辨证与穴性,选取相关的腧穴施灸,以补虚泻实,扶正祛邪。如面部色斑,有湿热蕴结的,取具有清热利湿作用的大椎、曲池、阴陵泉等穴;寒湿凝滞的,取具有散寒化湿作用的命门、关元、血海等穴;阴虚火旺的,取具有滋阴降火作用的太溪、太冲等穴。三是根据经脉的虚实与脏腑的虚实,正确应用本经补泻、异经补泻等方法进行埋线。补虚者,主要通过补其本经、补其异经、"需则补其母"的方法而辨证取穴;泻实者,主要通过泻其本经、泻其表里经、"实则泻其子"的方法辨证取穴,泻本经者,一般多取本经的合谷,如手太阴肺经之合穴尺泽,手阳明大肠经之合穴曲池。病在脏腑,脏腑虚者,以俞穴补之,如肺俞、心俞、脾俞、肝俞、肾俞等;脏腑实者,以募穴泻之,如中府、天枢、中脘等;虚实夹杂者,当补泻兼施,如脾虚肝郁的面部色斑,补足太阴脾经的三阴交,泻足厥阴肝经的太冲。

4.随证取穴

亦称对症取穴,根据经络的理论与腧穴的主治作用及腧穴的特殊功能而定。如面部色斑,心血不足者,可伴见失眠多梦,取具有安神作用的四神聪、神门;自汗、盗汗者,取具有滋阴止汗作用的阴郄、复溜等穴。凡此种种,均为随证取穴的典范。

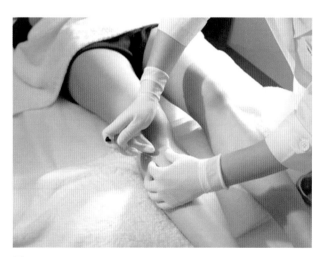

图13-2-1

高级篇

第三节　中医埋线抗衰术的联合应用

在埋线抗衰治疗中,有很多治疗对象出于自身健康、体质、皮肤问题等原因,无法进行正常皮肤埋线抗衰治疗。这种局限通常有:面部痤疮、黄褐斑、湿疹、肥胖等各种因素。发现直接采用埋线美容并不妥当,那不妨尝试中医视角来重新审视有关辨证和治疗方案。一切都将变得简单,这种互补性的治疗方案,为埋线抗衰治疗开创了更多的途径。所以在未来的治疗方案上,我们将更加深入地学习和研究两者的方案,使其更加有效地结合。本章节我们重点围绕针对性的互补性治疗方案进行介绍。

一、损容性皮肤问题埋线法

1.面部痤疮

痤疮俗称青春痘、粉刺、暗疮,中医古代称面疮、酒刺,是皮肤科的常见病、多发病。据统计,在青春期男性有95%、女性有85%患过不同程度的痤疮,所以大家称其为"青春痘"是很贴切的。痤疮(青春痘)是一种发生于毛囊皮脂腺的慢性皮肤病,多发于头面部、颈部、前胸后背等皮脂腺丰富的部位。面部埋线抗衰治疗中,痤疮是埋线中的盲区,禁止用于局部皮下感染部位埋线,但是采用中医埋线治疗手段就可以实现治疗。

(1)临床症状:

①黑头粉刺:基本损害为毛囊性丘疹,中央有一黑点,称黑头粉刺。

②白头粉刺:周围色红,挤压有米粒样白色脂栓排出,或无黑头,呈灰白色的小丘疹,称白头粉刺。

③痤疮:若发生炎症,粉刺发红,顶部发生小脓疱,此时可影响容貌。破溃痊愈后,可遗留暂时色素沉着或有轻度凹陷的疤痕,有的形成结节、脓肿、囊肿及疤痕等多种形态的伤害,甚至破溃后形成多个窦道和疤痕,严重者呈橘皮脸。临床上常以一两种损害较为明显,往往同时存在油性皮脂溢出而并发头面部脂溢性皮炎,此时面部油腻发亮,还可发生成片的红斑,且覆盖油性痂皮,常年不愈。

④发病部位以颜面为多,亦可见于胸背上部、肩胛、胸前、颈后、臀部等处。自觉瘙痒或疼痛,病程缠绵,往往此起彼伏,新疹不断继发,有的可迁延数年或十余年。聚合性痤疮病程长,多发于男性,常见丘疹、结节、囊肿、脓肿、窦道、痕等多种损害混合在一起,此类痤疮分布广泛。

(2)埋线治疗:

主穴:星状神经节。

配穴:①曲池、血海、肾俞。②大椎、胃俞、三阴交。③肺俞、阳陵泉(左)、足三里(右)。女性加用关元,男性加用中脘。

操作:①星状神经节埋线。②用PDO或PPDO线垂直埋线法。三组穴位分2次使用,每8周治疗1次,2次为1个疗程。治疗1周后需要通过穴位按摩来实现局部穴位的刺激,增强疗效时间,由于PDO材料降解周期长,部分群体只做1次治疗,后期6个月内让其加强埋入穴位按摩即可。

2.面部黄褐斑

面部黄褐斑也称为肝斑,是面部黑变病的一种,是发生在颜面的色素沉着斑。黄褐斑属于黑素代谢障碍性皮肤病,常对称发生于颧骨及颊部而呈蝴蝶形,也可累及前额、鼻、口周,多见于中青年女性,男性也可发生。黄褐斑属于中医"面尘""肝斑""蝴蝶斑""黧黑斑"等范畴。中医学认为,本病多与肝郁气滞、阴亏血燥、脾肾不足有关。肝郁气滞,血行不畅,阻于络脉,或后天失调,气血亏虚,不能上荣于面而形成。埋线治疗中很多群体均有不同程度的黄褐斑,如果结合穴位埋线,抗衰老的同时可以调节皮肤肤色,治疗黄褐斑,也可以用于其他美容项目上。

(1)临床症状:

皮损为淡褐色或黄褐色斑,边界较滑,形状不规则,对称分布于眼眶附近,额部、眉弓、鼻部、两颊、唇及口周等处,无自觉症状及全身不适。

①面部皮肤为黑斑、平于皮肤、色如尘垢、淡褐色或淡黑色、无痒痛。

②常发生在额、眉、频、鼻、背、唇等颜面部。

③多见于女子,起病有慢性过程。

④组织病理检查示表皮中色素过度沉着,真皮中嗜黑素细胞也有较多的色素,可在血管和毛囊周围有少数淋巴细胞浸润。

(2)埋线治疗:

主穴:星状神经节。

配穴:①气滞血瘀型:合谷、曲池、肝俞、太冲、血海。②肝肾阴虚型:关元、气海、肾俞、足三里、三阴交。

操作:①星状神经节埋线。②用PDO或PPDO线垂直埋线法。2组穴位分2次使用,每8周治疗1次,2次为1个疗程。治疗1周后需要通过穴位按摩来实现局部穴位的刺激,增强疗效时间。术后加强按摩刺激,至术后2个月。

局部埋线方案:设计埋线位置,小线井字格交叉浅层布线。可搭配水光注射进行局部美白或全脸美白治疗辅助。

3.湿疹

湿疹是一种常见的由多种内外因素引起的表皮及真皮浅层的炎症性皮肤病。其特点为自觉剧烈瘙痒,皮损多形性,对称分布,有渗出倾向,慢性病程,易反复发作。湿疹分急性、亚急性、慢性3期。急性期具渗出倾向,慢性期则浸润、肥厚。有些病人直接表现为慢性湿疹。

湿疹病因复杂,常为内外因相互作用的结果。内因如慢性消化系统疾病、精神紧张、失眠、过度疲劳、情绪变化、内分泌失调、感染、新陈代谢障碍等,外因如生活环境、气候变化、食物等,均可影响湿疹的发生。外界刺激如日光、寒冷、干燥、炎热、热水烫洗以及各种动物毛皮、植物、化妆品、肥皂、人造纤维等均可诱发。湿疹是复杂的内外因子引起的一种迟发型变态反应。

湿疹采用西医治疗方式相对效果并不理想,同样在埋线抗衰治疗中是不适合对象。所以采用中医基础理论的治疗配合埋线就尤为突出,且效果显著。

(1)临床症状:

中医文献中记载的"浸淫疮""旋耳疮""绣球风""四弯风""奶癣"等类似西医学的急性湿疹、耳周湿疹、阴囊湿疹、异位性皮炎及婴儿湿疹等。近年来,湿疹的发病呈上升趋势,这可能与气候环境变化、大量化学制品在生活中的应用、精神紧张、生活节奏加快、饮食结构改变等因素均有关系。

①急性湿疹:自觉剧烈瘙痒,破损多形性,红斑、丘疹、丘疱疹或水疱密集成片,易渗出,境界不清,周围散在小丘疹、丘疱疹,常伴有糜烂、结痂,如继发感染,可出现脓包或脓痂。处理适当则炎症减轻,皮损可在2～3周后消退,但常反复发作并可转为亚急性或慢性湿疹。

②亚急性湿疹:急性湿疹炎症减轻后,仍有剧烈瘙痒,皮损以丘疹、结痂和鳞屑为主,可见少量丘疱疹,轻度糜烂。治疗恰当,数周内可痊愈;处理不当,则可急性发作或转为慢性湿疹。

③慢性湿疹:常因急性、亚急性湿疹反复发作不愈而转为慢性湿疹;也可开始不明显,因经常搔抓、摩擦或其他刺激,以致发病开始时即为慢性湿疹。其表现为患处皮肤浸润肥厚,表面粗糙,呈暗红色或伴色素沉着。皮损多为局限性斑块,常见于手足、小腿、肘窝、乳房、外阴、肛门等处,边缘清楚。病程慢性,可长达数月或数年,也可因刺激而急性发作。

(2)埋线治疗:

主穴:星状神经节、驷马三穴、足三里、曲池、血海、三阴交。
配穴:湿热型选足三里、水分、曲池、中极、血海;虚实夹杂型(血弱脾虚夹杂湿热)选足三里、丰隆、三阴交、脾俞、阴陵泉。

操作:①星状神经节埋线。②用PDO或PPDO线垂直埋线法。2组穴位分2次使用,每8周治疗1次,2次为1个疗程。治疗1周后需要通过穴位按摩来实现局部穴位的刺激,增强疗效时间。

4.体型肥胖

肥胖症是一组常见的代谢综合征。当人体进食热量多于消耗热量时,多余热量以脂肪的形势储存于体内,其量超过正常的生理需要量,且达到一定值时遂演变为肥胖症。单纯性肥胖是各类肥胖中最常见的一种,约占肥胖人群的95%。这类患者全身脂肪分布比较均匀,没有内分泌紊乱现象,也无代谢障碍疾病,其家族往往有肥胖病史。这种主要由遗传因素及营养过剩引起的肥胖,称为单纯性肥胖。

(1)临床症状:

肥胖症的临床症状随不同的病因而异,继发性肥胖症处肥胖外具有原发病群,可见于任何年龄,幼年型者自幼肥胖,成年型者多起病于20～25岁,但临床以40～50岁的中青年女性为多,60～70岁以上的老年人也不少见。男性脂肪分布以颈项部、躯干部和头部为主,而女性则以腹部、下腹部、胸部乳房及臀部为主。

根据体征及体重即可诊断。首先必须根据患者的年龄及身高查出标准体重,或以下列公式计算:标准体重(kg)=[身高(cm)-100]×0.9。如果患者体重超过标准体重的20%即可诊断为肥胖症,但必须排除由于肌肉发达或水分潴留的因素。

(2)埋线治疗:

①脾虚湿阻型:

主穴:星状神经节、脾俞、丰隆、足三里(增强食欲)。
配穴:太白、足三里、阳陵泉、三阴交、中脘、水分、百会、胃俞。便溏,配天枢、大肠俞;疲乏,配关元、气海;下肢肿,配丰隆。

操作:a.星状神经节埋线/专用2#线垂直入线。b.用PDO或PPDO线体对折旋转埋线法。2组穴位分3次使用,每4周治疗1次,3次为1个疗程。治疗1周后需要通过穴位按摩来实现局部穴位的刺激,增强疗效时间。

局部埋线方案:设计埋线位置,井字格交叉布线深浅两层,哪里不满意哪里布线。1周后再配合仪器局部按摩振动加热,持续4～8周。

②胃肠实热型:

主穴:星状神经节、胃俞、内庭、曲池、中脘(强刺激)。
配穴:足三里、公孙、上巨虚、下巨虚、小肠俞、关元。便干,配便秘点(脐旁3寸);口臭,配上脘;食欲强,配气海(减少饥饿感)。

操作:a.星状神经节埋线/专用2#线垂直入线。b.用PDO或PPDO线体对折旋转埋线法。2组穴位分3次使用,每4周治疗1次,3次为1个疗程。治疗1周后需要通过穴位按摩来实现局部穴位的刺激,增强疗效时间。

局部埋线方案:设计埋线位置,井字格交叉布线深浅两层,哪里不满意哪里布线。1周后再配合仪器局部按摩振动加热,持续4～8周。

③肝郁气滞型:

主穴:星状神经节、肝郁、太冲。
配穴:期门、支沟、三阴交、气海、太溪、阳陵泉、公孙、行间、曲泉、膈俞、肾俞。月经不调,配血海;闭经,配次髎;口苦咽干,配胆俞;多饮,配中脘(强刺激)。

操作:a.星状神经节埋线/专用2#线垂直入线。b.用PDO或PPDO线体对折旋转埋线法。2组穴位分3次使用,每4周治疗1次,3次为1个疗程。治疗1周后需要通过穴位按摩来实现局部穴位的刺激,增强疗效时间。

局部埋线方案:设计埋线位置,井字格交叉布线深浅两层,哪里不满意哪里布线。1周后再配合仪器局部按摩振动加热,持续4～8周。

④脾肾两虚型:

主穴:星状神经节、关元、命门。
配穴:脾俞、肾俞、三阴交、气海、太溪、足三里、天枢、阴陵泉、水分、三焦俞。下肢肿,配阴陵泉;下利清谷,配中脘(灸)。

操作:a.星状神经节埋线/专用2#线垂直入线。b.用PDO或PPDO线体对折旋转埋线法。2组穴位分3次使用,每4周治疗1次,3次为1个疗程。治疗1周后需要通过穴位按摩来实现局部穴位的刺激,增强疗效时间。

局部埋线方案:设计埋线位置,井字格交叉布线深浅两层,哪里不满意哪里布线。1周后再配合仪器局部按摩振动加热,持续4～8周。

所有埋线抗衰老治疗过程中,由于年龄和生活压力,每个人均有不同程度的亚健康以及身体健康隐患。如失眠、内分泌失衡、饮食节律、体型、气血等。如在埋线抗衰治疗中,由上案例不难看出"星状神经节"称之为百搭操作。再根据体质辨证搭配其他配穴,不仅能做健康相关治疗,还能更加彻底地改善抗衰老最核心的体质因素。

二、埋线应用中的"一针疗法"

在一些埋线抗衰老治疗中,某些治疗方案既简单又有效,而且创面非常小,只需要利用1针就能实现不同问题的治疗而略显神奇,其实熟悉中医基础理论就能明白其中的奥秘。这些方案在古医籍中早有记载,只是我们在延续使用罢了。例如,在一些治疗中,有些机构采用了这种方式:3980.00元/针,具体需要做多少针就由客户来决定。我们通常建议这神奇的一针用来体验或者赠送,服务于广大患者,既减少患者经济压力,又能帮助他人解决问题。

1.产后身痛/无名指第二关节尺侧

无名指第二关节尺侧进针,向手腕方向平刺寸许,通常患者会有全身发热的感觉,疼痛随之缓解;如不发热,则不是产后身痛,可考虑痹证疼痛。

2.眩晕/百会穴

如果眩晕兼有呕吐,则取百会前0.5寸。眩晕兼有头痛者,视头痛部位在百会穴前后左右0.5寸处取穴。顽固性眩晕用小艾炷灸30壮(此处,龙医生提到他父亲通常灸300壮,并取橘子皮一块点燃以拇指按压于百会穴处;他本人一般灸90～200壮,以热量沿督脉传至长强穴为度)。

3.痛经/至阴穴

热证用针,刺入0.5～1.0寸,留针5～10分钟,摇大针孔出针;寒证用艾灸,5～7壮。一般月经前疼痛多属寒证;月经中期疼痛多属热证、瘀证;月经停止后疼痛多属虚证。如果是属于虚证的痛经,则艾灸腰部第十七椎旁压痛点。月经期引发的头痛,则取腰部第十七椎旁压痛点,艾灸关元(也可以脐贴神阙)。

4.手脚凉、麻/按压无名指指甲根部

手脚凉、麻属于气血不畅者,可按压无名指指甲根部,默数"一、二",放开,再按,如此反复。

5.胃病/督脉

神道、灵台、至阳一带压痛点:督脉神道、灵台、至阳一带寻找压痛点针刺,配合足三里、公孙二穴艾灸。

6.痔疮/合阳穴

合阳穴旁青筋暴露处,以三棱针点刺放血并拔罐,通常10分钟到1小时,疼痛就会逐渐消失。

7.肩周炎/阿是穴、肩井穴

综合分析,根据疼痛部位确定阿是穴,分别于对应的手指至手掌部寻找压痛点,一般取井穴。

8.偏头痛/对侧三间穴至合谷穴之间压痛点

三间穴至合谷穴之间找压痛点,左侧疼取右侧,右侧疼取左侧。按压此处还可以治疗便秘。

9.牙痛/肩井穴

按压肩井穴,如需针刺,针尖要斜向前。此外,用吴茱萸、大黄、胆南星、黄连等研末,调成泥状外敷脚心,效果也很好。

综合评论:

在埋线抗衰治疗中,多数都会有一定程度的身体不适或各类痛证,在埋线抗衰治疗范围以外。利用现有的材料根据穴位的性质,可以选择不同粗细的针体(如泻血/25G-18G锐针,循经埋线则:29G-27G细针)把连带的治疗一起做完。既不增加成本又能帮到患者。

三、循经穿刺埋线疗法

循经穿刺埋线疗法是针对肌肉、韧带产生的筋结,造成经穴不通,从而引发疼痛或脏腑病变的新型埋线疗法。经络满布人体,贯穿全身,是运行气血的通路,经络阻塞气血运行不畅必形成瘀滞。西医学上有"结节性筋膜炎",位于皮下深处,与皮肤无粘连而与深部筋膜粘连着,这种"结节性筋膜炎"的结节多数在深筋膜,也就是经筋学的"筋结"会造成经络运行气血、联系脏腑和体表及全身各部的通道受到阻滞,影响人体功能的调控系统,产生肢体或脏腑相应的症状。改善气血循环不畅!肌肉以及筋膜粘连,就成了治疗关键,循经穿刺埋线松解术对筋结的发生—变化—消除及减少复发有着丰富的认识和经验。埋线穿刺通过对筋结的治疗,可以使筋结变软、变小甚至消失,同时局部穴位埋线可以加速局部的代谢,防止再沉积,减少二次筋结的产生,伴随着这一过程,就是病症缓解直至痊愈的过程。

1.循经疗法的优势

(1)经穴长效刺激和病灶点穿刺结合,直达病灶。

(2)循经穿刺松解短期疗效立竿见影,线体长效刺激远期疗效更佳。

（3）经穴改善体质，病灶点更针对性、更速效地解决软组织粘连、增生、钙化形成的结节。病灶处埋线，有效防止穿刺病灶点发生二次粘连减少复发。

（4）利用现有埋线抗衰植入材料和工具就能完成操作，既不增加成本又能增加疗效。

（5）操作简单方便，诊断便捷。并可进行多种联合应用，治疗范围相当广泛。

2.循经松解埋线操作

①按照肌纤维走向植入。②按照经络分布埋置。③找到筋结点穿刺并植入线体。④应在局部埋入浅筋膜内。通常这种方式操作诊断非常简单，效果也立竿见影。可以用于埋线抗衰治疗中的辅助治疗，利用现有的手头材料就可以完成操作。但是切记：背部植入勿深，"腹深如井，背薄如饼"。否则很容易形成穿刺性气胸，伤及肺叶。在这里我们只对最基础最简单的几个案例来进行分享，如果需要更详细地了解，建议单独进行学习更加系统全面的治疗方案。

（1）一针面部提升法/肩井穴（根据经络走向分布）：按压找到肩井穴或阿是穴痛点，找到瘀堵的筋结点，捏起皮肤入针皮下覆盖肩井穴与阿是穴（穿刺筋结点），按照经络走向埋入浅筋膜内，留针15分钟，植入单侧面部自然上扬提升。

材料规格：29G/38mm或27G/60mm，6-0或3-0；专用逆向锯齿线。

辅助方案：取"手少阳三焦经"上的消泺、臑会、肩髎、天髎、天牖、翳风、瘈脉、颅息、角孙、耳门、耳和髎、丝竹空小线循经覆盖。

（2）一针肩颈放松法/大椎穴（根据肌肉组织分布）：通过按压找到大椎穴附近的筋结点位置，按压特别疼痛且有筋结，本部局部皮肤较厚同样捏起来，采用27G/3-0逆向锯齿专用线/60mm。竖线条穿刺筋结点。

材料规格：27G/60mm/3-0；专用逆向锯齿线。

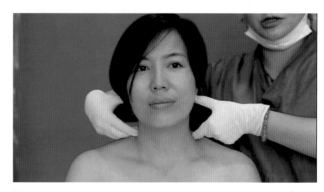

图13-3-1

辅助方案：①配穴：束骨、昆仑、腕骨、后溪、太溪、大钟（根据辨证施针入线）。②局部小线循经覆盖（颈夹肌、肩胛提肌、小菱形肌、斜方肌等，顺肌肉纹理植入浅筋膜内）。

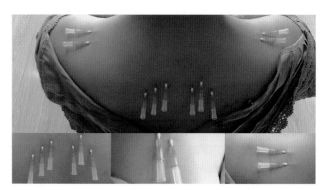

图13-3-2

（3）一针减肥法/中脘穴（根据脉络分布）：重点刺激中脘穴。选取较粗的埋线针。上部：建里破皮，钝性分离至神阙上部，植入整条线体覆盖植入2#锯齿PPDO线，筋结点加强小线植入。下部：中极破皮钝性分离至神阙，植入2#锯齿PPDO线。横向：带脉近神阙位分离，整条脉络植入2#锯齿线。十字架植入。

材料规格：18G/200mm/2#线/专用锯齿线。也有人采用剥离方式进行治疗同样有效。

辅助方案：①也可以采用小线进行辅助治疗，针对面部脂肪较厚的垂直给线均匀覆盖。②配合仪器设备进行辅助治疗，效果更加突出；单次治疗可以实现4～8cm/月。

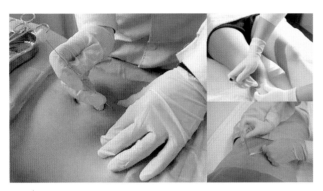

图13-3-3

总结：

这种方式主要根据疼痛部位进行治疗的一种方式，找到痛点即找到筋结点。①可以通过埋线植入破坏筋结点。②也可以通过钝性、分离筋膜粘连来实现治疗。③还可以通过埋线覆盖按照肌肉纹理走向、经络走向进行表浅植入同样有效。但是这种治疗方案由于材料的不一，刺激点的持续性也不一样。所以需要通过后续的辅助按摩手段以加强后续的疗效。

四、女性常见问题埋线治疗

埋线抗衰治疗中，部分女性均有不同程度的健康方面的隐患。结合埋线抗衰治疗术和穴位搭配治疗，往往会获得意想不到的效果。特别是女性常见的生理周期综合征、生活中的落枕等，接下来我们做几个简单的案例分享。

1.便秘

从现代医学角度来看，便秘不是一种具体的疾病，而是多种疾病的一种症状。便秘在程度上有轻有重，在时间上可以是暂时的，也可以是长久的。由于引起便秘的原因很多，也很复杂，因此，一旦发生便秘，尤其是比较严重的、持续时间较长的便秘，这样的患者应及时检查，查找引起便秘的原因，以免耽误原发病的诊治，并能及时、正确、有效地解决便秘的痛苦，切勿滥用泻药。

便秘也可由肛周疾病如痔、瘘、结肠癌、直疝等引起，某些铁、铝、钙制剂也可引起便秘。由于习惯性便秘患者往往长期服用泻剂，也可导致肠功能紊乱。部分接受埋线抗衰治疗的客户，在现有的材料中可以搭配进行使用。

埋线治疗：

取穴：大肠俞、天枢、上巨虚、归来、下巨虚、曲池、支沟。

配穴：热结加合谷；气滞加中脘、行间；久病体弱寒秘者加脾俞、胃俞；气虚加灸神阙、关元。

材料：27/38mm逆向锯齿穴位线；穴位专用线：1#或2#PPDO/1.5cm。

操作：注线法，常规消毒后，穴位线用12号针，1#线1.5cm，刺入穴位，得气后，边推针芯，边退针管，将线注入穴位，埋线2次为1个疗程，60天后再埋第2次。

2.偏头痛

偏头痛是反复发作的一种搏动性头痛，属众多头痛类型中的主要类型。它发作前常有闪光、视物模糊、肢体麻木等先兆，数分钟至1小时左右出现一侧头部一跳一跳地疼痛，并逐渐加剧，直到出现恶心、呕吐后，感觉才会有所好转，在安静、黑暗环境内或睡眠后头痛缓解。在头痛发生前或发作时可伴有神经、精神功能障碍。同时，它是一种可逐步恶化的疾病，发病频率通常越来越高。据研究显示，偏头痛患者比平常人更容易发生大脑局部损伤，进而引发中风。其偏头痛的次数越来越多，大脑受损伤的区域会越大。

长期反复发作的头痛史，间隙期一切正常，体检正常及偏头痛家族史诊断并不困难。动静脉畸形也可伴发偏头痛，应做头颅CT扫描或脑血管造影明确诊断。复杂型偏头痛由器质性疾病引起，应作神经影像学检查。枕叶或颞叶肿瘤初期亦出现视野缺损或其他视觉症状，但随着病情的进展最终可出现颅内压增高症状，老年人颞枕部头痛需除外颞动脉炎，颞浅动脉或枕动脉增粗如绳索状，波动明显减弱或消失，动脉活检见特征的多核巨细胞浸润。

（1）症状分型：

①不伴先兆的偏头痛（普通型偏头痛）：发作性中度到重度搏动性头痛，伴恶心、呕吐或畏光。体力活动使头痛加剧。发作开始时仅为轻到中度的钝痛或不适感，几分钟到几小时后达到严重的搏动性痛或跳痛。约2/3为一侧性头痛，也可为双侧痛，有时疼痛放射至上颈部或肩部。头痛持续4～72小时，睡眠后常见缓解。发作间有明确的正常间隙期。若90%的发作与月经周期密切相关，称月经期偏头痛。至少出现上述发作5次，除外路内外各种器质性疾病。

高级篇

②伴有先兆的偏头痛（典型偏头痛）。

A.先兆期：视觉症状常见，如畏光。眼前闪光、火花或复杂视幻觉，继而出现视野缺损、暗点、偏盲或短暂失眠。少数患者可出现偏身麻木、轻度偏瘫或言语障碍。先兆大多持续5～20分钟。

B.头痛期：常在先兆开始消退时出现。疼痛多始于一侧眶上、眶后部或额颞区，逐渐加重而扩展至半侧头部。头痛为搏动性，呈跳痛或钻痛，程度逐渐加重发展成持续性剧痛。常伴恶心、呕吐、畏光、畏声。有的患者面部潮红，大量出汗，眼结膜充血；有的患者面色苍白，精神萎靡厌食。一次性发作可持续1～3日，通常睡觉后头痛明显缓解，但发作过后连续数日倦怠无力。发作间歇期一切正常。

(2) 埋线治疗：

取穴：颈夹脊、三阳络、太阳、风池、百会、阿是穴。

材料：27/38mm逆向锯齿穴位线；穴位专用线：1#或2#PPDO/2cm。

操作：注线法，选好穴位后，常规皮肤消毒不必麻醉，以增强穴位刺激，进针2cm，埋入1#PPDO线1cm，或直接使用38mm逆向锯齿。术后必须按摩2个月以上。

3.月经不调

月经不调也称月经失调，为妇产科常见问题。表现为月经周期或出血量的异常，或是月经前、经期时的腹痛及全身症状。病因可能是器质性病变或是功能失常。许多全身性疾病如血液病、原发性高血压、肝病、内分泌病、流产、宫外孕、葡萄胎、生殖道感染、肿瘤（如卵巢肿瘤、子宫肌瘤）等均可引起月经失调。

中医一般将月经不调归纳为月经先期、月经后期、月经过多或月经过少。但临床上往往不是单纯一种症状出现，如月经过多常与月经先期并见，月经过少常与月经后期并见。

(1) 临床症状：月经先期（月经提前1周以上），月经后期（月经错后1周以上），月经先后无定期（月经时前时后），月经过少（月经周期正常而经量很少），月经过多（月经周期正常而持续时间超过7天，总量也增多）。

①痛经：月经期间合并下腹部严重疼痛，影响工作和日常生活，分原发性和继发性两种。

②经前紧张综合征：少数妇女在月经前出现的一系列异常征象，如精神紧张、情绪不稳定、注意力不集中、烦躁易怒、抑郁、失眠、头痛、乳房胀痛等。多由于性激素代谢失调及精神因素引起。

③多囊卵巢综合征：原因不明。表现为月经稀发或闭经、不孕，多毛和肥胖等症状，双卵巢呈多囊性增大。

④更年期综合征：部分妇女在绝经期前后出现一系列自主神经紊乱的症状，如性功能减退、阵发性出汗、皮肤潮红等。一般发生在45～52岁，由于卵巢功能衰退所致。

(2) 埋线治疗：

取穴：脾俞、中极、三阴交、肾俞、关元、血海、足三里、太冲、子宫。

配穴：实热证者加行间；肾虚者、虚热证者加太溪；气虚证者加脾俞；月经过多者加隐白；腰骶疼痛者加次髎；郁者加期门；胸胁胀痛者加膻中、内关。

材料：27/38mm逆向锯齿穴位线；穴位专用线：1#或0#PPDO/2cm。

操作：注线法，1#。辨证取穴，2个月1次，2次为一疗程。术后1周必须按摩，持续到第2个月结束。

4.乳腺增生

乳腺增生是女性最常见的乳房疾病，其发病率占乳腺疾病的首位。近些年来，该病发病率呈逐年上升的趋势，年龄也越来越低龄化。据调查，70%～80%的女性都有不同程度的乳腺增生，多见于25～45岁的女性。

乳腺增生是乳房组织导管和乳小叶在结构上的退行性病及进行性结缔组织的生长，其发病原因主要是由于内分泌激素失调。那么又是哪些原因导致内分泌激素紊乱呢？中医认为，情志不畅，肝气不得正常疏泄而气滞血瘀，冲任不调者，常有月经紊乱，面部色斑。现代医学认为婚育、膳食、生存的环境与遗传因素是乳腺发病的主要原因。

(1) 临床症状：主要以乳房周期性疼痛为特征。起初为漫游性胀痛,触痛为乳房外上侧及中上部为明显,每月月经前疼痛加剧,行经后疼痛减退或消失。严重者经前经后均呈持续性疼痛。有时疼痛向腋部、肩背部、上肢等处放射。患者往往自述乳房内有肿块,而临床检查时却仅触及增厚的乳腺腺体。有极少数青春期单纯乳腺小叶增生,2年左右可自愈,大多数患者则需治疗。

①肝郁气滞性:月经先期或者行经期乳房肿痛,随喜怒消失,一侧或双侧可扪及大小不等的串珠状节结,肿块多为绿豆大步节结,或呈粗条索状。质韧不坚硬,按之可动,不与深部组织粘连,竞价不清,月经周期不足,经量较多,胸闷暧气,精神抑郁,心烦易怒。

②冲任不调型:乳房有肿块,经前或经期疼痛加重,经行后减轻或消失,经期多后延,经痛不剧,经量少、身倦无力,腰酸肢冷,少腹畏寒,日久失治者,少数可发生癌变。

(2)埋线治疗:

主穴:星状神经节。
配穴:膻中、肩井、天宗、肾俞、合谷、血海、三阴交;八字疗法的乳房对应点。

材料:27/38mm逆向锯齿穴位线;穴位专用线:1#或0#PPDO/2cm。

操作:注线法,2#线3cm,下肢穴位用PPDO线。

5.痛经

痛经,系指经期前后或行经期间,出现下腹部疼挛性疼痛,并有全身不适,严重影响日常生活者。痛经分原发性和继发性两种。经过详细妇科临床检查未能发现盆腔器官有明显异常者,称原发性痛经,也称功能性痛经。继发性痛经则指生殖器官有明显病变者,如子宫内膜异位症、盆腔炎、肿瘤等。

引起痛经的因素很多,常见的有以下几种。

①子宫颈管狭窄:主要是月经外流受阻,引起痛经。

②子宫发育不良:子宫发育不佳容易合并血液供应异常,造成子宫缺血、缺氧而引起痛经。

③子宫位置异常:若妇女子宫位置极度后屈或前屈,可影

响经血通畅而致痛经。

④精神、神经因素:部分妇女对疼痛过分敏感。

⑤遗传因素:女儿发生痛经与母亲痛经有一定的因素。

⑥内分泌因素:月经期腹痛与黄体期黄体酮升高有关。

⑦子宫内膜以及月经血中前列腺素(PG)含量升高,前列腺素E2(PGE2)能作用于子宫肌纤维使之收缩引起痛经。经患者子宫内膜组织中前列腺素含量正常妇女明显升高。

⑧子宫的过度收缩。虽然痛经患者子宫收缩压力与正常妇女基本相同,但子宫收缩持续时间较长,且往往不易完全放松,故发生因子宫过度收缩所致的痛经。

(1)临床症状:痛经是妇科常见病和多发病,病因多,病机复杂,反复性大,治疗棘手,尤其是未婚女青年及月经初期少女更为普遍,表现为妇女经期或行经前后,周期性发生下腹部胀痛、冷痛、灼痛、刺痛、隐痛、坠痛、绞痛、痉挛性疼痛、撕裂性疼痛,疼痛延至骶、腰、背部,甚至涉及大腿及足部。常伴有全身症状:乳房胀痛、肛门坠胀、胸闷烦躁、悲伤易怒。心悸失眠、头痛头晕、恶心想吐、胃痛腹泻、倦怠乏力、面色苍白、四肢冰凉、冷汗淋漓、虚脱昏厥等症状。其发病之高、范围之广、周期之近、痛苦之大,严重影响了广大妇女的工作和学习,降低了生活质量。

(2)埋线治疗:

取穴:地机、中极、足三里、三阴交、归来、气海、次髎、带脉。
配穴:气血两虚配关元、肾俞;寒湿凝滞配命门、天枢。

操作:用注线法。与下次月经来潮的前4天做治疗,依法埋入1#线3cm(用双线),下肢穴位用2#线。

6.子宫脱垂

子宫从正常位置沿阴道下降,宫颈外口达坐骨棘水平以下,甚至子宫全部脱出于阴道口以外,称为子宫脱垂。子宫脱垂常合并有阴道前臂和后壁膨出。又名子宫脱出、阴脱、瘕疾、子宫不收,俗称吊茄子。症见子宫下垂或脱出阴道口外,甚则连同阴道壁或膀胱直肠一并膨出。多由气虚下陷,带脉失约,冲任虚损,或多产、难产、产时用力过度,产后过早参加重体力劳动等,损伤胞络及肾气,而使子宫失于维系所致。部分采用仿生韧带或黏膜切除收紧阴道的群体,

高级篇

必须配合以下穴位埋线方式进行辅助。

(1) 临床症状：

①阴道内脱出肿块：轻度子宫脱垂不易被注意，用力久站子宫脱出外阴道口，休息后能自行还纳，严重时不能回缩，影响活动。

②腰酸背痛，以腰骶部为甚，子宫脱垂程度，下坠感也越重。

③阴道分泌物增加。

④可见排尿困难、尿潴留、尿频、尿急等泌尿系统症状。

⑤可见便秘、肠胀气等。

⑥月经过多、频发，可见生育力下降。

⑦妇科检查可明确诊断。

(2) 埋线治疗：

主穴：足三里、三阴交、提宫穴（骨盆闭孔耻骨下5分）、升提穴。

配穴：子宫、关元、中间（中极穴旁开2分）、长强穴。

操作：注线法。膀胱排空，作妇科检查，还纳子宫于正常位置后，每次可选2个穴位，交替使用。选准穴位后，常规消毒，局部皮内麻醉，将0#PPDO线1.0～1.5cm放入12针，垂直刺入穴位，当产生针感后，将线推入并拔出针，用无菌敷料覆盖针孔，胶布固定。半个月1次。可连续埋线2～3次。埋线后第一天开始，根据患者的病证随证加服补中益气丸、龙胆泻肝丸等，直至症状明显改善，同时艾灸长强穴，每日1次，每次15分钟。

7.肩周炎

肩周炎是一种常见的关节囊粘连性炎症，导致关节僵硬、活动受限。一般若保持原来姿势，不会有剧烈的疼痛。肩周炎有时感觉肩部不适，所以就很少活动，如肩部有外伤史或是出现某种慢性的疼痛，肩关节就会变得僵硬，活动受限、疼痛，久之产生恶性循环，肩部活动受限，肩关节僵硬等症状加重。肩周炎常常起因于创伤或是腱鞘炎、滑囊炎，也可能由中风引起。目前学术界对本病病因尚有很多争论。任何可以引起肩关节活动受限的原因都可能发展成为肩周炎。

肩周炎起病缓慢，患者往往记不清确切发病的时间，有些是在劳累受凉或轻微外伤后感到肩部隐痛或酸痛，有的则无任何明显诱因，只是在做某一动作如梳头、穿脱衣、系腰带时出现疼痛或使疼痛加重，按压局部可使疼痛减轻。有时疼痛可向肘、手、肩胛部放射。正常状态时呈自卫状态以保护患肢，遇过度疲劳可引起剧烈的锐痛。夜间疼痛常可加重，常因变换体位和姿势而从睡梦中痛醒，患者为了减轻疼痛不敢取患侧卧位，少数严重疼痛者甚至彻夜不眠，严重影响了患者的生活质量，给患者的身心造成不同程度的伤害。肩周炎的病程较长，可达数年至数月。这无疑会给患者带来很多痛苦和不便，但一般均不至引起严重后果。但有时有少数患者可发展至关节完全强直，导致丧失部分生活能力和工作能力。因此，患了肩周炎后，不论病情轻重，都不能掉以轻心，应当及时检查并在医生的正确引导下积极进行有效的治疗。

埋线治疗：

主穴：健侧肩髃透刺臂臑，肩前透刺臂臑、阳陵泉、八字对应点（治疗肩周炎取对侧对应点，应用动气法使针感传向患侧）。

操作：针入1～3寸，左痛针右，右痛针左，针尖斜向患肢，大幅度提插捻转，患者感到扎针出发胀或发热为妙，一边行针一边嘱患者活动患肢。采用9号针2cm0#线；针刺阳陵泉前，可先在对侧阳陵泉附近找压痛点，按压压痛点时肩部疼痛减轻或消失，刺之必效，让患者咳嗽一声，随咳进针，以减轻患者针刺时的痛感，针刺同时嘱患者活动患肢，针入痛消。

8.神经衰弱

神经衰弱是一种常见的神经病症，患者常感脑力和体力不足，容易疲劳，工作效率低下，常有头痛等躯体不适感和睡眠障碍，但无器质性病变存在。神经衰弱的患者常诉"睡不着"，上床以前似乎头昏欲睡，上床以后脑子静不下，思维活跃，浮想联翩，因此心里很着急，越急越睡不着，患者可能会试用各种方法使自己静下来，或做其他放松试验，但往往无效。此时，患者对周围的各种声、光刺激特别敏感，时钟的嘀嗒声、汽车的喇叭声、脚步声、别人的鼾声、室外的灯光、音乐声等，都会成为其失眠的理由，患者恨不得周围不得有任何光线和声音。但即使在十分安静的环境里，患者也会有"理由"失眠，如自己的心跳也会烦得无法入睡，这样折腾数小时才能入睡。不久，鸡鸣天亮又该起了。

由于某些长期存在的精神因素引起脑功能活动过度紧张，从而产生了精神活动能力的减弱。其主要临床特点是易于兴奋又易于疲劳。常伴有各种躯体不适感和睡眠障碍，不少患病前具有某种易感素质或不良个性。

(1) 临床症状：精神症状和躯体症状，归纳为六大症状。

①脑力不足、精神倦怠：由于内抑制过程减弱，当受到内外刺激时，神经衰弱，患者的神经细胞易兴奋，能量消耗过多，长期如此，患者就表现为一系列衰弱症状。患者经常感到精神不足、萎靡不振、不能用脑，或脑力迟钝、不能集中注意力、记忆力减退。工作效率减退。

②对外刺激的敏感：日常工作生活中，一般的活动如读书看报、收看电视等活动，往往可作为一种娱乐放松活动，但此时本病患者非但不能放松神经，消除疲劳，反而精神特别兴奋，不由自主地会浮想联翩，往事一幕幕展现在眼前，眼睛在看电视，自己的脑子常也在"放电影"。尤其是睡觉以前本应该静心入睡，而患者不由自主地回忆、联想往事，神经兴奋无法入睡，深为苦恼。此外还有的患者，对周围的声音、光线特敏感，对其强弱的变化斤斤计较，引以苦恼。

③内抑制帮助我们冷静地处理问题。神经衰弱患者，由于内抑制下降，从而表现为情绪波动大，对各种刺激在未做出细致的分析和鉴别之前就大怒和大喜，缺乏正常人所具备的忍耐性。表现情绪急躁，喜与别人争吵，工作稍有不顺心，就对别人发脾气。若碰到好消息，马上就大喜过望、热泪盈眶不能自制。

④紧张性疼痛：通常由紧张情绪引起，以紧张性头痛最常见。患者感到头痛、头涨、头部紧压感，或颈项僵硬，有的还表现为腰背、四肢肌肉痛。这种疼痛的程度与劳累无明显关系，即使休息也无法缓解。疼痛的表现也往往很复杂，可以表现为持续性疼痛，或间歇性疼痛，有的患者还表现为钝痛或刺痛。总的来说，神经衰弱患者紧张性疼痛表现繁多，但与情绪紧张密切相关。

⑤失眠、多梦：睡眠是人脑最好的休息方式之一，一般来说人生中有1/3左右的时间是在睡眠中度过的。睡眠时大脑皮质的皮质下部处于广泛的抑制状态，由脑干中特定的中枢进行调节，使大脑进行内部的重组、整顿和恢复。神经衰弱患者，由于大脑皮质的内抑制下降，神经易兴奋，睡眠时不易引起广泛的抑制扩散，难以入睡或不够深沉，容易惊醒或失眠时间太短，或醒后又难以再睡。长期如此，势必形成顽固性失眠。失眠后白天头昏脑涨，精神萎靡，使学习、工作效率低下，患者深感痛苦。到了晚上又担心失眠。从而，因焦虑而失眠，由失眠而焦虑，互为因果，反复影响，终为神经衰弱的失眠症。

⑥心理生理障碍：有些神经衰弱的患者，求治的主诉（患者最痛苦、最主要的症状）可能不是上述的5种，而是一组心理障碍的症状，如头昏、眼花、心慌、胸闷、气短、尿频、多汗、阳痿、早泄、月经不调等，很容易把本病的基本症状掩盖起来。焦虑是许多患者的基本症状之一。焦虑可能是易于疲惫、记忆障碍、失眠的继发症状。患者经常对现实生活中的某些问题过分担心或烦恼，也会对未来可能发生的、难以预料的某些危险而担心烦恼。

总的来说，神经衰弱患者的临床症状是复杂的，通常认为最主要的表现是脑力不足、失眠、敏感、情绪波动等。

心理治疗：可以通过解释、疏导等向患者介绍神经衰弱的性质，让其明确本病并非治愈无望，并引导其不应将注意力集中于自身症状之上，支持其增加治疗的信心。另外，还可采用自我松弛训练法，也有心理医生采用催眠疗法治疗。

(2) 埋线治疗：

主穴：人中、合谷、太冲、足三里、内关、神门、心俞、肾俞，颈夹脊(1～3)。

配穴：失眠加风池透风池，头疼加太阳，记忆力减退加百会、四神聪。

操作：注线法，背部穴位尽量与表里经的俞穴用透穴，一般以1#线为主，60～80天埋线一次。

高级篇

第十四章　埋线常见并发症的治疗

埋线抗衰老综合临床实用指南

Comprehensive Guidelines of Clinical Application of the PDO/P-DO Implantation Anti-aging Technology

第十四章　埋线常见并发症的治疗

在抗衰美容应用中,埋线应用越来越普及,越来越广泛,接受埋线治疗客户群体自然也越来越多。由于参差不齐的技术水平和不良材料的应用。总会遇到因为忽略了小的细节而产生的各种问题。无论是对客户还是操作者来说,埋线术后并发症的治疗都是一门必修基础课。

第一节　埋线抗衰并发症形成的原因与预防

一、埋线抗衰并发症形成的原因

埋线抗衰治疗中的并发症其实并不多见。通常都是人为的因素造成的比较多,形成这些并发症或者效果不太好主要有以下因素。

1.没有"剂量"标准概念

在埋线抗衰治疗中,剂量是效果非常关键的一个因素。而很多人都会忽略剂量的存在,只知道按照要求设计布线,但是不明白为什么要按照这种要求布线。具体布线的标准和层次、线号、线长、布线密度等没有明确清晰的概念。所以导致很多在操作临床中的效果不尽人意或者时间不长。

众所周知,所有治疗用药的"剂量"是治疗的关键。多了容易引发中毒以及其他不良反应,少了通常达不到预期的治疗效果。而标准有效的治疗用药量统称为"剂量"。而埋线的操作剂量非常关键,太多的剂量治疗会造成浪费以及不良的收效,太少的剂量往往没有效果和持续时间不长。在前面的章节中我们已经进行了详细的介绍。

2.无入线、止线概念

无论是大线还是小线,这是最基础的常识。由于人体面部或身体轮廓凹凸不平,通常和皮肤、脂肪、肌肉、腱膜厚薄分布有关。那么在肌肉不断运动形成皱纹、凹陷或局部突出、松弛等现象者,则必须对入线位和止线位有清晰的认识和了解。否则容易造成凹陷位置更为凹陷,突出部分更为突出,而无法达到预期的治疗效果。在之前的章节有过详细的介绍。并非埋线就是将线体埋入皮下就可以实现治疗目的。

3.无行线深浅设计

深浅设计通常为三维治疗方案也适用于锯齿线的应用。这种设计是长效治疗的关键元素,三维立体结合不仅能维持有效的时间长度,也能增加显效性。特别是在双向锯齿线的设计上,非常受用。有些人也用于制作面部的小酒窝,显得非常的自然。很典型酒窝的设计就是深浅缝合粘连设计理念。

也有一部分群体会在凹陷位行线,通常这种方式无论是大线还是小线均会加速凹陷的形成,但是也有采用局部填充的方式,采用大剂量的线材也是有效的。只是材料损耗比较大。

4.无固定与提拉概念

固定与局部提拉是抗衰有效与否必须考虑的因素。手术分离后的联合治疗中会有悬吊、有固定、有提拉,非手术的埋线抗衰也同样采用这种方式和原理,但是根据人体组织结构致密度不一样,提拉固定的理念自然也就不一样。所以在针对埋线抗衰的操作中,能都立竿见影关键取决于提拉位和固定位。但是掌握这项操作的人则必须对线体的结构和设计非常了解,否则就只是学会了表面,而没有学会最关键的部分。

5.无层次解剖应用概念

这是所有的操作中最容易留下后遗症的。所有埋线操作都是建立在对解剖和组织结构了解的基础上进行的,对组织结构不了解,很容易造成很多的后遗症,更不要说效果好坏了。

皮肤、筋膜、脂肪、肌肉、血管、神经等所有的密度都不是一样的。那么在入针之后熟悉解剖的人就会明确地熟悉和了解不同层次和不同组织部位的阻力、柔韧程度。然而不知道解剖结构的操作,犹如闭着眼睛开车。所以才会出现许多后遗症,如腮腺肿大、耳屏前的血肿、提拉无效等。

6.无专业工具辅助

辅助工具直接决定了埋线的有效性和局部特殊的适应性。如面部轮廓的局部矫正、松解、衔接、大角度提拉、长跨度塑形、取线等是否有效。特别是针对面部轮廓比较大位置跨度比较长的部位，还有一些小角度范围的提拉等。辅助工具就非常有效。而且针对特殊埋线术后的修复，没有专用线雕修复类工具，就必须采用手术的方案来进行处理。所以很多人做了很多年的线都一直不明白"入针松解""入针取线""局部矫正"等这些方法。

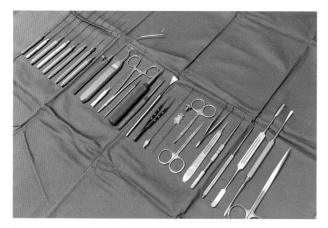

图14-1-1

7.无临床适应意识

无临床适应意识即无改良概念。改良是为了更好地适应埋线技术操作。改良是埋线技术应用中最常用的一种方式，往往这种方式可以有效地减少组织损伤，减少局部瘀青，减少术后修复周期等。同样，改良的针体和线体的应用也尤为关键。不仅可以有效避免不必要的问题产生，还能提高临床适应效能。如不同的鼻小柱高度的人，采用的是相同高度规格的线材料。这个时候有些人就容易顶线，有些人就直接没有效果。

8.无线材针体认知判断标准

客户是否舒适？术后瘀青疼痛时间长短？效果持续时间？就是针对线体和针体的认识标准。很多材料是不适合抗衰和局部操作的。甚至很多人在使用塑料做植入，可想而知数月后的效果是什么，不是埋入效果而是埋下炸弹，迟早会爆炸。有些人只有即时的几个月效果，有些是没有效果，通常是在针体和线体的选择上没有明确的标准。如非常瘦且下垂、皮下脂肪极少、皮肤非常薄，如果选择了2#提拉王来进行操作，最后容易导致局部组织线条感非常明显，提拉位凹凸不平。而对于比较胖的群体、皮下脂肪较厚、真皮厚度较厚、需要提拉的重力较多者，如果选择1-0号线，基本提拉无效。且在1～3个月内必然坍塌、断线下滑、顶出等。

9.无临床综合应用治疗方案

综合应用治疗方案是知识面的体现。综合临床治疗往往效果会更加持久更加有效，犹如针对皮肤、肌肉、筋膜、脂肪等，不同的组织采用不同的方法方式，这样会更加精准地治疗，效果自然也会更加持久。操作者应根据客户的实际情况来选择肉毒毒素、玻尿酸、水光注射还是激光设备等，是手术治疗方案结合埋线来操作，还是埋线中可以加入手术或者针灸治疗理论，一定是结合患者的综合情况，来采用的一套综合治疗方案。而非头痛医头，脚痛医脚。综合临床治疗方案的目的是为了更好地实现客户临床治疗效果。

10.无修复矫正知识

矫正主要是针对不对称或严重凹陷的群体进行的。这种修复理念是以最小的创面修复客户不满意的局部组织。这种治疗方法非常安全有效，即刻操作即刻可以看到，效果持久，客户满意。基本不用考虑恢复周期。由于个人饮食习惯以及运动表情习惯、工作环境的不同通常会造就不少的大小脸、高低眉、上下眼、嘴角不对称、胸部高低不一、手臂、大腿等不对称。而最佳的治疗就是术前的设计和防范。所以埋线操作前必须先熟悉修复治疗观念。

二、如何预防并发症的产生

1.选择胜于努力

众所周知，医疗器械的选择是非常关键的。这也是所有医疗机构在选择材料以及药品的严格程度。不当的医疗器械的选择直接关乎生命和健康，所以无论是埋线的材料还是埋线的工具、器械，都必须严格按照标准来进行审核。

而今商业氛围浓厚的医美市场，却充斥着各种各样不符合要求标准的产品。从某种程度而言，为了实现高利润低成本，各个商家想尽了各种办法来控制成本，而不良材料就此撬开了医美市场的大门。对于很多无知的消费者，为了追求更低的价格，也不惜以身犯险。殊不知这次治疗之后的严重后果。很多工作室也没有弄明白这些贪图便宜的群体，其实根本就不是目标治疗群体，给他们带来的不会是利润，永远只会是风险。所以无论是经营者还是消费者，敬请谨慎选择，要从源头开始杜绝人为伤害。

高级篇

2.预防胜于治疗

埋线90%以上的并发症的产生，都可以在术前进行预防。只有少数的10%左右，为术后护理不当形成。所以有效的预防措施不仅可以减少并发症的产生，还能避免不必要的责任纠纷。

术前的预防主要有以下几个方面：

(1) 学会选择和判断材料是否合乎标准，如材料出现：①玻璃脆化。②线体污染。③针体腐蚀或氧化。④材料设计不合理的处理。⑤材料物理特性简单的测试不达标。⑥材料存储受到影响而变性(如湿度、灭菌检测标签)。⑦线材设计理念如锯齿比例、线材规格等。应从源头预防。

(2) 无菌操作是否达标，主要体现在：①技术操作环境是否符合标准。②操作中的无菌过程是否规范。③术后的无菌防护是否到位等。

(3) 受术者是否适合埋线操作条件：①身体健康状况是否合乎要求。②客户本身经济条件是否允许。③客户心理评估是否正常(避免抑郁症患者)。④操作局部皮肤状态是否符合要求标准(有无感染和肉芽增生、不明异物等)。

术后护理防范主要有：

(1) 交代术后医嘱：①术后日常洗护注意事项。②生活中注意避免环境。③术后用药与修复等。

(2) 做好术后复查：①术后3天、7天的复查，避免感染的产生。②术后修复状态的监护21天。预防各种并发症的产生。

3.关切治疗者从业习惯

治疗者的从业习惯很大程度地影响了埋线术后的效果。如长期处于夜生活工作环境的群体，长期熬夜、喝酒、接待、应酬等，不仅严重影响了埋线术后的恢复，同时也增加了埋线的风险隐患。所以在所有的治疗者进行诊治前，我们必须对治疗者的从业习惯给予关注并做出正确的评估。

第二节　常见客户纠纷案例分析

一、信任危机(鼻部反复感染)

案例：(根据患者描述)

2016年3月21日，接待了一位患者。鼻部感染比较严重，据描述已经接受了3次处理，均未将感染控制。而植入操作者是非执业医师，以前是做激光美容方面的从业者。埋线植入已经3个月了，患者鼻部感染正逐渐变得更加严重。在这3个月内进行了3次治疗和处理，均未将局部感染处治愈。

第一次：对方要求其口服消炎药，注射消炎针(抗生素)治疗，并对局部表皮进行清洗，并涂抹了红霉素软膏。回去发现使用抗生素治疗期间，相对比较稳定并无加重迹象。但是鼻小柱还是肿胀以及疼痛。持续20天左右实在无法忍受，于是又找到操作者进行询问。

第二次：对方将其鼻头用注射器刺破，并挤出鼻小柱感染物，继续要求抗生素治疗，并涂抹红霉素软膏。接下来还是持续疼痛，持续肿胀。

第三次：在接近3个月左右，鼻头又开始出现感染加重，有黄色渗液滴出，且疼痛加剧。最后一次治疗时操作者继续挤出感染物，用生理盐水清洗，抗生素治疗，涂抹红霉素软膏。可是患者明显感觉依然没有进行根本性的治疗，后找到我们。

分析：

试问如果您是患者，在这种情况下还会安然处之?任何患者都会对治疗者失去信任。一旦失去信任，则很难再保持良好的沟通，相对应的医患问题马上进入对峙阶段，引发各种法律纠纷。所以在并发症的治疗和处理上必须迅速处理客户并发症。不能像以上的案例，反复几次都没有真正意义地去由内到外进行处理。

二、心理疾病患者

这类群体我们在服务的过程中会非常的麻烦，所以建议提前进行预防或直接不接待这类客户群体。简单地说这类群体的表现为：超级纠结、犹豫，问题比一万个为什么还多。不仅需要花费大量的时间去解释，同时还需要花费大量的时间回答同样一个重复的问题。这类客户群体建议不要接待。无论结果好坏,这类群体会不断给医生施加很大的精神压力。如果遇上,建议先做心理治疗,再来做美容治疗。

案例:

我们有同事接了1例这类客户,以至于后续压力困扰了他3年之久。他每天至少与客户通话30～40分钟,而且客户问的问题都是无关紧要或者是无关术后痛痒的琐事,更严重的是客户乐此不疲,一熬就是3年。最后使这位朋友已经接近崩溃的边缘,无奈之下,直接把联系方式都换了,最后连单位都换了。这并非医疗事故,而是这类有心理问题的客户要注意防范。

三、材料引发的悲剧

曾经接触过一例患者,埋线已经长达2年多时间。在这段时间内,植入部位每逢刮风下雨、气候季节的改变都会出现不同的疼痛和不适,于是来医院就诊。结果发现所植入材料,在透视下呈现密集的网状不规则条索状物体。在切开皮肤组织后,发现均为不可吸收的PE塑料,由于植入时间较长,局部组织均已形成不规则的筋膜包裹。剥离后取出较粗的6条线体。而比较细的线体根本无法一次性完全取出。而这位患者成了常年PE塑料的携带者,接受天气变化带来的伤痛。

第三节 消费者心理诉求分析

这是一个非常深奥的话题,也是所有医生都非常困惑的。消费者往往只要花了钱就一定要得到想要的效果,无论自身条件怎样,无论过程怎样,无论使用的材料好坏,客户的要求只有一个,就是快速变美。

难免有消费者坚信消费就是上帝的理念,上帝需求什么就必须要得到什么。正是因为这样的心理给很多的医务工作者添加了不少难度。特别是这群有钱还任性的朋友,挑剔、苛刻、要求近乎完美。如果不及早对这些心理予以分析和防范,那么接下来的工作就非常的麻烦。下文将分析一下不同类型的客户心理以及应对的方式。

一、只要变天使,不要变魔鬼

所有整形美容的广告给予大多数群体视觉冲击是非常震撼的,丑女转身变美女的广告四处皆是应有尽有。正是因为这些广告给予很多初次求美者的心理造成了不少的潜暗示。"变美"就是那么简单、那么任性。所以在针对这类期望值很高的群体时,应告之在实现变美的过程中会有痛苦的裂变,术后的瘀青和肿胀恢复周期会比较难看。所以很多人就会有一种观念,马上变天使,但是不接受变魔鬼的术后修复过程。所以医务工作者必须提前给予观念的矫正。

首先要与客户说明一点,所有的埋线抗衰技术,是为了让客户现在的状态变得更好一些、更年轻一些。并现场提拉示范一下(用手将局部皮肤提拉后或收紧后的效果让其观察),让其看到修正后的感觉完全是不一样的状态。感觉更加漂亮自然。当然我建议你可以通过3～4次不断地修正来实现更加年轻漂亮的状态,如果单纯地1次治疗马上变成仙女或者马上回到10年前,那个是绝对不现实的,同时这种治疗建议6～12个月可以做一次补充或者加强。术后会有相对应的恢复周期,会有瘀青和肿胀,在能够接受这个过程的基础上,再来进行治疗会比较妥当一些。

二、花钱就是上帝

这是一种心态,特别是针对比较低端的客户群体。由于对爱美心切又或者是因为自身经济条件不够,所以就非常容易产生这种有事没事只要付了钱,好与坏都是操作者的事。也有一部分由于自身知识文化水平参差不齐,也会有一些特别刁钻和不文明的现象产生。所以在这一类的群体

高级篇

上医务人员尽量予以防范,签署有关手术知情同意书。避免这类不堪的袭扰。

三、价值观决定消费观念

不同的价值观念有着不同的消费观念。对于有一定经济实力且具备一定文化素养的人群来说,埋线已经成为这些人生活中高级、长效的保养品。作为日常保养品,这种治疗方案反而更加实惠,效果也更加实在。所以在消费的时候往往不会做过多的思考。而对于中低阶层的消费者来说,往往都会觉得价格比较贵。甚至贵得离谱,无法接受。究其原因是,价值观和消费水平没有达到标准。

举例:如果一个人在菜市场做卖菜工作,每个月辛苦可以攒下2000~3000元,一年也就是3万~4万元。还要生活开支以及其他费用。这类群体有些在外界刺激下,操作了一个3万元的全脸埋线抗衰项目。并且赠送水光注射1个疗程(4次美白水光注射),附加1次全脸埋线提拉的赠送。相对行业内的人士来说。这个已经是极优惠的价格了。但是对于这位消费者而言,这是他起早贪黑的1年辛苦所得。如果一旦效果不满意,或者加上家人劝导钱的来之不易。试想一下,结果就是矛盾和纠纷自然产生,没有理由也没有原因。这就是价值观念的问题了。所以针对自身消费条件较差的,通常不建议他们操作的原因就在这里,是为了避免不必要的责任和纠纷。也许这份钱放到其他生活中去可能会产生更大的价值。

第四节　埋线并发症的常见分类与治疗

一、埋线效果不理想

埋线效果不理想在埋线抗衰治疗中比较广泛,发生概率非常之高,有接近30%的临床数据调查,结果显示均有不同程度的不满意效果。而效果不理想通常和埋线前对客户的情况了解和设计方案有关。

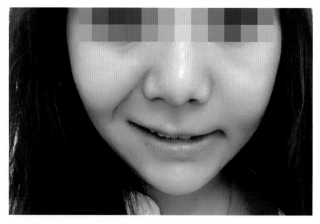

图14-4-1

(1)形成原因:

①植入剂量不够。

②设计方案不合理。

③没有找准适合的固定位和提拉位。

④线体材料选择不恰当。

⑤受术者本身就不适合埋线治疗方案。

(2)常见问题:

①无效提拉位和固定位:层次选择不对、颧弓韧带、颞区腱膜等悬挂不到位,提拉位过深等均会导致效果不理想,提拉不上去或者提拉上了却无法固定。

②线体剂量标准不够:无论大线还是小线,如果数量不够,力量衔接或植入间距过大都会导致效果不理想。

③线体材料选择不当:年龄比较大,真皮比较松软下垂者建议选择适当的PLA、PLLA材料操作。

(3)检查方法:

①提拉位固定位有效与否的确定:通过手工将面部皮肤提拉位向下拉,确定固定位是否牢靠,比较牢靠的固定位是无法拉动的,且能见到线条牵拉痕迹。向上拉则是检测提拉位是否层次精准,提拉位设置比较好的在向上提拉皮肤后,急速松开,会发现有提拉点固定不会动。但是当放下时皮肤也松下去了,说明提拉位没有做好(大线检查)。

②埋线剂量确定是否达标:1个月后通过按压面部皮肤植入部位与未植入部位皮肤,通过皮肤的厚度与硬度,确定剂量是否足够,剂量足够皮肤相对紧致,剂量不够同样皮肤改善不明显(小线检查)。

(4)治疗方案:

①提拉位和固定位没有找好,在术后1个月后可以重新操作,做好固定和提拉,并做好术后对比照来判断。

②小线1个月后的收紧效果不明显,则重新设计,重新增加植入剂量保证效果。

(5)注意事项:

①小线操作需要严格按照3mmX3mm间距操作,大线建议间距2cm左右/根,全脸12根左右。

②大线可以适当采用打结的方式增强固定,或者善用双针线与提拉王。

③埋线植入的群体选择非常关键,不能过于肥胖或者过于衰老类群体。

二、鼻部线体顶出

这一类问题是所有埋线中问题最多的,通常因为设计和操作不当导致。没有完全根据客户的情况来进行选择适当的材料,或者是入线位没有选择好。常见的问题通常分为上、下、内顶出3种与局部顶出后的感染等现象。

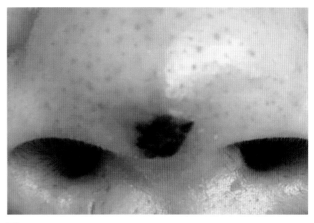

图14-4-2

(1)形成原因:

①操作者没有根据患者鼻型规格进行改良设计。

②鼻部线体自身设计缺陷。

③操作不当,没有达到止线位后局部修剪。

④入线位选择不当形成高顶置点,入线位进再从入线位顶出。

(2)常见问题:

①鼻小柱操作鼻尖顶出:通常针体内外线长不一致,或没有根据鼻小柱高度修剪改良线体。没有考虑鼻子自身长度和线体长度,一味想过度增高形成压力过大顶出。也有埋入线体过少或单线过粗,因截面压力太大而顶出。

②鼻小柱操作底部顶出:从上牙龈、鼻腔内顶出相对比较常见,主要由于暴力操作或者层次把握不对。有时是线顶线的强行埋入,导致线从下顶入口腔。

③鼻小柱顶出后感染:相对顶出后时间比较长才容易出现这类现象,通常在初期发现有顶置点就应该即刻处理,避免感染的形成。

(3)检查方法:

①鼻腔内顶出:直接使用无菌棉签进入鼻孔处围绕鼻小柱周边,紧贴鼻小柱底端,转动棉签,如有顶出线体则会有刮蹭感即确定顶出。也可以采用头灯对准鼻孔不适位进行检查,查看是否露线。上牙龈部线体顶出则直接将上唇向上翻开,直接检查即会发现红肿露线与感染点。

②鼻小柱感染：通常在受到外界挤压后会产生疼痛，外在表现为红肿。触摸局部感觉鼻小柱内部有肿胀物或较硬即确定为局部感染。

③鼻小柱鼻尖线体顶出：初期会发现有突出的小凸点，后期逐步顶出并形成感染。通常可以被提前发现并处理。

(4) 治疗方案：

①鼻小柱线体顶出：11号刀片→选顶出位（做2mm切口破入皮下）→银凤单钩（勾出顶出线体）→并直接将线体取出→继续按压鼻尖查看是否有其他线体顶置（如有继续取出）→直到取干净→庆大霉素冲干净3～4次后缝合创面→涂抹红霉素软膏即可。

温馨提示：不建议修剪顶出部分，否则仍然会形成其他线体顶出，所以取线一定要彻底。

②鼻小柱鼻腔或上牙龈处顶出：选择顶出点做2mm切口→银凤单钩勾出线体→局部冲洗3～4次（庆大霉素）→做缝合→涂抹红霉素软膏。如在上牙龈顶出则直接取出并冲洗即可。

③鼻小柱鼻尖感染：11号刀片→选顶出位（做2mm切口破入皮下）→银凤单钩（钩出顶出线体）→并直接将线体取出→继续按压鼻尖查看是否有其他线体顶置（如有继续取出）→直到取干净→再用钝头针（庆大霉素）局部冲洗鼻小柱感染腔隙内反复3～4次→缝合创面→涂抹红霉素软膏、口服3天抗生素即可。

(5) 注意事项：

①术后注意生活饮食清淡，禁止辛辣刺激性食物。

②口腔内微创者建议口服阿奇霉素2～3天并注意消毒。

③不建议线体取出后即刻进行线体操作和填补，一定要等恢复后再做埋线植入。

三、小线线头外露感染

在埋线抗衰治疗操作中，经常会发现由于操作的不当或者是疏忽所造成的线头外露的现象。这种问题比较普遍，相对来说也比较容易处理。

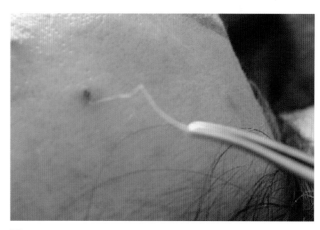

图14-4-3

(1) 形成原因：

①操作不当线体没有完全植入皮下，并露出线头部分。

②线体设计或生产缺陷，针体内线头过长或者线体比针体长，没有预留线体内置间距。

③选择的材料规格比较硬，且植入层次相对较浅，由于后期运动形成外露感染。

④植入后没有做详细检查且没有发现线头外露，时间长了就形成了感染。

(2) 常见问题：

①线头外露感染：线头外露后局部形成感染点，且逐步向线体深部迈进，有些整条线都会出现感染。

②线头顶出形成包膜：分为两种形态，一种是凸出皮肤表面形成薄膜后有鼓包，还有一种形成类似于粉刺。

(3) 检查方法：

①线头外露感染：单齿镊夹开结痂点后，取粉刺针空心圆形压迫局部感染点、线条，看是否有感染物溢出，有溢出者则视为感染。在确定点状溢出后，再以植入条索分布由远向近端感染点压迫，看是否有炎性物质溢出，如有则为整条线条感染。

②线头顶出形成包膜：通过挤压肌肉和皮肤判断线体植入层次是否表浅，是否由于线体过粗导致，还是由于线体埋入太浅形成。

(4)治疗方案：

①线头外露感染：局部点状，则采用棉签刮创面，如有刮蹭则使用单齿镊夹掉线条，并挤压干净感染点，用庆大霉素局部冲洗即可，涂抹红霉素软膏3天自然恢复。条索状感染：夹出线条后，按照线条方向挤压干净感染物，在破皮点采用钝头针（建议27G钝头针，配庆大霉素局部冲洗线条，并挤压干净后）局部涂抹红霉素软膏，3天自愈。

②线头顶出或形成包膜：最简单的处理方式是"二氧化碳点阵激光"，机械性祛除突出点，找到线条并取出。去除后涂抹"成纤维细胞生长因子"促进创面愈合即可。

(5)注意事项：

①术后注意生活饮食清淡，禁止辛辣刺激性食物。

②3天内避免创面沾水或污染，不能上妆与面部按摩等。

③术后必须涂抹"成纤维细胞生长因子"，避免创面愈合形成凹坑等。

④使用"成纤维细胞生长因子"严禁和酒精碘伏混合使用，如果局部消毒注意采用生理盐水清洁创面再来涂抹贝复新贝复济或身体PRP制备品，避免药物氧化形成局部致敏。

四、术后左右不对称

术后不对称多发于设计和操作的不协调，或因患者本身就不对称所形成。所以在操作之前患者必须拍摄照片进行前后对比，并反复强调局部不对称，避免术后的纠纷。

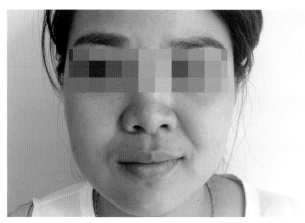

图14-4-4

(1)形成原因：

①客户本身面部轮廓就存在不对称，特别是在表情后表现更为明显者。

②操作者因固定位和提拉位力量两边不对称产生的左右不对称现象。

③埋线操作时深浅层次不一导致牵拉不对称等。

④麻醉导致的局部肿胀和不对称。

(2)常见问题：

①操作后即时性不对称：通常由于麻醉后的2~6小时内，阻滞了神经的传导而导致肌肉运动障碍形成不对称。这种现象通常在2~6小时后自动消失，无须处理和矫正。

②消肿恢复后确实左右不对称：通常在术后15天后依然表现出左右不对称或高低脸这种现象。则视为操作不当形成，可以适当给予纠正。

(3)检查方法：

必须在术后完全消肿恢复后即15天后，再来做静态以及动态表情时的对比，判断左右是否对称以及偏差程度，再通过手工提拉以及局部收紧查看肌肤表现与对称度。

(4)治疗方案：

①小线局部收紧皮下组织，单次操作。

②大线纠正局部：从下向上入线会更加精准一些。修正后并观察左右对称程度以及肿胀恢复后的效果评估。

③表情后的不对称，可以根据肌肉运动走向进行肉毒毒素应用，纠正局部肌肉运动实现对称。

(5)注意事项：

①术后注意生活饮食清淡，禁止辛辣刺激性食物。

②只做单侧不对称或效果不好的单侧进行纠正，或者修正局部实现对称和平衡。

③必须对客户进行心理疏导，不可能做到100%绝对对称。相对看不出来即可。

(6) 面部常见不对称分类:

①术后眼角不对称:形成的原因比较多,通常我们只针对因生活习惯或自然不对称的一种修正。比较简单,相对来说也比较快速。针对病理性的不对称,需要根据实际情况来判断是否适合修正。

②术后脸颊不对称:通常分为脂肪型、肌肉型、松弛型3种类型。这3种类型分别可以采取溶脂(针溶脂或光纤溶脂),肌肉则用肉毒毒素矫正、松弛可采用PPDO线来收紧。这里主要是针对术后脸颊不对称的矫正。通常需要进行精准的判断才能确定具体的治疗方案,不能盲目进行治疗。

③嘴角不对称:这类群体是比较多的,通常是肌肉长期习惯性运动的结果。轻度的不对称可以采用PPDO线来进行修饰和矫正,效果非常好。建议搭配肉毒毒素进行联合治疗效果最佳,1周基本实现效果。

④眉型不对称:高低眉或者左高右低比较常见,就连有些明星同样也是高低眉。

五、局部组织凹陷

面部在埋线抗衰治疗中,但凡使用到双向锯齿或者比较大规格的锯齿线,都会遇到不同程度的凹陷。而凹陷的产生通常和层次有关,同样处理起来也相对简单。熟悉局部凹陷处理只需要几秒钟,但是不熟悉处理的可能会持续凹陷12个月都还无法恢复。

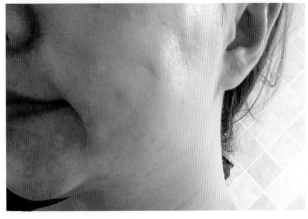

图14-4-5

(1) 形成原因:

①操作层次深浅没有掌握好,容易形成浅筋膜牵拉凹陷,通常凹陷面积较大。

②修剪线体时,锯齿扣拉浅筋膜或上皮组织形成凹陷,这种类型凹陷呈点状,面积较小,凹陷较深。

③破皮工具破皮时形成的即时性凹陷,通常3~7天自然恢复。

(2) 常见问题:

①提拉位形成的凹陷:皮下植入相对较浅,扣拉筋膜所致。

②入线位剪线形成的凹陷:皮下浅筋膜挂齿所导致,也有因挂住皮肤组织形成点状凹陷。

(3) 检查方法:

肉眼判断或牵拉皮肤时表现更为明显。凹陷点在推动皮肤的时候,会跟随牵拉方向来回动,则说明齿牵拉相对较浅。如果牵拉皮肤而凹陷点没有明显反应,则说明凹陷扣齿点比较深。

(4) 治疗方案:

①手工松解局部凹陷点:按住固定位,并做好与行线位平衡方向,捏起凹陷点,固定位反方向向下松1~2颗齿即可恢复(适合比较浅的松解方式)。

②器械松解局部凹陷点:采用银凤单钩,勾住局部凹陷点,按住固定位向反方向牵拉皮肤听到1~2颗齿松解的声音即可恢复(适合比较深的松解方式)。

③大线交叉节点凹陷:则需要采用隐藏切口方式,进行皮下分离,取出其中1根或者通过器械松解凹陷的节点实现平复凹陷。这种方式不常用。

(5) 注意事项:

①术后注意生活饮食清淡,禁止辛辣刺激性食物。

②尽量不要采取手术的方式来进行线体取出或者松解。

③设计前后一定要做好拍照和效果对比,方便松解时能快速找到线体(大线)。

④如果不太严重,尽量采用手工抚平松解的方式即可。

六、面部片面凹陷坍塌

在面部的凹陷或局部坍塌成片状的相对来说,小线植入后1个月左右相对比较多见。而采用大线提拉后产生凹陷通常也常见于面颊耳屏前,颧弓韧带下方比较多。由于牵拉力量将原有组织拉开形成片状凹陷。所以这两种类型的修复相对来说比较常用。

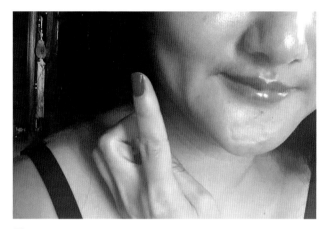

图14-4-6

(1) 形成原因:

① 操作入线层次提拉力量太大将组织移位形成。

② 脂肪间隔的植入量较大,让原有疏松间隙萎缩形成。

③ 颧弓过于肿胀,提拉后倍显突出,而形成颧弓下方的凹陷感。

④ 局部提拉植入深浅不一同样容易形成局部凹陷坍塌。

(2) 常见问题:

① 多采用从颧弓韧带方位,从下向上进针比较容易形成这种现象。

② 部分比较瘦且这个局部组织松软的群体,在埋线植入后局部收紧特别快速。

(3) 检查方法:

① 局部操作部位是小线操作集中点,还是大线牵拉行线位,一定需要弄清楚。

② 判断是否是大线需要牵拉皮肤来确定线条牵拉的力量,而小线通过触摸感受肤质硬度来进行判断。

③ 通过触压局部并让其张合嘴、表情、咬紧牙关来判断局部肌肉、皮下脂肪和筋膜的致密度。

(4) 治疗方案:

① 小线植入局部导致的片面凹陷,建议采用童颜线(PLA/PLLA)材料进行多层次布线,井字格填充局部凹陷位。也有采用童颜针、自体脂肪等,针对局部进行皮下浅层填充注射。

② 大线深浅不一造成的凹陷,建议采用器械松解的方式,进行局部松解即可解决。

③ 入针松解:根据行线位"T"字形选择需要松解的入针位,采用破皮针破皮后,入长号松解针或小金钩均可,将钝头针贴皮肤底层进行行针,在达到行线位后,提捏皮肤针体向下,在扣齿后即可提拉松解。反复几次即可松解原有提拉过度产生的凹陷。针对胸部则需要入针扣拉住线体,反向提拉直到线体扣齿松解。

(5) 注意事项:

① 术后建议在15天内进行局部松解。

② 如局部填充或者增加童颜针注射则建议在2个月以后进行。

③ 根据凹凸不平的入线位与止线位这条直线,成垂直90°角。举例行线位1.0~1.5cm破皮入针松解。

④ 松解操作必须保护固定位,松解提拉位或凹陷位的齿,2~3颗即可,不能太多。

七、条索状拉伸变形

条索状拉伸变形就是针对客户群体的选择上,埋入的层次上同时出现的问题。这种现象比较多见,主要是由于受术者皮肤相对较薄,皮肤弹力和张力比较差,松弛下垂比较严重。再结合皮下浅层的植入后,一牵拉整条线条都被拉起来了,形成条索状变形,严重影响美观。

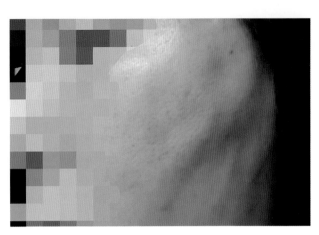

图14-4-7

(1)形成原因:

①整条提拉锯齿线植入层次过浅。

②受术者面部皮肤胶原含量较低,且衰老比较严重,皮下脂肪较少,容易形成拉伸变形。

③提拉和固定牵拉力量太强而形成局部条索状。

(2)常见问题:一旦形成条索状的突起或凹陷,通常维持时间相对较长。有些半年都无法消退,有些最快也需要2～3个月。所以通常建议采取直接取出的方式进行处理。

(3)检查方法:目测即可察觉条索状拉伸,可以通过牵拉皮肤判断线体植入深浅。以"几"字形让皮肤隆起,线条太浅通常都能感受得到线体与皮肤的硬度差。

(4)治疗方案:

取出锯齿线:入线位小切口1～2cm→皮下分离线体覆盖位→找到线头→使用大号专用套筒将线体逐步套住,且向下延伸直到线头露出针柄位→止血钳夹住线头→再将套筒推到底部完全剥离线体锯齿牵拉组织→拔出线体即可。依照此法继续取出其他锯齿线。

温馨提示:这种线体相对比较好取,但是为了减少组织损伤,建议使用专用套筒将组织和线体牵拉部分分离。

(5)注意事项:

①这种取线方式,必须掌握好时间,通常在埋线后1周内取出比较适合。如超过1个月取线,通常需要手术切开的方式进行取线。

②能够小创面解决不要采用手术方式取线。

③建议:术后进行3天抗感染治疗辅助。

八、局部皮下内感染

局部皮下感染的案例相对比较多,主要和埋线植入的无菌操作有关。而有些群体本身皮肤已经存在痤疮或局部感染点了,还在局部进行埋线治疗,则这种感染概率大大增加。通常为皮下感染。局部表现为:局部红、肿、硬块,且深度在皮下,不在皮肤内。

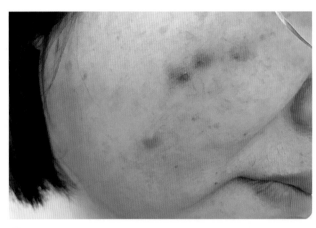

图14-4-8

(1)形成原因:

① 无菌操作不当形成。

② 皮肤本身已经有感染点或痤疮,再进行植入者。

③ 植入线体、针体污染,或搭配了不当材料所形成。

(2)常见问题:此类感染通常持续时间比较长,且随着时间增加感染面积加宽,这种类型取线是无法取出的,主要目的是清理创面,处理感染部位。

(3)检查方法:按压即产生疼痛(且平时均伴有皮下持续性胀痛)→局部皮肤有肿块(或伴有红肿)。

(4)治疗方案:

①切开局部皮肤组织2～3mm→清理皮下感染物→庆大霉素反复冲洗局部3～4次→局部缝合1～2针→涂抹红霉素软膏。

②术后接受3天抗感染治疗,或口服3天抗生素。

（5）注意事项：

①一旦发现局部组织伴随有感染点，无论是上皮还是皮下组织，均不要进行埋线覆盖或穿透。

②面部曾经有痤疮史，且面部有萎缩性瘢痕的群体，已经要检查皮下是否有结节性肿胀。

③术后必须进行3天抗感染治疗。

④术后1周内严禁辛辣刺激性食物，局部组织禁止沾水和上妆。

⑤修复术后注意观察3天后建议复查1次，每天坚持消毒和局部涂药。

九、头发带入皮下感染

双向锯齿线无论是大V线还是提拉王以及铃铛线双针线等，在从头皮植入时，通常有一个最大的劲敌就是头发的带入。这种现象比较常见，通常因为前期头发修剪面积太小，或者因为操作时的粗心大意。一不小心就容易将头发带入皮下，一旦头发带进皮下，感染的概率为100%，所以很多植入者都非常谨慎。修剪毛发哪怕是碎屑都清理得很干净。

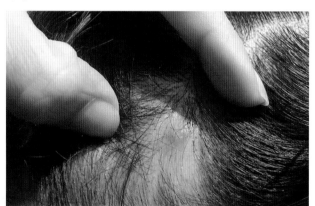

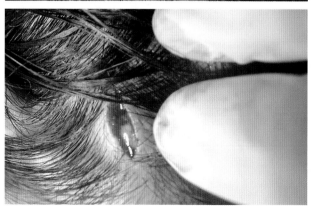

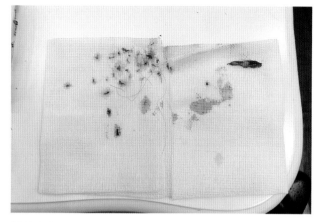

图14-4-9

（1）形成原因：

①操作中的光线强度不够，或操作者的视力不够好。

②备皮（修剪毛发）不够彻底，面积不够宽，或包布不够严实。

③锯齿线与头发接触后的没有及时清理等。

（2）常见问题：很多人在头发带进去头皮后，无从下手，不知道怎么取出。或者直接以手术方式切开，并分离皮下组织再来寻找头发。这种方式通常客户比较难以接受，且创面太大，恢复周期太长。

（3）检查方法：局部是否红肿（还是皮下是否有鼓包）→询问是否疼痛→饮食辛辣是否加重→检查入线位是否有发根残留或进入皮下。

（4）治疗方案：

切口取出：2#刀片→在突出感染部位正上方（做2～4mm切口破入皮下）→清理感染部位感染物→单齿镊（夹出局部感染点头发）→庆大霉素局部反复清洗3～4次→局部创面缝合→涂抹红霉素软膏→术后3天抗感染治疗配合。

温馨提示：单齿镊夹出线体无须将皮下组织分离，因为感染位已经形成空间，所以可以在盲视的情况下夹出线体相对比较容易，如感染点已经有创面则直接夹取头发即可。

（5）注意事项：

①通常带进去头发不止1根，所以取出头发需要特别谨慎，反复检查取头发部位是否有残留。

②清理皮下头发通常需要根据皮下感染位做切口取出。

③清理皮下炎性物质必须要彻底，否则需要再次治疗。

十、腮腺肿大

因为埋线而导致腮腺肿大的概率相对比较少，通常多因为搭配肉毒素或溶脂针等出现腮腺肿大概率比较高。在常规的埋线抗衰治疗中，腮腺肿大均是人为操作不当所造成。而这些现象可以通过层次选择来规避。

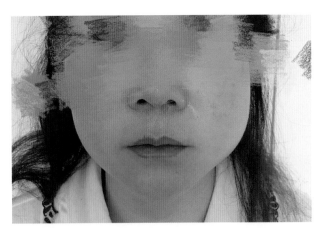

图14-4-10

（1）形成原因：

①埋线操作时伤及腮腺或腮腺导管，比较容易引发腮腺肿大。

②腮腺部位血管损伤同样容易形成腮腺肿大。

③局部线体污染或操作无菌观念差形成局部感染也同样容易造成腮腺肿大。

（2）常见问题：

①腮腺血肿：通常植入层次相对较深穿过腮腺时，针体刺破血管所形成快速肿胀。这种通常为血肿。

②腮腺肿大：部分线体植入进入腮腺或损伤腮腺导管所导致异物植入形成的腮腺肿大的现象。

（3）检查方法：

①腮腺血肿：为操作即时性的肿大，速度相对较快，在操作还没结束就形成的肿胀。有些针柄位置会多有渗血的现象。

②腮腺肿大：形成相对比较缓慢，通常在术后3～6小时内逐步形成，且皮下组织相对比较硬，口腔内也偶发不适，并伴随着胀痛明显。

（4）治疗方案：

①血肿：应该即刻按压，并加压冰敷，减少血肿的形成，避免瘀青和肿胀恢复周期。

②腮腺肿大：加压冰敷→口服阿托品0.3mg/片，每天2次，早晚各1次，持续3天。

（5）注意事项：

①术后1周内必须注意生活饮食清淡，禁止辛辣刺激性食物。

②尽量避免高热类活动以及环境，加强局部组织的冰敷和加压包扎。

③睡眠可适当垫高枕头。

十一、创伤性色素沉着

埋线术后形成色素沉着的群体，相对比较少见。主要是部分人群肤质较白且容易留下色素沉着的群体，在埋线术后就容易留下色素沉着印记。当然色素沉着不仅仅是操作容易留下，包括术后护理不当，又或者接受强光照射等均有可能出现不同程度的色素沉着。通常分为炎症后的色素沉着和日光性色素沉着这两种。

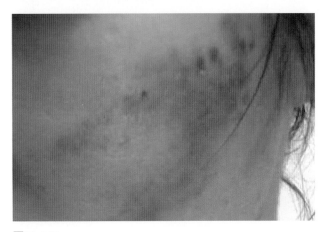

图14-4-11

（1）形成原因：

①埋线后再次进行创伤性部位的消毒刺激，容易加速局部

色素沉着的产生。

②术后即刻沾水或护理、上妆等均能造成不同程度的色素沉着加重。

③术后强光直射或汗渍污染局部创面等。

(2) 常见问题：色素沉着类体质的群体，通常一旦形成色素沉着，在皮肤色素代谢周期非常长。短则6个月，长则1年以上，均能见到色素沉着部位的痕迹。

(3) 检查方法：

询问并检查面部是否有色素沉着点，然后确定色素沉着性质以及恢复周期。

(4) 治疗方案：

①术后预防措施：即刻采用"成纤维细胞生长因子"进行局部涂抹，且持续3～7天使用。

②已经形成者：1064调Q激光或皮秒治疗配合美白原液或面膜敷贴。

(5) 注意事项：

①通常在PPDO埋线的操作后，术后护理防感染非常关键。

②加速创面愈合，同时防止局部感染的问题产生。

③建议客户进行长达3天以上禁止沾水，防止感染。

④要求不要上妆，并做好全程的防晒。

十二、鼻部玻尿酸感染

很多人习惯将玻尿酸和埋线相互结合起来，以求实现更佳的治疗效果。但是这种操作由于不同材料的混搭后，感染的概率也随着加大。特别是市面上不明材料概率更高。所以在我个人操作中通常采用分开操作，中间间隔3个月再来填充玻尿酸。不仅大大降级了风险，减少感染概率，而且形状更美观。

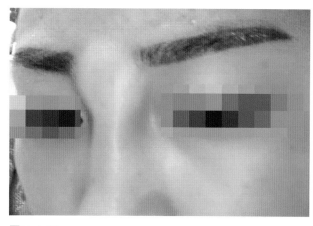

图14-4-12

(1) 形成原因：

① 材料混搭降解过程中产生炎性反应。

②鼻背操作通常很难规避开层次，所以容易出现在同一个层次内形成炎性反应。

③本身还有其他材料或者前期注射的玻尿酸残留等，结合埋线后均容易诱发感染。

(2) 常见问题：通常埋线混搭玻尿酸，多发于7天内。15天左右感染明显加重并形成较大范围的肿胀。

(3) 检查方法：目测，是否出现红、肿、痛的现象。按压，局部疼痛比较明显。皮下是否存在肿块或流质性物质等。

(4) 治疗方案：

①微创切口2mm左右→挤出感染物→庆大霉素反复冲洗3～4次→创面缝合1针→局部红霉素软膏→口服抗感染类药物3～5天。

②穿刺引流：→挤出感染物→庆大霉素反复冲洗3～4次→生理盐水再次冲洗1～2次→注射相对应剂量标准的玻尿酸溶酶150U左右→创面涂抹红霉素软膏→口服抗感染类药物3～5天。术后局部按摩3～5分钟，按摩均匀。

(5) 注意事项：

①术后注意生活饮食清淡，禁止辛辣刺激性食物。

②注意观察3～5天，避免清理不彻底再次形成感染。

③玻尿酸溶酶注意剂量，避免过量。

埋线抗衰老综合临床实用指南
Comprehensive Guidance of Clinical Application of Anti-aging PPDO Implantation Art using Technology

高级篇

十三、术后瘀青肿胀

埋线操作术后的瘀青和肿胀还是比较多见,无论是大线还是小线,在遇到血管性损伤时都会伴随有不同程度的瘀青。而肿胀比较明显通常有两个方面,一个是麻醉后的肿胀,一个是大线操作所形成。这两种类型通常都有一定的恢复周期。麻醉后的肿胀通常在6~12小时内会逐步恢复,但是埋线损伤血管形成的肿胀相对来说恢复周期比较长。

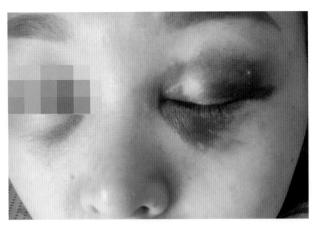

图14-4-13

(1)形成原因:

①针头选择不当或采用锐性针头。

②快速操作或者暴力操作均容易产生。

③对血管分布不够了解,且植入相对材料比较多者。

④麻醉给药形成即时性的肿胀。

⑤淋巴部位损伤性肿胀或结节性颗粒。

(2)常见问题:

①即时性肿胀:即麻醉后的肿胀(或肿胀液形成)。通常在麻醉或肿胀给药时形成。表现给药越多局部越明显,在做钝性分离时,肿胀液发挥的作用尤为关键。通常数小时自然恢复。

②局部血肿:血管穿透性或损伤性形成肿胀。通常表现疼痛、鼓包迅速、针柄渗血、创面渗血等表现。

(3)检查方法:

目测:出血或渗血者即刻拔针停止操作,大力按压鼓包肿胀部位。按压:力量要求稍大且时间根据渗血点肿胀出血程度来选择。

(4)治疗方案:

①术后即时:加压包扎配合局部按压、冰敷。

②穿刺引流:针对血肿部位太大(或突出太过于明显,且间隙明确按压有组织液流动感则需要)局部穿刺→挤出血液→加压包扎(持续冰敷)→创面红霉素软膏。

③淋巴局部结节:云南白药喷涂剂或者红花油局部揉按加速散瘀即可,可搭配云南白药口服胶囊。

(5)注意事项:

①术后注意生活饮食清淡,禁止辛辣刺激性食物。

②持续冰敷3天,加压包扎塑形建议在7天左右。

③注意观察3~5天,避免再次形成血肿。

④一周后可以采用热敷或喷涂云南白药喷涂剂来活血化瘀(注意勿入眼睛)。

温馨提示:术后瘀青肿胀是一种正常现象,但是长期的瘀青和肿胀就必须当心,通常这类问题的产生与操作的部位有关。通常手臂、大腿、臀部、腰腹容易出现长时间的瘀青和局部肿胀,通常时间周期为7~15天自然恢复。

十四、术后的严重歪斜

在埋线抗衰治疗术中,只要不过度牵拉线体。基本没有这种概率。所以很多为了规避这种风险通常采用推拉皮肤的方式,避免了大力拽线。过度提拉导致的严重歪斜必须要通过松解线体或者取出线体才能减缓歪斜的程度。如果牵拉组织移位者,则需要手术切开复位。

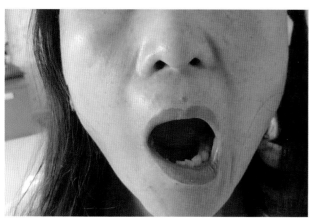

图14-4-14

(1) 形成原因：

①线体太过于粗且提拉过于暴力。

②提拉程度过大形成局部组织悬挂无法复位。

③提拉到神经形成刺激性歪斜，后面有详细介绍。

(2) 常见问题：

①非表情状态出现严重㖞斜。

②表情时出现严重㖞斜。

③表情与非表情时均出现严重㖞斜。

(3) 检查方法：

①通过静态观察面部不对称程度，并通过提拉皮肤判断是否属于线体固定提拉过度所造成。

②通过患者表情判断不对称程度，并确定是否牵拉到局部神经组织，还是牵拉肌肉所致。

(4) 治疗方案：

①线体提拉过度导致㖞斜：

A.松解打结部位：适应比较小的范围；B.取出提拉线体：特殊线体如提拉王、双针线等。

根据线体结构切开2～3cm，找到线体并采用特制钝头套筒取出线体。

②牵拉神经或肌肉导致歪斜：入线位和止线位（切开2～3cm）根据线材结构选择切面→钝性套筒剥离取线→缝合创面→红霉素软膏。

③如果打结导致牵拉者，可做微创小切口松掉打结，评估后期恢复效果即可。

(5) 注意事项：

①术后注意生活饮食清淡，禁止辛辣刺激性食物。

②修复术后必须持续观察15天是否逐步复位或改善。

③适当配合术后抗感染治疗3～5天。

十五、神经性损伤

埋线植入过程中形成神经性损伤概率相对来说极低，只要把握好层次区分和操作不要太过暴力，使用钝性操作针头通常都可以避免。

(1) 形成原因：

①使用锐性针头容易导致损伤。

②操作中过于快速与暴力穿透。

③层次区分不够明确，入线深浅不能掌握。

(2) 常见问题：

①局部组织无知觉，或知觉不敏感。

②面部操作部位朝向一侧上扬，出现不对称的现象。

(3) 检查方法：

①针对局部进行指甲压迫性判断感知敏感度。

②通过肌肉运动表情判断是否受影响。

(4) 治疗方案：

①非断裂性损伤：基本1～3个月会自愈。如比较严重性的撕裂或锐性破裂则需要神经外科接受治疗。

②面部神经压迫性不对称：入线位切口2～3cm→皮下分离

埋线抗衰老综合临床实用指南 Comprehensive Guideline of Clinical Application of Embedding Thread Implantation Anti-aging Technology

(窥镜检查)→取出线体(或重新植入)→创面缝合→红霉素软膏。

(5)注意事项:

①术后1周内注意生活饮食清淡,禁止辛辣刺激性食物。

②配合3天抗感染治疗(口服或静脉给药)。

③比较轻度的不对称通常因压迫或牵拉性不对称,局部矫正即可解决,也可让其自然恢复,无须取线。

④取出线体持续观察2~3周,避免取线不彻底或纠正不到位。

十六、埋线中的迟敏反应

迟敏反应在其他微整形中是比较少见的,但是在埋线抗衰治疗中极为罕见。通常和术前的排查到位与否有直接的关系。术前的排查基本上可以做到杜绝迟敏反应的产生。就PPDO材料为例,在这几年的操作中,针对修复类患者,目前只见到了2例,在后期的这段时间里基本上见不到了。埋线治疗中也有部分群体,是因为使用了来历不明的产品或因个人体质方面的原因出现的局部过敏反应者。这类群体建议在过敏反应的前期就应该进行防范。

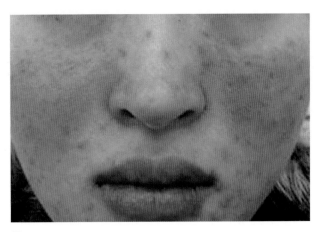

图14-4-15

(1)形成原因:

①体质本身存在多种致敏源,同时对多种药物有过敏史,这类群体相对产生致敏概率要高。

②迟发性过敏还与植入部位的混合搭配材料有关,如局部同时植入两种不同材质,或者其他填充物混合应用者,将增加迟敏以及炎症反应的概率。

③本身对PPDO材料存在特殊过敏的,这种概率极低,几乎是十万分之一的比例。

(2)常见问题:

①通常植入后恢复期间内比较少见,而产生迟敏基本上在1~2个月之间。

②遇到比较热的环境则红肿热痛痒、丘疹类现象加重,比较冷的环境自然恢复且症状不明显。

③皮肤过敏:必须区分开是哪个层次过敏,部分群体是皮肤过敏而非植入材料过敏。最主要的区别方法一个是在表皮,而另一个是在皮下,皮肤组织显得非常结实和肿胀感。

(3)检查方法:

迟敏反应:所有植入材料部位出现红、肿、热、痛、痒的症状,并伴随局部丘疹与红疹。通常多发于1~2个月之间(这个时候线体逐步开始降解呈现炎性反应与过敏症状)。

(4)治疗方案:

①建议直接取出局部植入材料,如小线不能完全取干净者,再配合辅助治疗。

②局部冰敷并进行抗敏类治疗:冰敷可以搭配一下治疗方案可以迅速缓解症状。

第一阶段(轻度反应)口服:扑尔敏、开瑞坦、息斯敏等,每日2~3次,每次1片。

第二阶段(中度反应)口服:醋酸尼泼松片5mg/片,早晚各1片。情况严重可以根据情况加量。

第三阶段(比较严重)注射:盐酸地塞米松,2mg/支;每日1次肌肉注射。

(5)注意事项:

①术后注意生活饮食清淡,禁止辛辣刺激性食物。

②化妆品使用过敏者,建议采取外敷治疗方案为主。

③必须禁止辛辣食物和剧烈运动,拒绝汗蒸、桑拿等活动。

④建议采用物理治疗结合抗敏治疗效果通常比较好。

十七、大线顶出

大线顶出通常为提拉王的大V线、断线后的下滑引起,相对比较常见。由于修剪保留比较长,在日后的表情运动中形成线体顶出。或者由于提拉线体断裂后,造成局部线体从上向下顶出。还有就是大V线从下向上入线后,由于修剪不到位造成局部线体顶出概率较高。

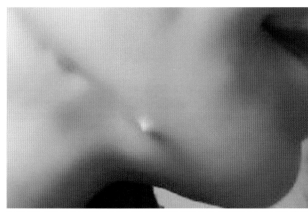

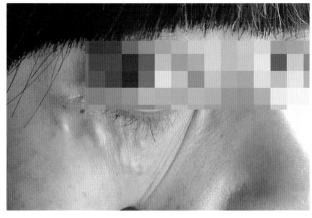

图14-4-16

(1)形成原因:

①线体植入后的修剪不到位。

②线体操作中折损或线体品质问题造成的断线顶出。

③局部组织运动牵拉形成局部表浅的顶置点,但是并未顶出。

(2)常见问题:

①线体断裂顶出。

②线体留线太长顶出:推拉或运动形成皮肤的某个点的线体顶出,在放松和非运动状态觉察不到的一种类型。

(3)检查方法:

①线体断裂顶出:如参考视图,通常随着时间增加,顶出的程度越来越严重。局部推扯皮肤即可判断找到顶置点,通常是朝下。

②线体留线太长顶出:表情运动会,推动皮肤找到顶置点即可。

(4)治疗方案:

①线体断裂顶出:找到顶置点后→在顶置点做2mm切口→银凤单钩(勾出线头再拔出线体)→涂抹红霉素软膏。

温馨提示:切记在线头顶置位置切口,取线时刚好顺齿拔出。

②线体留线太长顶出:表现不明显无须理会,如在非表情运动状态下,确实影响美观者可以做小切口2mm→银凤单钩勾出后修剪线头顶置部分→涂抹红霉素软膏。

(5)注意事项:

①术后注意生活饮食清淡,禁止辛辣刺激性食物。

②破皮局部注意3天内避免沾水和污染,7天内不要化妆。

③切口超过2mm建议给予1～2针缝合,避免影响创面修复。

十八、眶下脂肪移位

眶下脂肪移位通常与锯齿线牵拉过度有关,同时也表明眶下脂肪已经出现松弛现象。为了规避这类风险,一个是层次的把握,另一个是力量一定要适度,不能过度提拉造成组织移位。

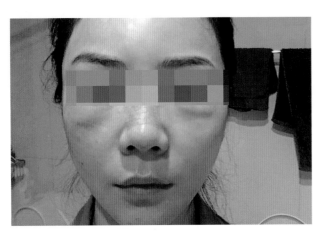

图14-4-17

(1) 形成原因:

①操作人员对层次提拉位的把握不够精准, 入线提拉位相对较深。

②眶下脂肪组织萎缩且出现松弛下垂等现象, 相对脂肪间隔比较松弛容易形成移位。

③提拉力量过度且比较难松解。

(2) 常见问题:

牵拉移位: 无论表情还是非表情状态, 眶下脂肪会有一条明确的牵拉线, 眶下脂肪突出等现象。

(3) 检查方法:

牵拉移位: 通过触摸以及提拉提拉线, 判断提拉位上的移位组织是否会跟随移动。如果跟随移动则表明锯齿线扣拉移位的筋膜比较多, 需要手术方案进行皮下分离和松解。如果没有移动说明牵拉齿扣拉并不多。所以通过器械微创可以减缓移位。

(4) 治疗方案:

①微创切口2～4mm (内路眶下入路) →剥离子钝性分离眶下皮肤→松解锯齿线2～3颗齿→复位眶下脂肪。

②微创复位: 在间隔牵拉齿位置, 2#刀片做移位最底部1cm处切口2mm→改良型银凤单钩→松解锯齿线→下钩回复位眶下脂肪→局部防感染处理。

(5) 注意事项:

①术后注意生活饮食清淡, 禁止辛辣刺激性食物。

②可根据情况适当给予冰敷2天, 防止肿胀和瘀青。

③建议采用皮肤外切口, 方便操作, 便于松解。

十九、全脸脱皮敏感

全脸脱皮或过敏, 通常和消毒方式以及治疗前的皮肤状态有关。由于现在美容技术手段复杂化, 很多美容机构采用表皮脱落、激素、铅汞、剥脱、腐蚀等各种手段进行美白嫩肤。难免部分客户群体在治疗前皮肤状态就非常糟糕了。所以一定要做好防范和检查。当然手术前的消毒和脱碘也非常容易形成面部全脸脱皮以及敏感的现象。埋线只存在过敏, 不存在全脸过敏, 全脸过敏一定与麻膏、消毒方式有关。

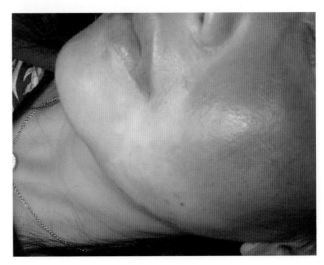

图14-4-18

(1) 形成原因:

①事前没有对受术者进行完善的皮肤状态评估。

②操作前受术者已经存在激素依赖或其他致敏因素。

③排除前两者就和消毒方式有关。

(2) 常见问题:

①皮肤本身存在过敏: 通常不建议操作, 建议先做抗敏治疗再接受埋线。

②消毒方式产生过敏：通常和过敏原有关,如酒精、碘伏或其他消毒方式有关。

(3)检查方法：

①皮肤本身存在过敏：询问过敏史,或观察皮肤是否红肿、热痛、干痒等。选颧部进行过敏测试8分钟即可。

②消毒方式产生过敏：酒精过敏史者(或碘伏消毒脱碘不完全形成表皮氧化现象,造成表皮脱落最为常见)通常表现为碘伏置于皮肤上的时间越久过敏脱皮概率越高。

(4)治疗方案：

①皮肤存在过敏：物理抗敏治疗(冰敷)+外用九立德抗敏敷贴,适当搭配扑尔敏或息斯敏根据过敏程度选择口服还是注射抗敏类药物。

②消毒方式产生过敏：生理盐水以及维生素C注射液配合脱碘后+冰敷+透明质酸含量高的补水修复无菌面膜贴(持续3天,每天2～3次,加强保湿补水即可)。

(5)注意事项：

①术后注意生活饮食清淡,禁止辛辣刺激性食物。

②红、肿、热、痛、干等现象必须冰敷降温,并持续坚持敷抗敏敷料。

③加强过敏或脱屑后的保湿滋润。

二十、术后各种疼痛

埋线抗衰治疗的术后疼痛通常和操作有直接的关系,分为短期性的刺痛、间接性的疼痛、肿胀类疼痛、胀痛等。也有术后1个多月后突然产生疼痛并形成肿胀。每种感觉不同,实际的治疗修复方案也不一样。

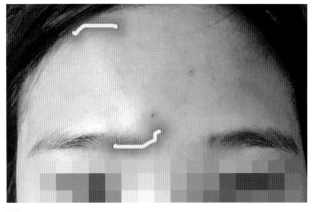

图14-4-19

(1)形成原因：

①操作层次选择不当或暴力操作造成局部损伤形成。

②锯齿牵拉神经或组织拉力过大形成刺痛。

③术后肿胀压迫形成的胀痛等。

(2)常见问题：

①恢复期内疼痛：即7～15天,植入部位存在的间歇性和持续性轻度疼痛,为正常现象。

②恢复期后偶发性刺痛：提拉齿或固定齿扣拉局部组织,在表情运动时出现偶发性牵拉疼痛。

③恢复期后持续疼痛；持续性疼痛通常和感染以及神经牵拉压迫所导致。

④运动性疼痛：表情或肌肉运动即刻产生疼痛,确定为肌肉牵拉性疼痛。

(3)检查方法：

①恢复期后偶发性刺痛：采用松解原理,按压住固定位或提拉位,针对疼痛点进行轻微移动,通过疼痛判断锯齿挂钩的点和组织特性,也可以通过表情运动找到刺痛点(并确定是牵拉肌肉还是神经组织)。

②恢复期后持续性疼痛：通过按压疼痛点判断是否增强疼痛度,以及提拉局部疼痛点的皮肤向外,判断是否疼痛度增加。揉按过程中是否疼痛增加有无皮下结节,判断是否是肿胀形成还是神经压迫形成。

③肌肉牵拉性疼痛：表情和肌肉运动即可发现。

（4）治疗方案

①恢复期后偶发性刺痛：找到刺痛点后按压住其他位置→向下或向上松解1颗齿即可解除疼痛。

②恢复期后持续疼痛：70%与感染有关（建议采用感染治疗方案），神经压迫性疼痛，通常2～3个月内自然恢复无须给药。如需快速解决，可以采用小创面松解压迫点即可。

③肌肉运动性疼痛：一般采用松解或自然消除，如需快速解决可以适当采用肉毒毒素进行局部神经传导阻止。也可以通过反复表情产生疼痛的方式，配合局部松解手法基本1分钟解决。

（5）注意事项：

①术后注意生活饮食清淡，禁止辛辣刺激性食物。

②术后可加强局部热敷和按摩。

③术后持续性疼痛一定要防范皮下组织的感染，做好即时性检查。

④预防为主，设计与行线尽量采取钝针可以有效避免类似的事情发生。

⑤严格控制治疗时肉毒毒素的剂量。

二十一、术后瘢痕增生

在埋线抗衰治疗中瘢痕增生的现象非常少见，主要是由于没有对患者体质进行提前的排查和了解，才容易在操作中由于人为破皮而造成不必要的增生影响美观。在正常埋线植入中正常体质的群体是不易产生痕迹。除非是瘢痕体（瘢痕疙瘩）类群体，在埋线操作和做切口应该予以杜绝。提前做好防范，避免不必要的问题产生。

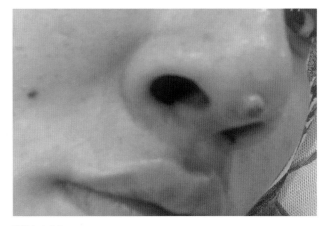

图14-4-20

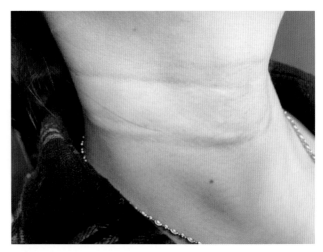

图14-4-21

（1）形成原因：

①术前对患者的体质（瘢痕疙瘩体质）没有进行排查就进行操作者。

②切口过大或局部感染。

③错位或缝合张力过大没有做减张，或缝合后松动线结。

（2）常见问题：

①瘢痕疙瘩通常有表征，在操作前的询问非常关键。

②治疗过程比较复杂，部分群体采用药品无法达到想要的治疗效果。

③由于局部皮肤通常位于头面部且增生面积相对较小，所以也不太适宜采用放射治疗。

④术后持续性红肿、热痛痒,必须加以关注和防范,提前做好预防和治疗措施。

(3)检查方法:

①询问并检查创面形成的原有瘢痕分类。

②了解形成后是否有组织缺失或感染错位等现象,避免人为因素形成。

(4)治疗方案:

①非手术治疗:

药物:局部注射类固醇药物(曲安西龙、曲安奈德、地塞米松),严重口服:曲尼司特等。用量(以曲安奈德为例):瘢痕面积1~2cm²,为20~40mg;瘢痕面积2~6cm²,为40~80mg;瘢痕面积6~12cm²,为80~120mg。瘢痕内注射,每3~4周重复1次,共用4~6个月。

激光:针对轻度瘢痕治疗可以采用"强脉冲光IPL"进行局部治疗,也可以采用点阵激光进行表皮重建收紧瘢痕面积。

压力:通过加压包扎减少局部血循,使其软化萎缩的一种方式。

放射:切除瘢痕疙瘩后早期24小时内采用电子束或X线照射可以降低瘢痕疙瘩术后复发,提高治愈率。

其他:冷冻、醋疗、离子透入、超声波导入等手段。

②手术治疗:

局部切除:多适用于面积范围较小的瘢痕,通过精细手术切除、彻底减张、减少二次损伤,配合局部小剂量X线照射治疗效果非常明显。也可通过低剂量肉毒毒素放松肌肉,阻止瘢痕形成。

皮肤磨削:这种适用于痤疮、天花、水痘等形成的萎缩性瘢痕的治疗方式比较多。增生性不建议采用这种治疗方案。

瘢痕松解:对于张力较小的条索状、蹼状瘢痕可将瘢痕切除,再用其周围正常的皮肤组织形成皮瓣,交叉换位修复瘢痕部位的皮肤缺损。

瘢痕切除皮肤游离术:较大的增生性瘢痕可手术切除,再从身体正常部位切取游离皮片移植到瘢痕创面上,修复创面,恢复肌肤功能。但移植的皮肤颜色往往与周围皮肤相差较大,加之术后容易发生挛缩,牵拉周围组织器官变形或引发功能障碍是其缺点。

瘢痕切除皮瓣移植术:由于皮瓣含有较多的皮下脂肪组织,除了可以用于修复瘢痕切除后的皮肤缺损外,还具有保护深层组织的作用。目前常用的扩张器技术也属于皮瓣移植,通过在瘢痕周围正常皮肤下面埋置扩张器,经过几个月的扩张,可以"长出"多余的皮肤来修复瘢痕。

(5)注意事项:

①术后注意生活饮食清淡,禁止辛辣刺激性食物。

②术后可加强局部压力与局部卫生避免污染。

③术后定期做好检查,防范并发症的产生。

④术前做好预防,避免不必要的损伤形成。

附录一

手卡指压式：星状神经节埋线术

星状神经节是由第6、7颈部神经节构成的颈部节和第1胸神经节融合而成，有时还包括了第2胸神经节，其节后纤维广泛分布于$C_3 \sim T_{12}$节段的皮肤区域。在功能上属于交感神经节。1883年，Liveerpool和Alexander在结扎椎动脉治疗癌症时，误伤了交感神经，却得到了明显的治疗效果。此后许多年中一直采用外科手术切断颈部交感神经。1920年，开始推广非手术经皮的星状神经节阻滞疗法，很快成为一种用途广泛的治疗方法。

近年来，有学者对星状神经节进行了针刺、针刀、穴位埋线等，总之，对星状神经节实施了"良性干预"，均取得了良好的疗效。但是，星状神经节的穿刺具有一定的风险，神经阻滞的药物也比其他方式多了一层风险，针刺等反复穿刺也会增加风险次数，而"手卡指压式"星状神经节埋线术，适当地回避了一定的风险，非常适合临床应用。

一、星状神经节的解剖和生理

颈部交感神经节位于颈部血管鞘的后方，颈椎横突的前方一般每侧有3个交感神经节，分别称为颈上神经节、颈中经节、颈下神经节。颈下神经节也称为星状神经节或者颈胸神经节，由颈下神经节与T_1（部分为T_1/T_2等）神经节合并而成，呈梭形或星状，大于颈部神经节，一般认为星状神经节位于C_7横突的基部。它的前外侧为胸锁乳突肌；内侧为环外软骨、气管和食管；顶部为颈总动脉；深部的内侧为喉返神经；内上方为膈神经；外侧为臂丛神经；深部有颈内动脉和颈内静脉；底部为C_7横突的基部；下方为胸膜腔，左侧为1cm，右侧为零距离。星状神经节呈卵圆形，长约2cm，宽1cm。星状神经节的下界位于胸膜的后方，被疏松的蜂窝组织和脂肪组织所包裹。另外星状神经节也发出分支交通支，连续第7、第8颈神经和第1胸神经，还发出分支围绕锁骨下动脉组成椎动脉丛，沿椎动脉上行，进入颅腔，围绕椎动脉及基底动脉，直到大脑后动脉，在此和起自颈内动脉的神经丛会合。星状神经节发出的心下神经沿锁骨下动脉后方，气管的前方下降，参与心脏的活动。

星状神经节支配的组织器官，包括脑膜、眼、耳、咽喉、舌、泪腺、腮腺、舌下腺、肩、上肢、心脏、大气管、气管、支气管、肺、胸壁以及头颅部皮肤等。心脏的交感神经支配为双侧性，主要为颈中神经节支配，星状神经节的传出纤维主要止于窦房结及心房。

二、星状神经节刺激的作用机制

近年来，有关星状神经节作用机制的研究很多。研究结果表明，星状神经节阻滞的作用涉及自主神经系统、内分泌系统和免疫系统，对上述系统的功能有调节作用。该方法有助于维持机体环境的稳定性，使许多自主神经失调性疾病得到纠正。例如，此法用于治疗原发性高血压和低血压、低热和低体温、多汗症和乏汗症或无汗症、体重增加或减少、甲状腺功能的亢进或低下、肢端红痛症或肢端紫蓝症、嗜睡症或失眠症、过食症和拒食症或食欲不振等，使失调的功能趋于正常，取得了较好的效果。

目前，多认为星状神经节的阻滞作用主要有中枢神经作用和周围神经作用两个方面。其通过调节丘脑的功能以维护内环境的稳定，使机体的自主神经功能、内分泌功能和免疫功能保持正常；其周围神经作用是由于阻滞部位的节前和节后纤维的功能受到抑制，分布区域的交感神经纤维支配的心血管运动、腺体分泌、肌肉紧张、支气管收缩及痛觉传导也受到抑制，此周围作用一直被用来治疗头颈部、上肢、肩部、心脏和肺部的一些疾病。随着对星状神经节功能研究的深入，有理由认为，此法可能成为21世纪的一种重要的临床治疗方法。

1.对自主神经系统的影响

研究表明，反复进行星状神经节阻滞，对自主神经是一种复活锻炼。血中去甲肾上腺素（NE）是反映交感神经活性的敏感指标，星状神经节阻滞对交感-肾上腺系统的兴奋具有一定的抑制作用。研究发现。疼痛、癌症、更年期综合征患者行星状神经节阻滞后，血清中去甲肾上腺素明显下降，但仍在正常值范围内；而正常人行星状神经节阻滞后，血浆中去甲肾上腺素的浓度虽有所改变，但差异不显著。可见，星状神经节阻滞只抑制增高的交感神经活性，恢复交感-迷走的平衡。

2.对心血管系统的调节作用

星状神经节阻滞可以改善异常的血液流变学指标，包括降低全血高黏度及红细胞压积等而加快血液循环。研究发现，星状神经节阻滞后，大约5分钟即可出现血管扩张，15分钟后血流量增加75%并达高峰，可持续70分钟，15分钟后血量速度增加58%，持续60分钟，血管径增加7%。临床上采用星状神经节阻滞法（He-Ne激光血管内照射疗法）治疗脑血栓患者，可提高体内抗氧化指标，降低自由基含量，激光使血液内各种成分不同程度地被激活，而星状神经节阻滞扩张血管，改善梗死部位血流，增加局部氧含量及被清除的激活酶含量，起到抑制和阻断自由基连锁反应和减少清除酶消耗的作用，同时又将局部产生的大量自由基分解代谢清除，从理论上讲可减轻梗死灶周围半暗带的神经细胞缺血性损害并促进其生理功能的恢复。此外，在雷诺病、心绞痛、心肌梗死等心血管疾病的治疗中也应用。

3.对内分泌系统的影响

神经系统和内分泌系统是紧密联系的，交感神经的紧张程度影响多种内分泌腺的分泌。松果体在一昼夜中周期性分泌松果体素（又称褪黑素），影响机体的睡眠与觉醒。临床观察证实，用利多卡因进行星状神经节阻滞，能够改善睡眠，治疗失眠。星状神经节阻滞可明显降低疼痛患者血中皮质醇、醛固酮、血管紧张素II、5-羟色胺、P物质的含量。由此星状神经节阻滞可调节异常变化的内分泌系统。

4.对免疫系统的影响

免疫功能在机体中防御、自身内环境稳定及调节过程中起着至关重要的作用。星状神经节阻滞治疗慢性非特异溃疡性结肠炎时发现，红细胞免疫功能、淋巴细胞转化率及玫瑰花结、免疫球蛋白等免疫功能明显改善。已有星状神经节阻滞用于治疗过敏性鼻炎且有效的报道。

三、手卡指压式星状神经节埋线术

以穿刺右侧星状神经节为例：

体位：常取仰卧位，使枕部与背部处于同一高度或将一薄枕置于双肩下，使头尽量后仰，以充分暴露颈部。面向上方，颏部抬向前。口微张开以减小颈前肌张力，且易触及第6颈椎横突。操作者应位于患者的右侧。

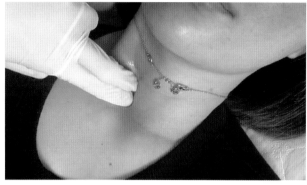
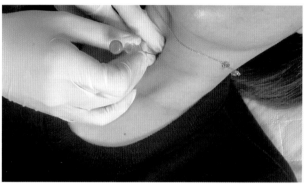

附图1-1-1

定位：环状软骨水平，胸锁乳突肌内侧缘，中线旁开约1.5cm。胸锁关节约2.5cm处。

定点：术者左手拇指在"定位"处接触皮肤，轻轻按压，以患者可耐受为度，当触及颈动脉波动时，把颈动脉控制在指腹下，将胸锁乳突肌、颈总动脉、颈内静脉推向外侧，使之与气管、食管分开，向下按压，可触及明显的抵抗感，此为C_6颈椎横突前结节，标记之，此为"进针点"。

穿刺方法：术区消毒，戴无菌手套，术者左手四指与拇指分开，四肢抵于薄枕或者紧靠于患者颈部，做卡颈状动作，以确保操作时押手的相对稳定；拇指在"定位"处再次做"定点"时的动作，以确保"进针点"的准确性，然后松开拇指，使拇指轻轻触及皮肤；右手持针，针斜口面对拇指，针尖触及"进针点"皮肤，拇指与针尖同时向下移动，拇指将胸锁乳突肌、颈总动脉、颈内静脉推向外侧，触及颈动脉波动，确认已经把颈动脉控制在指腹下；继续向下移动，当到达C_6颈椎横突前结节时有明显的抵抗感，稍作停顿后，左手拇指固定，右手向下快速突破，针尖所到之处即为C_6颈椎横突前结节；退针0.5cm，右手持针固定不动，左手拇指轻轻抬起，以颈部皮肤随之而起为度，此时标志穿刺获得成功；最后，埋线、出针，按压片刻，创可贴贴敷即可。应注意穿刺星状神经节时并无异感，故不需寻找异感。

附录一

四、适应证

(1) 全身性疾患：自主神经功能紊乱、原发性高血压、原发性低血压、甲状腺功能亢进、甲状腺功能低下、厌食症、过食症、体位性血压异常、失眠症、全身多汗症、眩晕、全身性白癜、皮肤瘙痒、脂溢性皮炎、脑卒中后疼痛、多发性硬化、重症肌无力、带状疱疹、单纯性疱疹、传染性单核细胞增多症、慢性疲劳综合征、反射性交感神经萎缩症、幻肢痛、断肢痛、糖尿病。

(2) 头部疾患：脱毛症、头痛（包括偏头痛、紧张性头痛、群集性头痛、颞动脉炎性头痛）、脑血栓、脑血管痉挛、脑梗死等。

(3) 面部疾患：周围性面神经麻痹、非典型性面部疼痛、咀嚼肌综合征、下颌关节综合征。

(4) 眼部疾患：视网膜血管闭塞、视网膜色素变性症、葡萄膜炎、视神经炎、黄斑肿胀、角膜溃疡、白内障、瞳孔紧张症、飞蚊症、视觉疲劳、屈光异常。

(5) 耳鼻喉科疾患：慢性副鼻窦炎、急性副鼻窦炎、过敏性鼻炎、突发性难听、渗出性中耳炎、梅尼埃病、良性发作性眩晕、鼻塞、扁桃体炎、耳鸣、咽喉部感觉异常症、嗅觉障碍。

(6) 口腔疾患：拔牙后疼痛、舌痛症、口内炎、舌炎、口唇炎、口内黏膜干燥症。

(7) 颈肩及上肢疾患：上肢血液循环障碍性疾病（如雷诺病、雷诺综合征、急性动脉闭塞症、颈肩臂综合征、外伤性颈部综合征、胸廓出口综合征、肩关节周围炎、术后水肿、乳腺切除后综合征）、网球肘、腱鞘炎、颈椎病、关节炎、掌多汗症、冻伤、冻疮、甲周围炎、甲纵裂症、腋臭。

(8) 循环系统疾患：心肌梗死、心绞痛、窦性心动过速、心脏神经症。

(9) 呼吸系统疾患：慢性支气管炎、肺栓塞、肺水肿、过度换气综合征、支气管哮喘。

(10) 消化系统疾患：过敏性肠炎、溃疡性结肠炎、胃炎、胃溃疡、克罗恩病、消化性溃疡、便秘、腹泻、痔疮等。

(11) 妇产科疾患：月经异常、经前紧张症、月经困难症、更年期综合征、子宫切后自主神经功能紊乱症、女性不孕症。

(12) 泌尿科疾患：神经性尿频、夜尿症、尿失禁、肾盂肾炎、LgA肾病、游走肾前列腺炎、男性不育症。

(13) 腰及下肢疾患：腰痛症、膝关节痛、足癣、肢端红痛症、鸡眼、冻伤及冻疮。

五、并发症

(1) 血肿：穿刺针损伤颈部血管，引起局部血肿，应拔出穿刺针并压迫止血。

(2) 气胸：穿刺角度的不适当或穿刺部位过低，可导致气胸或血气胸。

(3) 感染：操作不严格，可引起感染，造成深部脓肿，发生率极低。

(4) 局部硬结：多次治疗，可致局部出血或损伤，故以预防为主。

六、禁忌证

(1) 凝血时间延长、有出血倾向或正在施行抗凝治疗者。

(2) 恐惧。小儿及精神异常等不能合作者。

(3) 炎症、肿瘤、气管造口者。

(4) 强力咳嗽者。

七、注意事项

交感神经为自主神经，没有疼痛及异感，进针过程中，不要问患者有没有感觉，患者说话会造成环状软骨运动而影响操作。埋线：8周治疗1次，采用PPDO材质1#或2#/2cm材料，术后2周加强深压按摩持续刺激调节，以明显感受针刺感为宜，每周按压3～4次。

附录二

针头国际色标参照表

规格 (SIZE)		透明色标 (CLEAR COLOR CODE)	色标
		针管长度 (LENGTH OF THE CANNULA)	
27G 1/2	0.40mm×12mm		中灰
26G 5/8	0.45mm×16mm		褐色
25G 5/8	0.50mm×16mm		橙色
24G 1	0.55mm×25mm		紫色
24G 1 1/2	0.55mm×40mm		紫色
23G 1	0.60mm×25mm		蓝色
23G 1 1/4	0.60mm×30mm		蓝色
22G 1	0.70mm×25mm		黑色
22G 1 1/4	0.70mm×30mm		黑色
22G 1 1/2	0.70mm×40mm		黑色
21G 1	0.80mm×25mm		绿色
21G 1 1/4	0.80mm×30mm		绿色
21G 1 1/2	0.80mm×40mm		绿色
20G 1	0.90mm×25mm		黄色
20G 1 1/2	0.90mm×40mm		黄色
19G 1 1/2	1.10mm×40mm		奶黄
18G 1	1.20mm×25mm		粉红
18G 1 1/2	1.20mm×40mm		粉红
注 (MOTE)		针管长40mm 0.80mm×40mm21G 1/2 $\left(\begin{array}{l}\text{LENGTH OF THE CANNULA 1/2}\\ \text{DIAMETER OF THE CANNULA 21G}\end{array}\right)$	

色标是一种针头粗细的参照,目前埋线材料植入式针头基本上没有完全按照国际色标执行生产,而是每个生产机构根据自己的设计生产需要来进行相关针头生产。以上提供数据只供参照,不作标准。

埋线材料规格参数表

序号	分类	针粗	针长	线长	线号	适用范围
1	平滑线类	29G	25mm	40mm	6-0	眶部、口唇部、鼻翼部等小面积范围应用
2		29G	38mm	60mm	6-0	面、颈、手臂及外阴等其他部位
3		27G	60mm	90mm	5-0	面、颈部、手臂、胸部、臀部、腰腹等
4		25G	90mm	160mm	3-0	手臂、胸部、臀部、腰腹、大腿等部位
5	螺旋线	29G	25mm	50mm	6-0	眶部、口唇部、鼻翼部等小面积范围应用
6		29G	38mm	70mm	6-0	面颈部、手臂及其他部位
7		27G	60mm	120mm	5-0	面颈部、手臂、胸部、臀部、腰腹等
8	麻绳线	27G	38mm	40mm	4-0	面颈部局部皱纹凹陷、手臂及其他部位
9		27G	60mm	60mm	4-0	面颈部、手臂、胸部、臀部、腰腹等
10		25G	90mm	120mm	3-0	手臂、胸部、臀部、腰腹、大腿等部位
11	液态	21G	38mm	50mm	(6-0)×8	面颈部凹陷坍塌以及私密处
12	小V线	23G	50mm	60mm	2-0	提眉、提眼角、面颊收紧、局部提拉
13		23G	60mm	150mm	2-0	提眉、提眼角、面颊收紧、局部提拉
14		23G	70mm	180mm	2-0	提眉、提眼角、面颊收紧、局部提拉
15	大V线	21G	90mm	130mm	1-0	面颊提升、颈部、胸部等提拉紧致
16		19G	100mm	150mm	1#	面颊提升、颈部、胸部等提拉紧致
17		18G	100mm	150mm	2#	面颊提升、颈部、胸部等提拉紧致
18	长线	18G	160mm	400～600mm	1#、2#	面部、胸部、腰腹、臀部等悬吊提拉
19	隆鼻线	19G	38mm	50mm	2#	鼻小柱增高、矫正
20		19G	60mm	80mm	2#	鼻梁、鼻翼的修饰和矫正

埋线抗衰老客户档案

档案编码：_____ 记录员：_____

一、客户基本信息

姓 名			性 别		出生/年/月/日	
籍 贯			手机号		微信号	
职 业			座机号		QQ号	
住 址					车牌号码	

二、健康状况记录

1. 问题性皮肤诊断记录	
免疫类	□过敏;□痤疮;□粉刺;□黄褐斑;□雀斑;□干燥;□松弛;□色素沉着;□瘢痕类;□其他

治疗类	A. 光学类设备：	C. 手术治疗类：
	B. 注射填充类：	D. 埋线抗衰老：

护理类	□日化保养类产品;□功效性治疗类产品;□进口高保养类产品;□从来不使用护理类产品

2. 健康状况记录	
血液类	疾病有:□血脂类;□血压类;□血糖类;□尿酸类;□凝血类;□感染类;特殊情况
疾病类	正患疾病:□心肾疾病;□糖尿病;□肌肉皮肤松弛症类疾病;情况说明
手术史	□心脑血管手术史;□整形类手术史;□微整形类手术史;□其他手术史说明

3. 药物使用记录	
过敏史	曾经或药物过敏主要有：
用药史	正在使用的药物有哪些：　　　　　　　　　前一周内使用的药物有：

三、术前照片存档

正上：	正面拍摄	左边45°		右边45°	
正下：	表情与非表情	左边90°		右边90°	

照片编码查阅	照片编码查阅

埋线抗衰老知情同意书

_____整形会所

姓　　名		性　别		出生日期	
手 机 号		微信号		QQ 号	
职　　业		详细住址			
治疗部位		治疗部位情况介绍：			
采用方案		联合治疗方案：			

一、埋线抗衰老治疗过程

1) 治疗过程中会根据情况采用不同的麻醉方式；

2) 部分群体治疗前会修剪部分毛发以方便操作；

3) 本项目治疗采用埋入线方式进行操作；

4) 治疗后局部会有瘀青或者轻度肿胀为正常现象；

5) 治疗时局部会或伴有轻微疼痛和渗血；

6) 少数人群在操作后有持续几天轻度疼痛。

二、埋线抗衰老禁忌人群

1) 严重心、肾、免疫、呼吸道疾病以及血液类疾病类患者；

2) 严重糖尿病和高血压、癫痫病等；

3) 孕妇以及生理周期的女性通常不建议操作；

4) 皮肤存在感染类疱疹以及 HPV 等传染性皮肤病患者；

5) 对利多卡因或麻醉过敏的群体。

三、受术者术前情况了解

1) 术前是否空腹：是□ 否□；　平时生活中是否有低血糖现象：是□ 否□

2) 术前 1 周内是否使用过某种药物：_____

3) 操作部位是否做过其他美容整形项目：具体情况是 _____

A. 玻尿酸；B. 肉毒毒素；C. 童颜针；D. 生长肽；E. 其他不明物质注射或填充；F. 假体；

G. 手术类；H. 其他类：_____，品牌名称_____

我已详细阅读以上信息内容，并确保以上内容的真实性，且对提供的信息负责。本人也了解有关埋线抗衰老有关的手术风险，本人同意并确认操作。

　　知情同意人：_____　日期：_____

埋线抗衰老咨询登记表
201___ 年 / 　月份

编码：_____

编码：	技术顾问：	咨询时间：			
姓　　名		性　　别		出生日期	
手 机 号		微信号		QQ 号	
职　　业		详细住址			
咨询问题					
个人需求					
治疗部位		建议方案：			
其他要求					

编码：	技术顾问：	咨询时间：			
姓　　名		性　　别		出生日期	
手 机 号		微信号		QQ 号	
职　　业		详细住址			
咨询问题					
个人需求					
治疗部位		建议方案：			
其他要求					

编码：	技术顾问：	咨询时间：			
姓　　名		性　　别		出生日期	
手 机 号		微信号		QQ 号	
职　　业		详细住址			
咨询问题					
个人需求					
治疗部位		建议方案：			
其他要求					

附录二

埋线抗衰老操作记录

操作医师：_____ 操作日期：_____ 医务助理：_____

一、客户服务项目

第一次治疗：(□单次收费 / □疗程收费)

项目收费		分别为：		
疗程设置		分别是：收紧埋线□次；提拉埋线□次；其他：□次_____		
疗程周期	通常小线收紧间隔 3 个月可以加强 1 次，大线提拉则需要间隔 6 个月再加强 1 次			
搭配方案	A 型肉毒毒素（ ）□次治疗；玻尿酸 / 童颜针（ ）□次治疗			
	水光注射□次 /CO_2 点阵□次 / 中红外 1550 □次 / 超声刀□次 / 其他：_____			

第二次治疗：(□单次收费 / □疗程收费)

项目收费		分别为：		
疗程设置		分别是：收紧埋线□次；提拉埋线□次；其他：□次_____		
疗程周期	通常小线收紧间隔 3 个月可以加强 1 次，大线提拉则需要间隔 6 个月再加强 1 次			
搭配方案	A 型肉毒毒素（ ）□次治疗；玻尿酸 / 童颜针（ ）□次治疗			
	水光注射□次 /CO_2 点阵□次 / 中红外 1550 □次 / 超声刀□次 / 其他：_____			

第三次治疗：(□单次收费 / □疗程收费)

项目收费		分别为：		
疗程设置		分别是：收紧埋线□次；提拉埋线□次；其他：□次_____		
疗程周期	通常小线收紧间隔 3 个月可以加强 1 次，大线提拉则需要间隔 6 个月再加强 1 次			
搭配方案	A 型肉毒毒素（ ）□次治疗；玻尿酸 / 童颜针（ ）□次治疗			
	水光注射□次 /CO_2 点阵□次 / 中红外 1550 □次 / 超声刀□次 / 其他：_____			

二、术后修复使用记录

第一次治疗：(购买产品：   元)

消炎修复					
补水保湿					
功能使用	再生类		愈合类		消炎类
	散瘀类		止痛类		抗敏类

第二次治疗：(购买产品：   元)

消炎修复					
补水保湿					
功能使用	再生类		愈合类		消炎类
	散瘀类		止痛类		抗敏类

第三次治疗：(购买产品：   元)

消炎修复					
补水保湿					
功能使用	再生类		愈合类		消炎类
	散瘀类		止痛类		抗敏类

埋线抗衰老服务合同

合同编码：＿＿＿＿＿＿＿＿

甲方：＿＿＿＿＿＿＿＿＿＿（受术方）

身份证号：＿＿＿＿＿＿＿＿＿

乙方：＿＿＿＿＿＿＿＿＿＿（医院方）

地址：＿＿＿＿＿＿＿＿＿＿＿

本协定参照《中华人民共和国合同法》经双方协商确认，特达成以下合同条款并共同遵守。

甲方自愿接受乙方埋线抗衰老治疗服务，并严格遵照乙方术前、术中、术后护理要求，确保实现治疗最佳化。

1. 甲方在疗程期内的治疗或修复，乙方免费提供服务，不再额外收取项目操作费用。但甲方修复类的产品，则需要根据个人购买支付产品费用。

2. 甲方已经阅读"埋线抗衰老知情同意书"以及"埋线抗衰老术后注意事项"，并确认严格按照标准要求进行术后护理。

3. 如因甲方个人原因未能完成治疗或不想操作者，乙方不予退还任何治疗费用以及药品的费用。

4. 乙方确保甲方在接受埋线抗衰老治疗的安全性与显效性，如甲方治疗后无效者，乙方须按照甲方支付项目疗程款全额退还甲方（不包含产品药品费用）。

5. 乙方会在术后对甲方持续进行跟进监督服务，甲方同意乙方以短信息、微信、电话等各种方式进行回访跟进，确保甲方做好术后修复。

6. 如因乙方原因不能履行治疗责任和义务时，乙方须退还甲方所有的项目治疗费用。

7. 本合同一式两份，甲、乙双方各执一份，未尽事宜甲、乙双方协商解决。

甲方：＿＿＿＿＿＿＿＿＿　　　　乙方：＿＿＿＿＿＿＿＿＿

日期：＿＿＿＿＿＿＿　　　　日期：＿＿＿＿＿＿＿＿

埋线抗衰老术后注意事项

埋线术后注意事项

1. 术后 1 周内禁食辛辣油腻与刺激性食物。

2. 术后做好消毒消炎护理,避免人为局部污染。

3. 术后 3 天内严禁沾水以及护理、化妆等。

4. 术后 4 周内禁止桑拿汗蒸等高热类活动。

5. 小线 25 天内禁止局部向下搓揉或刮痧按摩,大线 3 个月。

6. 小线术后局部 3 个月内、大线 8 个月内禁止使用超声刀。

7. 术后 6 个月以后再使用中红外线、二氧化碳点阵激光以及脉冲光治疗。

8. 术后严禁反复搓揉局部或过度肌肉运动表情等。

温馨提示:术后如果必须使用激光各类高热、手术治疗,一定要向主治医生说明情况。

必须说明操作过埋线的日期与材料性质。

埋线术后护理细节

1. 7 天后必须加强局部补水保湿防晒。

2. 1 个月后可以加强水光注射疗程,可以适当局部 PRP 表浅微量注射。

3. 术后 3 天内严禁沾水以及护理、化妆等。

4. 加强效果可选用:在 4 个月连续做水光注射。

5. 1 个月内红外光或氦氖激光治疗时,注意温度不能太高、时间不能太长。

埋线抗衰疗程操作

1. 小线的操作和补充治疗可以在 3 个月左右再次加补 1 次,连续 3～4 次为 1 个疗程。

2. 大线的操作可以在 6 个月后追加 1 次,可连续 2～3 次效果更佳。

3. 针对抗衰收紧建议小线每隔 3 个月 1 次,持续 4 次为 1 个疗程。

4. 大线的治疗建议 2 次为 1 疗程。

5. 综合疗程:小线 4 次,大线 2 次(全脸抗衰的标准疗程)。

6. 综合疗程:肉毒毒素 A 毒配合 2 次 / 年,肉毒毒素 B 配合 3 次 / 年。

7. 最佳搭配:PRP 与自体脂肪配合治疗效果更好。

埋线抗衰老售后服务信息范本

一、术后提示短信

亲爱的XX女士！您好！埋线抗衰老提示：

    A.术后3天严禁沾水、护理、化妆。

    B.术后2周内禁食辛辣油腻与刺激性食物。

    C.术后4周内禁止桑拿汗蒸等高热类活动。

    D.小线25天内禁止局部向下搓揉或刮痧按摩，大线3个月。

    E.小线术后局部6个月内、大线8个月内禁止使用超声刀。

    F.术后6个月以后再使用中红外线、二氧化碳点阵激光以及脉冲光治疗。

二、售后服务短信

第1天	温馨提示：埋线抗衰术后第1～3天会有轻微的疼痛以及肿胀感，局部也会有轻微的瘀青点，属于正常现象，请勿担心，请注意做好术后护理和消炎。如有疑问，请电：XXXXXXXX。埋线抗衰XX小姐期待您的来电。
第3天	温馨提示：埋线抗衰术后3天疼痛感逐步消失，但局部瘀青则需要一些时间才能逐步散却，如需加速瘀青代谢，3天后可以适当选择热鸡蛋热敷局部，也可配合活血化瘀药物局部涂抹或口服。如您还有不明白或其他疑问，可以给我电话：XXXXXXXX。
第7天	温馨提示：谢谢您这一周来对埋线抗衰术后的配合，您的疼痛症状以及瘀青基本都已经散却。接下来会有持续一段时间PPDO线体材质的逐步降解吸收，将加速您操作部位的肌肤胶原再生，加强局部紧致。如有其他不适，欢迎您来电咨询：XXXXXXXX。埋线抗衰XX小姐期待您的来电。
第20天	温馨提示：在接下来的时间，所埋入的PPDO线体会逐步分解并被吸收，此时的效果将会逐步加强，您会持续感觉面部的紧实以及肌肤的强韧。初次操作埋线如需再次追加埋线疗程，请注意在3～6个月内及时加补。期待与您再见！埋线抗衰XX小姐，电话：XXXXXXXX。

以上范本为我们长期做埋线抗衰老的客户售后服务短信息或微信回复的范本，大家可以根据实际需要进行修正使用。

附录二

埋线抗衰老服务记录表

回访人员：＿＿＿＿＿ 回访日期：＿＿＿＿＿

NO	客户编码	姓 名	手机号	治疗项目	术后短信	第1天	第3天	第7天	第20天
01									
02									
03									
04									
05									
06									
07									
08									
09									
10									
11									
12									
13									
14									
15									
16									
17									
18									
19									
20									

A. 叮嘱客户术后护理注意事项；B. 了解客户操作后的感受和恢复情况；C. 及时发现并处理客户术后出现的问题；D. 增进客户之间的沟通和情感；E. 铺垫新项目。

联合发起人名单

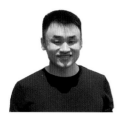

■ 陈彦立

主治医生。2009 年毕业于郑州大学医学院临床医学专业。现就职郑州郑东新区中医院。

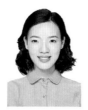

■ 丁芳园

德国 injex 益捷大师级培训师，面部部年轻化抗衰专家。2003 年毕业于温州医学院。现就职于射洪子昂医院。

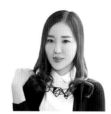

■ 刘珍甄

从事医美纹绣教育 18 年。毕业于北华医学美学专科、黑龙江医药大学中西医临床医学本科，曾就读新加坡 EDES INSTITUTE 美容学院。

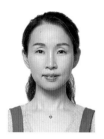

■ 吴蔓菁

从事临床医学工作十几年，有着丰富的临床经验，尤其对穴位埋线有特别的研究，把面部提升和穴位埋线调理有效地结合起来，达到完美的抗衰老效果。

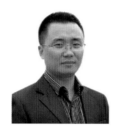

■ 吴亦锋

资深媒体人，企划出版专家。现任国家卫生计生委主管期刊《中国医院》杂志网络部主任、印务主管，中国医院协会医院科技创新奖办公室形式审查项目主管，北京和协书店医学美容图书中心主任，策划出版和编校发行《精修线雕》第 1 版、第 2 版，编委、发起人。

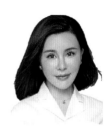

■ 朱燕

2000 年毕业于护理专业。2012 从事微整形形象设计和针剂注射工作，对美容有着独特的构思和设计理念。

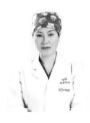

■ 屈秋芳

整形外科专家，整形外科副主任医生，超芳商学院联合创始人，双眼皮技术精英导师团总教练，无懈可击团队金牌讲师，大韩整形协会委员，中国医师协会整形外科分会会员，《精修线雕》主编，《精修线雕——埋线抗衰老综合临床实用指南》编委。从事临床 30 余年，精通面部五官手术修复、自体脂肪移植、微创提升等。在业界享有良好声誉，以精细著称，独创气质修型征服无数爱美人士。打造无数美女，改变她们的命运；传播知识，带教学员遍布海内外；带领团队创造年翻十倍营业额。

微信:13838088320　网站:www.zzchaofang.com

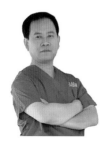

■ 周贵荣

山西薛大夫整形医院业务院长，杭州璟颜国际医疗美容医院业务院长，中国整形美容医师协会会员，东南亚医学美容学会副秘书长，《精修线雕——埋线抗衰老综合临床实用指南》编委。

1995 年毕业于北京光明中医学院临床专业，1999 年在雅都美容研究所从事微整形方向教学与研究，是国内最早一批从事注射医疗美容的医生，2000 年至今担任国内多家整形机构的技术指导工作。

擅长多种注射医疗美容，将玻尿酸、肉毒毒素、蛋白线等多种材料结合应用提升到一个比较高的层面。特别是自创的注射隆鼻方法，达到了零风险无栓塞的水平。注射一次泪沟术后不红肿且效果可维持五年以上，得到医美界同仁的广泛认可与关注。

《精修线雕——埋线抗衰老综合临床实用指南》(第 2 版)的出版，要再一次感谢广大联合发起人，因为大家的共同努力再次创造了埋线抗衰老专业书籍出版的奇迹。由于各种原因，本名录并非完全将所有发起人记录，如有疏漏，敬请见谅。

附录二

A 安则罡　碴轩国　倍紫若

B 白逸风　白笑丽　白阆珍　鲍国志　鲍瑜

C 陈玉琴　陈子博　陈秀语　陈泽香　陈明榕　陈丹　陈紫芸　陈阳江　程淳德　蔡茗　蔡国燕
　　蔡伟达　曹大富　曹撒苏　曹本英

D 邓书强　邓苗霞　邓勇军　邓功明　邓羽翔　丁慧湘　丁彬佟

F 冯松颖　冯慕　冯颁靖　冯槐游　冯毅向　冯潇知　冯晶晶　方羿晓　方金鞠　方粟枫　方淑茜
　　方巾昭　方谊微

G 郭蔓沃　郭方男　郭韦来　郭闰　郭致强　郭磊光　郭巧芝　高焱羽　高璐杰　高波　葛天翔
　　高北茹　高沫蓓　官丁汝　官书尤　官宇德　关彦帜　关羡　葛赋铎　葛冠嫒　高来铭

H 黄鉴郎　黄嘉裕　黄维　黄茹　黄蔓滕　黄长焱　何仙纪　何刚　何翼宪　何颖　何易琼
　　何昊繁　何高莲　胡颜丽　胡宁泽　胡国军　贺紫若　贺彪　贺坚文　韩信添　韩礼斐
　　韩纪诺　韩宇杏　韩艺伦　韩菲慈　韩巧梅

J 金卫琴　金志勇　金茗凡　金安康　金夷俊　金驳伟　金殷鹃　金艳

K 孔苏勤　孔力为　孔天华　孔笛

L 老家玉　李持睿　李驳　李嘉俊　李丑图　李茵莱　李妃靖　李巧灵　李妤妍　李序敦　李换枝
　　李宇广　李佩　李菊香　李倍　李育圣　李秀玲　李卓凡　李法若　李莎　刘倩诺　刘侨枚
　　刘为国　刘骏腾　刘席斌　廖贵奇　刘珪凤　刘穆英　刘智语　罗瑛明　罗威　罗冯斌　雒成怀
　　刘杜莉　刘志珍　刘凤　刘美珍　梁越知　梁山河　罗曼玉　罗兰娥　刘聪　刘菁　卢呈祥
　　林嘉宇　林耀辉　林晓昀　龙国力　龙壬薇　隆爱文　隆凯凯　隆嘉彬　陆釜为　陆荆满　卢谦靖
　　鲁东　鲁丽莎　吕郁丹　吕不凡　吕翘勤　廖静　廖威成

M 毛明　毛慧娟　毛爱予　幕韩　幕子荣　马娜　马小芬　马冬梅　马丽梅　马紫玉　孟梅
　　孟安芬　孟丽娜

N 牛勇敢　牛豆豆　牛子豪　牛倩丽　南万权　年晓希　难金

O 欧喜艳

P 潘玮柏　潘德　潘美丽　潘之翔　彭菲菲　彭丽香　彭静子　普惠名

Q 齐纳　齐芬然　齐利安　钱为庸　钱江　权武鸣　权燕归　邱志明

R 任涛　壬冉东　茌杨阳

S 上官菲　司马古丽　石成经　石为民　石嘉丽　司淼

T 谭佩琪　谭瑶　谭阿敏　田甜　田紫苒

W 王正东　王小妮　王翠玉　王佳妮　王军安　王卫平　王冬梅　王侠樊　王若　王梓　王小倩
　　吴华华　魏艳萍　魏海轩　魏晓明　万芳　万千钰　王雪玲

X 夏东海　夏缘绵　夏莉婉　谢晓芬　谢志灵　谢依涵　薛之敏　薛晓伟　薛宝玉　薛国强　肖克明
　　肖丽莎　肖中睿　肖梵高　许亦飞　许名为　许小慧　徐明　徐爱芳　徐米娜　徐智睿　许多浩
　　肖伟　肖志海

Y 杨国嘉　杨光　杨志梅　杨晓华　杨得志　杨万里　杨佩　杨志钢　杨宽　严社明　严庆山
　　杨淑慧　严中睿　于泽文　颜宽　颜西文　颜琢琪　颜婵娟　叶亮　叶子然　云富贵　云窦香
　　余明月　余芬　于小丽

Z 曾志明　曾聚海　曾小圆　曾柔　曾高怀　曾芳华　曾子烨　郑秋冬　郑晓婷　郑珊妮　郑中东
　　郑宇通　张海燕　张文涛　张践学　张文轩　张漂花　张胜利　张言　张可儒　张萱花　赵志伟
　　赵小灵　赵梅柔　赵涛　赵淑婉　赵云刚　赵宁杰　章小梅　章添华　章凌轩　周爱国　周晓方
　　周阗伟　周素芳　吴敏

参考文献

[1] John B. Catalytic dehydrogenation of dialkylene glycols [M]. US, 1957.

[2] Namassivaya D. Synthetic absorbable surgical devices of poly-dioxanone [M].US, 1977.

[3] Forschner T C. Process for preparing 2-para-dioxanones [M]. US, 1994.

[4] Wei Bai, Z P Zhang, Q Li, et al. Miscibility,morphology and properties of poly (para-dioxanone) /poly (D,L-lactide) blends [J]. Polym, 2009, 58 : 183 - 189.

[5] W Bai, D L Cheng, Z P Zhang, et al. Biomed Mater Res. PartB : Appli [J]. Biomaterials , 2009 , 90B : 945 - 951.

[6] Bhattarai N, Kim H Y, Cha D I, et al. Nonisothermal crystallization and melting behavior of the copolymer derived from p-dioxanone and poly（ethylene glycol）[J]. 2003,39（7）: 365 - 375.

[7] Schwach G, Coudane J, Engel R, et al. Zn lactate as initiator of D L-actide ring opening polymerization and comparison with Sn octoate [J]. Polymer Bulletin, 1996 ,37（6）: 771 - 776.

[8] Metz S A, Von Fraunhofer J A, Masterson B J . Stress relaxation of organic suture materials [J]. Biomaterials , 1990 , 11（3）: 197 - 199.

[9] Sabino M A, Feijoo J L, Mull. Crystallization and morphology of poly (p-dioxanone) [J]. Macromolecular Chemistry and Physics, 2000 , 201（18）: 2687 - 2698.

[10] Sabino M A , Ronca G , Mull. Heterogeneous nucleation and self-nucleation of poly (p-dioxanone) [J]. Journal of Materials Science,2000, 35 (20) :5071 - 5084.

[11] Andj elic S, Fitz B. D. Study of reorientational dynamics during real-time crystallization of absorbable poly (p-dioxanone) by dielectric relaxation spectroscopy [J]. Journal of Polymer Science : Part B : Polymer Physics , 2000 , 38 [18] :2436 - 2448.

[12] A. P. T Pezzin, G. O. R Alberda van Ekenstein, E. A. R. Duek Melt behavour, crystallinity and morphology of poly (p-dioxanone) [J]. Polymer, 2001, 42 (19) :8303 - 8306.

[13] Nishida H, Yamashita M, Hattori N, et al. Analysis of the initial process in pyrolysis of poly (p-dioxanone) [J]. Polymer Degradation and Stability , 2002 ,78 (1) :129-135.

[14] Annette C. Renouf-Glauser, John Rose, David Farrar, Ruth E. Cameron. A degradation study of PLLA containing lauric acid [M]. Biomaterials , 2005 .

[15] Alain Copinet, Celine Bertrand, Stephanie Govindin, et al. Effects of ultraviolet light (315nm) , temperature and relative humidity on the degradation of polylactic acid plastic films[M]. Chemosphere, 2004.

[16] G.H. Yew, A.M. Mohd Yusof, Z.A. Mohd ishak. Ishiaku. Water absorption and enzymatic degradation of poly (lactic acid) rice starch composites[M]. Polymer Degradation and Stability , 2005.

[17] Montse Charles-Harris, Sergio del Valle, Emilie Hentges, et al . Mechanical and structural characterization of completely degradable polylactic acid/calcium phosphate glass scaffolds [M]. Biomaterials , 2007.

[18] Say Chye Joachim Loo, Wei Li Jason Tan, Shu Min Khoa, et al. Hydrolytic degradation characteristics of irradiated multi-layered PLGA films [M]. International Journal of Pharmaceutics, 2008.

[19] M. Navarro, M.P. Ginebra, J.A. Planell, C.C. Barrias, et al. In vitro degradation behavior of novel bioresorbable composite material based on PLA and a soluble CaP glass [M]. Acta Biomaterial, 2005.

[20] J.S.C. Loo, C.P. Ooi, F.Y.C. Boey. Degradation of poly (lactide-co-glycolide) (PLGA) and poly (L-lactide) (PLLA) by electron beam radiation [J]. Biomaterials, 2005,26:1359 - 1367.

[21] Young Y. Sung W L. In vitro degradation behavior of nonporous ultra—fine poly(glycolic acid) / poly (L-lactic acid) fibers and porous ultra—fine poly(glycolic acid) fibers[J]. Polymer Degradation and Stability, 2005, 90[4]:441-448.

[22] Westedt U,Kaiinowski M. Poly (vinylalcoh01) —graftpoly (lactide—co—glycolide) nanoparticles for local delivery of paclitaxel for restenosist reatment[J]. Journal of Controlled Release, 2007, 119[1]:41-43.

[23] Tsutomu I, Miyuki T, Megumu H. et al. Preparation and characterization of a nanoparticulate formulation composed of PEG-PI. A and PLA as anti—inflammatory agents[J]. International Journal of Pharmaeeutics, 2010, 385:170 - 175.

[24] Ray J A , Doddi N , Regula D , et al . Surg. Gynacol [J]. Obstet ,1981 , 153 : 497 - 507.

[25] Lin HL , Chu C C , Grubb D. J . Biomed [J]. Mater. Res , 1993 , 27 :153 - 166.

[26] von Fraunhofer J A , Storey R S , Stone I K, et al . J . Biomed [J]. Mater. Res , 1985 , 19 : 595 - 600.

参考文献

[27] Hall H K, Schneider A K. J . Am. Chem [J]. Soc , 1958 , 80: 6409 - 6412.

[28] Zurita R, PuiggalíJ, Rodríguez-Galán A. Triclosan release from coated polycolide threads [J]. Macromolecular Bioscience, 2006, 1 (6) : 58 - 69.

[29] Geert V, Chun I, Li Y F, et al. Biomaterials, 2005, 26 : 1307 - 1315.

[30] Yang K K, Wang X L, Wang Y Z. J. Macromol. Sci. Polym [J].Rev, 2002, 42 : 373 - 398.

[31] Chen Y Y, Wu G, Qiu Z C, et al. J. Polym. Sci. Part A: Polym [J]. Chem , 2008, 46 : 3207 - 3213.

[32] Furuhashi Y, Nakayama A, Monno T, et al. Macromol [J]. Rapid. Commun. , 2004 , 25 : 1943 - 1947.

[33] Zhu J, Wang W T, Wang X L, et al. Carbohyd [J]. Polym, 2009,76 : 139 - 144.

[34] Manson J A, Sperling L H. Polymer Blends and Composites [M]. NewYork: Plenum Press, 1976.

[35] Wang XL, Yang K K, Wang Y Z, et al. Polym. Degrad [J]. Stab, 2003, 81 : 415 - 421.

[36] Wang XL, Yang K K, Wang YZ, et al. Acta [J]. Mater, 2004, 52 :4899 - 4905.

[37] Wang H, Dong J H, Qiu K Y, et al. J. Appl [J]. Polym. Sci, 1998,68 : 2121 - 2128.

[38] Bhattarai N, Kim H Y, Cha D I, et al. Euro [J]. Polym, 2003,39 : 1365 - 1375.

[39] Bahadur K C R, Aryal S, Bhattarai S R, et al. J. Appl. Polym [J]. Sci, 2007, 103 : 2695 - 2702.

[40] Yang K K, Zheng L, Wang Y Z, et al. J. Appl. Polym [J]. Sci, 2006, 102 : 1092 - 1097.

[41] Lendlein A, Grablowitz H. J. Mater. Chem [J] . 2007, 17 : 4050 - 4056.

[42] Chen S C, Wang X L, Yang K K, et al . J. Polym. Sci. Part A: Polym [J]. Chem, 2006, 44 : 3083 - 3091.

[43] Bhattarai N, Cha D I, Bhattarai S R, et al. J. Polym. Sci. Part B :Polym [J]. Phy, 2003, 41 : 1955 - 1964.

[44] Raquez J M, Degée P, Narayan R, et al. Macromol [J]. Rapid Commun, 2000, 21 : 1063 - 1071.

[45] Raquez J M, Degée P, Narayan R, et al. Macromol. Chem [J]. Phys, 2004, 205 : 1764 - 1773.

[46] Raquez J M, Degée P, Narayan R, et al. Polym Degrad [J]. Stab, 2004, 86 : 159 - 169

[47] Raquez J M, Degée P, Dubois P, et al. Polym Engineer [J]. Sci, 2005, 45 : 622 - 629.

[48] Hong J T, Cho N S, Yoon H S, et al. J. Polym. Sci. Part A:Polym [J]. Chem, 2005, 43 : 2790 - 2799.

[49] Kulkarni A, Reiche J, Hartmann J, et al. Euro. J. Pharm [J]. Biopharm, 2008, 68 : 46 - 56.

[50] Im J N, Kim J K, Kim H K, et al. Polym [J]. Degrad. Stab, 2007, 92 : 667 - 674.

[51] Hong J T, Cho N S, Yoon H S, et al. J. Appl Polym [J]. Sci,2006, 102 : 737 - 743.

[52] Bhattarai N, Jiang W Y, Kim H Y, et al. J. Polym. Sci. Part B :Polym [J]. Phy, 2004, 42 : 2558 - 2566.

[53] Andjelic' S, Jamiolkowski D, Mcdivitt J, et al. J. Polym. Sci. PartB : Polym [J]. Phy. , 2001, 39 : 3073 - 3089.

[54] Andjelic' S, Jamiolkowski D, Mcdivitt J, et al. J Appl Polym [J].Sci, 2001, 79 : 742 - 759.

[55] Li F, Feng J, Zhou R X. J. Appl. Polym [J]. Sci, 2006, 102 :5507 - 5511.

[56] Zhou Y F, Yang K K, Wang Y Z, et al. Polym [J]. Bull, 2006, 27 :151 - 156.

[57] Wang H, Dong J H, Qiu K Y, et al. J. Polym [J]. Sci. Part A:Polym [J]. Chem, 1998 : 36 : 1301 - 1307.

[58] Zhang Y H, Wang XL, Wang Y Z, et al. Polym [J]. Degrad. Stab, 2005, 88 : 294 - 299.

[59] He R, Wang XL, Wang Y Z, et al. Carbohyd [J]. Polym, 2006,65 : 28 - 34.

[60] Liu G Y, Zhai YL, Wang X L, et al. Carbohyd [J]. Polym, 2008, 74 : 862 - 867.

[61] Lai Q, Wang YZ, Yang K K, et al. React. Funct [J]. Polym, 2005, 65 : 309 - 315.

[62] Huang H X, Yang K K, Wang Y Z, et al. J. Polym. Sci. Part A: Polym [J]. Chem, 2006, 44 : 1245 - 1251.

[63] Ding S D, Wang Y Z. Polym. Degrad [J]. Stab, 2006, 91 : 2465 - 2470.

[64] Nishida H, Yamashita M, Hattori N, et al. Polym Degrad [J]. Stab, 2000, 70 : 458 - 496.

[65] Nishida H, Yamashita M, Endo T. Polym Degrad [J]. Stab, 2002,78 : 129 - 135.

[66] Ding S D, Bai C Y, Liu Z P, et al. J. Therm Anal [J]. Cal, 2008, 94 : 1 - 7.

[67] Li M X, Zhou R X, Qu F Q. React. Funct [J]. Polym, 2003, 55 : 185 - 195.

[68] Yoon K R, Koh YJ, Choi I S. Macromol [J]. Rapid Commun, 2003, 24 : 207 - 210.

[69] Yoon K R, Chi Y S, Lee KB, et al. J. Mater [J]. Chem, 2003, 13 : 2910 - 2914.

[70] Lee HJ, Ramaraj B, Lee S M, et al. Polym [J]. Sci. Part A: Polym [J]. Chem, 2008, 46 : 1178 - 1184.

[71] Yoon K R, Kim WJ, Choi I S. Macromol. Chem [J]. Phys, 2004, 205 : 1218 - 1221.

[72] Bai W, Cheng D L, Li Q, et al. Polym [J]. Re, 2009, 16 : 471 - 480.

[73] 杨科坷.基于对二氧环己酮脂肪族聚酯的合成与结构性能研究[D].成都:四川大学,2003.

[74] 王玉忠.一种用于制备对二氧环己酮的催化剂 [P]. 中国专利 200510021203P.X.,2005 207201.

[75] 曹有名,于德梅. 生物可吸收聚对二氧环己酮及应用化工新型材料[J]. 化工生产与技术,1993, (3) :19 - 21.

[76] 李星,刘东辉,黄云华. 我国可降解塑料的现状和发展趋势[J]. 化工生产与技术 , 2004 ,11 (1) :26 - 32.

[77] 温永堂,郭振友,边栋材,等 ． 聚对二氧环己酮医用可吸收缝合线性能研究——关于生物学性能和临床性能[J]. 天津纺织工学院学报,1998,17 (5):34 - 39.

[78] 彭勇,陈希哲,田卫东,等.可吸收聚对二氧环己酮线的制作及骨折内固定的试验研究[J]. 华西医学口腔杂志,2003,21 (6) :425 - 431.

[79] 哀芳,曹艳,纪全,等.聚乳酸合成及降解的研究进展[J].材料导报,2003 (9) :200.

[80] 程艳玲,龚平.聚乳酸-马来酸酐共聚物的制备与性能研究[J].塑料, 2007 (3) :46 - 49.

[81] 杨帆,陈一岳,林茵,等.聚乳酸的降解性能及其微球剂的研究[J].中国药房, 2002 (5) :263 - 265.

[82] 申晓青,李少萍.低聚左旋聚乳酸的降解性能研究[J].广东医学, 2005 (6) :766 - 768.

[83] 任建敏,邹全明,王缚鲲,等.聚乳酸及聚乙二醇改性聚乳酸体外降解研究[J].第三军医大学学报, 2002 (8) :995 - 996.

[84] 牟善松,屠美,覃百花,等.聚合物复合材料降解过程中降解速率及pH值的研究[J].中国医学物理学杂志,2003,20 (4) :299 - 300.

[85] 曹海建,陈红囊.聚乳酸PLA纤维的性能[J]. 纺织科技进展,2008 (4) :61 - 62.

[86] 郭正,张佩华. 聚乙交醋、聚丙交醋及聚乙醇丙交醇纤维的研究进展[J]. 合成纤维,2009,3:7 - 11.

[87] 汗朝阳,赵耀明. 聚乙醇酸类生物降解高分子[J]. 广州化学,2004.29 (1) :50 - 57.

[88] 宇恒星,董南薰,工朝生.聚乳酸生物复合材料降解性能的研究[J]. 当代化工. 2010,4 (8) :353 - 356.

[89] 田金环. 聚乳酸表面的氨等离子处理及成骨细胞相容性研究[J]. 中国生物医学丁程学报. 2008,27 (2) :308 - 309.

[90] 郑今欢,殷瑛,关艳锋,等. 碱处理对PTT纤维形态结构和力学性能的影响[J].纺织学报,2006,27 (12) :44 - 47.

[91] 郭静,管福成,徐德增,等. PP／EVA／COPET共混纤维醇碱处理研究[J]. 合成纤维,2009 (3) :37 - 40.

[92] 赵小平,王建坤,王储棉,等.棉纤维碱处理后的微观特征和染色性能[J]. 印染,2011 (6) :12 -15.

[93] 管新海,白秀娥,刘海军. 碱处理对纳米改性涤纶形态和松弛特性影响[J]. 合成技术及应用,2008,23 (3) ;1 - 4.

[94] (美)巴里·弗里德博客.美容外科麻醉学[M]. 丑维斌,费剑春,主译.沈阳:辽宁科学技术出版社,2015.

[95] Alastair Carruthers , Jean Carruthers. 肉毒毒素[M]. 范巨峰,译.北京:北京大学医学出版社,2015.

[96] 范巨峰. 注射美容外科学[M]. 北京:人民卫生出版社,2015.

[97] 万新华,胡兴越,靳令经. 肉毒毒素注射手册[M]. 北京:人民卫生出版社,2015.

[98] Bobby S, Korn don O KikkawA. 眶面部整形手术视频图谱[M]. 李冬梅,译. 北京:人民卫生出版社,2015.

[99] 王兴海,原林. 人体解剖学图谱[M]. 北京:人民卫生出版社,2009.

[100] 朱圣,徐长法. 生物化学[M]. 北京:高等教育出版社,2008.

[101] 王海平. 面部分区解剖图谱[M]. 沈阳:辽宁科学技术出版社,2010.

[102] 解秸萍. 新九针理论及临床应用荟萃[M]. 北京:中国中医药出版社,2008.

[103] 李京. 微创整形外科学[M]. 北京:人民卫生出版社,2012.

[104] 曾因明. 麻醉学[M]. 北京:人民卫生出版社,2005.

[105] 张景. 医疗器械管理手册[M]. 北京:人民卫生出版社,2009.

[106] 高景恒. 美容外科学[M]. 北京:北京科学技术出版社,2003.

[107] Dennis C.Hammond.乳房美容外科手术图谱[M]. 李健宁,李东,马勇光,主译.北京:北京大学医学出版社,2013.

[108] 徐国成,韩秋生,王志军,等. 美容外科解剖图谱[M]. 沈阳:辽宁科学技术出版社,2011.

[109] 马立昌,单顺,张金霞. 微创穴位埋线实用技术[M]. 中国医药科技出版社,2012.

[110] 高树中. 一针疗法[M]. 济南:济南出版社,2005.

[111] 杨才德,雒成林. 穴位埋线疗法[M]. 北京:中国中医药出版社,2012.

[112] 任树森. 中医穴位埋线疗法[M]. 北京:中国中医药出版社,2011.

[113] 吴富东,常小荣. 针灸医籍选读[M]. 北京:中国中医药出版社,2010.

[114] 孙广仁,郑洪新. 中医基础理论[M]. 北京:中国中医药出版社,2013.

[115] 石冰.PPDO埋线提升面部年轻化应用[M]. 北京:北京大学医学出版社,2014.

后 记

后 记

本书始终坚持遵循"医创联盟"的原则、理念和方法撰写,《精修线雕》初版已经在中国医美界出版物中脱颖而出。在第2版还未出版前,本书就已经获得272家国内知名医疗企业机构的关注与支持,联合发起人就已经达到400余人,订阅数量接近4万册,曾经在两个月内,微信宣传转发就已超过2100万次,共同创造了220多万元的众筹新纪录。

本书是用中英文双语版本出版发行,率先在亚马逊网站刊登销售英文电子版,已成为国际化的专业埋线抗衰老实用教材,在埋线抗衰老专业医学书籍的市场销售中始终名列前茅。

迄今为止,本书也是国内整形美容书籍中整合出版引用纪录的佼佼者,参考相关专业文献150余种,率先采用"医创联盟"模式的互联网思维,以实战的方式验证了这一成果。

最后,向所有为本书出版工作付出智慧和劳动的主编、联合发起人、发起机构致敬!向所有技术支持者和出版方老师们致敬!由于种种原因,虽然还有很多参与支持本书出版的个人和机构因纰漏而未被收录书中,但请相信:在追求医美技术的路上,我们将与您一路前行!

图书在版编目(CIP)数据

精修线雕:埋线抗衰老综合临床实用指南/金海波等主编.—2版.—沈阳:辽宁科学技术出版社,2018.3

ISBN 978-7-5591-0578-3

Ⅰ.①精… Ⅱ.①金… Ⅲ.①美容—整形外科学 Ⅳ.①R622

中国版本图书馆CIP数据核字(2017)第312295号

出版发行:辽宁科学技术出版社
　　　　　(地址:沈阳市和平区十一纬路25号 邮编:110003)
印　刷　者:辽宁新华印务有限公司
经　销　者:各地新华书店
幅面尺寸:210mm×285mm
印　　张:18
插　　页:4
字　　数:500千字
出版时间:2018年3月第1版
印刷时间:2018年3月第1次印刷
责任编辑:寿亚荷　李春艳
出版策划:吴亦锋　金海波
封面设计:亓大龙　金海波
责任校对:徐　跃

书　　号:ISBN 978-7-5591-0578-3
定　　价:288.00元

联系电话:024-23284370　13904057705
邮购电话:024-23284502
E-mail:syh324115@126.com